中医师承学堂
一所没有围墙的大学

冯世纶经方书系

冯世纶经方医案

（跟诊实录）·第二辑

冯世纶　主审

杨雅阁　主编

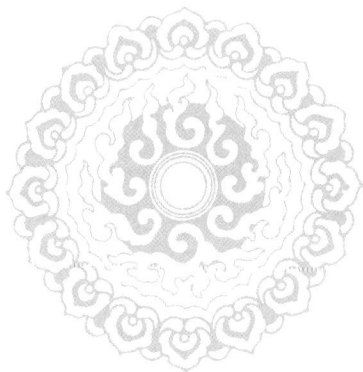

全国百佳图书出版单位

中国中医药出版社

·北京·

图书在版编目（CIP）数据

冯世纶经方医案：跟诊实录.第二辑/杨雅阁主编.

北京：中国中医药出版社，2025.6.（2025.7重印）--（中医师承学堂）.

ISBN 978-7-5132-9515-4

Ⅰ. R249.7

中国国家版本馆 CIP 数据核字第 2025JK9554 号

中国中医药出版社出版

北京经济技术开发区科创十三街 31 号院二区 8 号楼

邮政编码　100176

传真　010-64405721

河北盛世彩捷印刷有限公司印刷

各地新华书店经销

开本 710×1000　1/16　印张 17.75　字数 290 千字

2025 年 6 月第 1 版　2025 年 7 月第 2 次印刷

书号　ISBN 978 - 7 - 5132 - 9515 - 4

定价　69.00 元

网址　www.cptcm.com

服 务 热 线　010-64405510

购 书 热 线　010-89535836

维 权 打 假　010-64405753

微信服务号　zgzyycbs

微商城网址　https://kdt.im/LIdUGr

官 方 微 博　http://e.weibo.com/cptcm

天猫旗舰店网址　https://zgzyycbs.tmall.com

如有印装质量问题请与本社出版部联系（010-64405510）

黄煌序

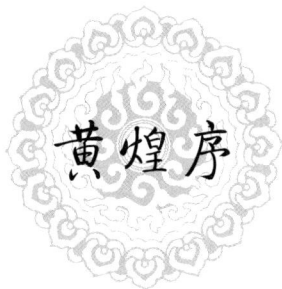

　　这是一本跟诊实录。带教者是著名经方家冯世纶先生，跟诊者是几位年轻的中医后来人。全书记录详细，尤其是一问一答，呈现出一幅冯老经方门诊师徒同堂、耳提面命的场景。冯老的医案论证平实，用方简净，多据原方，回答直截了当，反映出深厚的《伤寒论》学术功底和丰富的经方应用经验。医案所附跟诊者的体会心得，虽然有点青涩，但视角独到，引人入胜。这本书不失为一本广大青年中医学习经方的良好参考资料。

　　冯世纶先生是一位当代了不起的经方学者。他精研仲景学术，殚精竭虑；他传承胡希恕经方，坚定彻底。他心胸坦荡，淡泊名利，敢于直言，一如经方的率真与质朴。我敬佩冯老的为人和治学理念，也推崇他的学术思想，在这几十年推广经方的岁月里，我俩心心相印，并肩前行。他是我推广经方的行动楷模，也是我经方之路上的兄长与挚友。这本《冯世纶经方医案（跟诊实录）·第二辑》的出版发行，是一件值得庆贺的事情。

　　中医的传承和发展，是当今我国中医界迫在眉睫的头等大事，经方的推广，是其中一项极为重要的工作。作为中医临床的规范，经方在中医人才培养以及提高中医临床水平方面，有着十分积极的现实意义。这些年来，一股学经方用经方的学术热潮正在广大的中医临床人员中涌起，这是一次学术思想的调整，是为中医学传承所进行的一次有益探索。《冯世纶经方医案（跟诊实录）》系列丛书在此背景下问世，也一定能为经方的推广做出积极的贡献。乐为之序。

南京中医药大学国际经方学院　黄　煌

2024 年 10 月 29 日

黄仕沛序

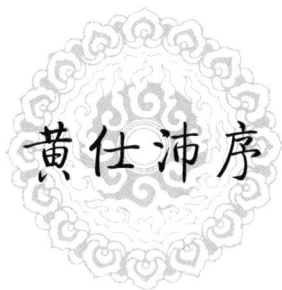

在刚结束的"2024年国际经方大会"（深圳）期间，冯世纶老授我杨君雅阁的书稿《冯世纶经方医案（跟诊实录）·第二辑》，嘱我作序。第一辑我已拜读过。最令我动容的是杨君每周往返逾千里跟随冯老抄方。可见杨君于经方之学是个有心之人，是个执着之人。有道欲成大器，必须苦其心志，劳其筋骨，饿其体肤。杨君斯人也！

杨君于第一辑累39案，不出两月示我第二辑（稿），又是38案。随师抄方若非处处留神，怎能捕捉到可圈可点之案例？是令我动容之二。

有数量，必要有质量，方有可读性。观其案，每篇有【老师答疑解惑】，老师对案例抽丝剥茧，娓娓道来，有如引导重回《伤寒论》。每篇又设【临证体会】与老师共鸣，又常有出自胸臆之妙语。一案如一文，又如一课。读是书毫无枯燥乏味之感，开卷有益，是令我动容之三。

清代医家周学海说过："宋后医书，唯案可看。"事实如此，宋后仲景之学，变异已多，莫衷一是。书唯案可看，尤其经方医案可看。经方医案，留仲景余绪，真实直接，如宋·许叔微之《伤寒九十论》，案中每以仲景原文为发端，处方用药，以经方为依归。一篇足敌万卷！

夏应堂谓旧时医案有四弊，曰：但论词华，不言医理，此一弊也；其治之效否不顾，以多为贵，以博为能，灵胎所谓记账簿子者，此二弊也；好大喜功，有病必愈，大言炎炎，欺人欺世，此三弊也；首尾不全，始末无考，其效其否，固不可知，此四弊也。今阅杨君此二辑冯老医案尽辟此四弊，焉有不为序之理乎！

八十叟　黄仕沛于羊城调琴书屋

2024 年 9 月 30 日

陈雁黎序

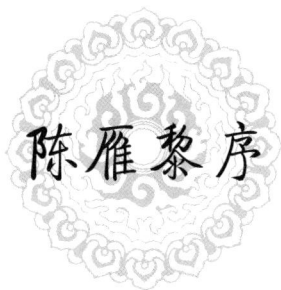

2024年国际经方大会期间，杨雅阁来我住处为其新著索序，故谨作小序以然诺。古人云："序者，序著述之由，约以数语明此书之有裨于世也。"

学习《伤寒论》运用于临床，一是读书背诵，二是跟诊抄方，别无捷径。杨雅阁、喻刚等后学跟诊我师兄冯世纶先生，并主编《冯世纶经方医案（跟诊实录）·第二辑》，此乃一大幸事，为中医事业的蓬勃发展增砖添瓦，是我们学经方用经方的榜样，可喜可贺！

在带教过程中，我为我的本科规培学生提出了学习要求。三年内，除了转科实习，要在我的诊室见到 5000～10000 个临床患者，也就是说跟诊要有一定的总量。其次，对典型病例、标准处方、效果神奇非凡者，要记录准确详尽，并写出自己的心得体会。此作业要在当日完成，不可过夜，否则效果要打折扣。如斯，若能完成 50～100 个经方医案，六经、八纲辨证也尽涵其中了，而不是一句空话。今后临床，就可以做到胡希恕先生的带教要求："不但患者多，复诊的也多，即便是遇到复杂的病、没有见过的病，也是可以治好的。"

《冯世纶经方医案（跟诊实录）·第二辑》的作者们，做到了这些带教要求，并且做得很好，文笔清晰易读，辨证准确无误，医案一气呵成。名师带出高徒，有裨益于世也。

勤可补拙，是为序。

陈雁黎

2024 年 10 月 1 日于新疆昌吉市家中

学习经方医学需要一颗孤独心
（代前言1）

加西亚·马尔克斯在《百年孤独》里说："最让我难过的是，我们竟然浪费了那么多时间！"

看到这句话，我想起了去年秋天与喻刚师兄在伏牛山龙潭峡返程的车上，喻师兄说："人生已过半百，蹉跎半生，才找到活着的意义。"喻师兄所谓的意义即"跟随冯世纶老师学习经方医学，感悟人生"。

我们何尝不是在浪费人生呢？浪费在追逐功利，浪费在迎合他人，浪费在鸡毛蒜皮，我们的人生就像一艘小船，浪费在无边无际的茫茫大海。其实我们就像《荷马史诗》中"追逐影子的人"，迷失于追逐外在的荣誉和物质财富，迷失于社会的攀比之中，迷失于追逐别人虚幻的影子里，在所谓的金钱名利之中亦步亦趋，在疲倦的追逐缠斗中，忽略了自己内心的需求与价值，忽略了自己内心的淡泊宁静，使自己的身心变得千疮百孔。追逐半生，回望自己热闹非凡的过往，观照内心，才发现只是蹉跎一梦，空空如也。

2021年秋，徐州，冯老以耄耋之躯站在讲台之上，看似平淡实则深情地对我们说："我们年纪老的叫先生，先生于你们，所走过的弯路，吃过的苦头，碰到的问题比较多……这条路是正确的，你还是走这个路好。"我在台下，听其言、观其行，泪流满面，蹉跎半生，我才找到人生的方向。我和喻刚师兄的经历都是一样的，都各自陪家父走完了最后的人生路，在这苦痛煎熬的岁月中踏入经方之门，送走生父，得遇师父，在痛苦中获得新生。

不经历人生起伏，不体验生离死别，不感受痛彻心扉，何以感悟经方之可贵？何以生悲悯心？何以体验孤独人生？

人生有两父，肉身之父亲生我养我，灵魂之师父教我育我，父子是血脉的传续，师徒则是思想灵魂的传承，然肉身可死，而灵魂永存，有时候师父的意义对我们的人生而言是远大于父亲的。

我们皆非圣人而是凡夫，圣人可自度，而凡夫则需师度，即便我们内心都住着"未开悟的慧能"，那我们也需要"已开悟的弘忍"来为我们"传灯"，来点亮我们内心的光明。

跟师之前，一直以来都是"学海无涯苦作舟"，我在书山中徘徊前进，苦苦攀登。然而如果学海是苦的，那么，这个学海就不适合自己的思想和灵魂，不适合的所学可能就是作茧自缚，脱离内心兴趣的学习终将一事无成。我们需要师父帮我们引入属于自己灵魂的那片学海，从而离苦得乐，找到灵魂的归宿，学海之中乐作舟。

经方医学不仅仅是医术，其中蕴含着深刻的人生哲理，经方是道法自然的，是返璞归真的，是找回自己内心的宁静的，这其中有活着的清净心，慈悲为怀的菩萨心，如如不动的真心，对众生的恭敬心，一门深入的钻研心，从头再来的空杯心，淡泊宁静的孤独心。

冯老在2015年秋作《盂兰盆祭》纪念胡希恕先生仙逝三十周年："三十年前好孤独，冥冥沉眠受拥促，莫道经方传承难，如今仲景满五湖。"

胡老一生钻研经方医学是孤独的，这是一种学术的孤独，但却是一种"外不执着，内无动念"的内心富足。人生就是一场自我修行，不断地超越自我，持之以恒的自律努力。胡老的学术人生看似孤独，其实是如如不动，是"远离颠倒梦想，究竟涅槃"，终成一代经方家，成为我辈后学的典范。

记得第一次去老师家中，师母说："你们老师习惯了一个人静静地待在书房里，读书思考写作。"当我走进老师的书房，看到老师独自一人坐在电脑前正在整理文稿，电脑旁边的桌子上有厚厚的书籍，老师孤独的背影给我留下深刻的印象。在此之前，一直以为老师说的学习经方要"一门深入，始终理会"，就是独尊仲景，其实是我肤浅了，还有一层意思是学习经方的清净心、坚守心和孤独心，冯老的一生何尝不是践行胡老的"三十年前好孤独"呢？

孤独才是人生的常态，陪伴自己走过人生的只有自己的内心，学会与自己的内心相处，享受孤独。万籁俱寂之时思想智慧之灯方可点亮，无人问津的时光才能放飞思想的灵魂。

加西亚·马尔克斯在《百年孤独》中写道："比起有人左右情绪的日子，我更喜欢无人问津的时光，一个人最好的状态就是独处的时候，安静自在，不用周旋于别人的情绪，也不必刻意判断他人的心思，自己陪同自己回归一个真实的自己。"

骆降喜先生在《思考文化医学》中记录自己与绝症抗争中体会到的生命感悟："大凡治病无外乎两个力量，即'内力'和'外力'。'内力'主要指'心力'，也就是患者的人生观、价值观、世界观、疾病观、生死观等，这是文化的力量；'外力'主要指'物力'，也就是患者被动接受的各种治疗，比如手术、药物、放疗和化疗、生物免疫、物理治疗等，这是科技的力量。原来自己都是向外求，都是求助别人，借助'外力'在干预治疗，却恰恰忽略了自己，忽视了强大的'内力'治疗。"骆降喜先生讲的这种"内力"恰恰也就是强大的孤独心，也就是一身浩然正气。

中国传统文化的儒释道，给我们传递的文化精神，其实也是在教我们如何享受孤独。《楞严经》的"戒定慧"有："摄心为戒，因戒生定，因定发慧。"先秦《礼记·大学》的"大学之道"说："知止而后有定，定而后能静，静而后能安，安而后能虑，虑而后能得。"老子《道德经》的"无为思想"："为学日益，为道日损，损之又损，以至于无为，无为而无不为。"虽然儒释道各自所述文字不同，但其意却异曲同工，其实都是讲我们要有一颗坚定安宁的孤独心，修心其实就是修清净孤独的境界，只有淡泊宁静，才可能大彻大悟。

学习经方医学需要一颗孤独心，"此心具足，不假外求"。

杨雅阁

2024 年 5 月 16 日于郑州

老师的样子
——跟诊冯世纶老师有感
（代前言2）

    跟诊当代经方家冯世纶老师，在新冠疫情之前，几是奢望。

    那个时候机缘未到，学习经方，我认识的只有雅阁师兄，师兄和我有的，也只是案头的几本冯老等主编的胡希恕先生的书，学习大体是从《六经八纲读懂伤寒论》开始的。走经方路，现在看来都是命中注定的事，在父辈面临生死绝境之时，我们不容多想，也无暇等待，能够帮助到我们的也只有经方。回想当时，我们不可谓不大胆，凭着仅有的这几本书，我们放手一搏，一起度过了无数个危难的关口，在没有硝烟的战场中左冲右突。曾几何时，梦中惊醒，见到胡老、冯老，都是书上的样子，犹如茫茫大海中的灯塔，模糊而遥远，那时的我们，多么希望老师能来到身旁，哪怕一言不发，也能驱散我们内心深处的恐惧和彷徨。

    机缘终会在求索中到来。当我们出现在"冯世纶经方医学传承班"的课堂，第一次见到老师熟悉而又陌生的身影，聆听老师委婉而又和缓的声音，仿佛梦醒一般。一周的学习，既有疑惑的解答，又有心灵的释怀，我终于摆脱了多年的孤独和无助，这时老师的样子，清晰而充满敬畏。面对满堂年轻的师兄学姐，我们何其羡慕和嫉妒，倘若这一刻能早些到来，我们何以如此煎熬和痛苦。

    随着跟诊的来临，内心已然安定。前往北京的路途虽然辛苦，但当进入老师明亮的诊室那一刻，立身老师之侧，何等幸福！跟诊犹如回到了当年的大学课堂，可听，可写，可问，可思，可临证模拟，可当堂释难，满足感油然而起，平常问诊之后，简洁的方药跃然纸上，每每病患满面愁容而来，躬身答谢而去，学生的提问老师均能信手拈来，其中还穿插些医门的趣话。跟诊虽只有半日，但是返程的旅途都是沉甸甸的，这时老师的样子，亲切而和蔼，犹如亲人一般。

书写老师的医案是雅阁师兄提出来的，于我此举无异于惊雷。能有老师耳提面命已是无边的福祉，大医大德之理岂是我能够妄谈的。犹豫之时，老师鼓励再三，方于诚惶诚恐中动笔。由于学识粗浅，我们本着老师的思想，力求原汁原味，佐以老师的当堂问答，一则提升自我，二则解众多师兄学姐不能亲临受教之苦。医案成集之时，老师亲自审阅，逐项修改，反复再三方才定稿。这时老师的样子，坚定而严谨。

书写之中，我们方能体会老师的情怀。每每问及老师有何指点，老师唯有"传承"二字予以回答。而今已是耄耋之年，老师仍风雨无阻，坚持临床，于烦劳之余，还不遗余力地参加论坛和授课，于胡希恕先生，老师尽弟子之能，于我辈，老师行师道之恩，这时的老师，应该就是"大医精诚"的样子。

现在的我们，虽与老师远隔，但是老师的书籍就在身旁，老师当日的医案就在眼前，如果几日繁忙，不得空去"聆听"教诲，便觉得是莫大的空虚，会深深地自责。老师让我们在俗世的喧嚣之中趋于宁静，在面临人生的变故之时充满力量，这时老师的样子，已经深入心中。

今天看来，只要是有心，老师就在你我身旁，手把手，轻声细语，娓娓道来，一如当年胡老一样。

喻　刚

2024 年 6 月 20 日于武汉

目 录

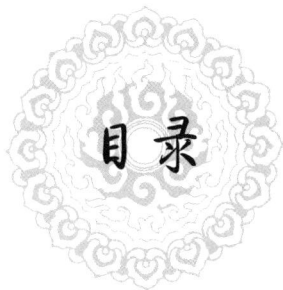

一、小青龙汤的临证经验

小青龙汤证是呼吸系统疾病中常遇到的方证，其方为治疗外邪里饮而致咳喘的主方。本文通过记录、分析冯世纶老师三则小青龙汤医案，加深对小青龙汤、小青龙加石膏汤方证及原文的理解。

医案一：咳嗽四月不愈案

某女，31 岁。

初诊：2015 年 3 月 16 日。患者咳嗽 4 个月，清痰，鼻塞，汗出不多，恶冷，夜半喉中堵，侧卧睡，胸闷，喘憋，口干思饮，服一个月苏黄止咳胶囊不效，大便干；苔白根腻，脉细。

学生跟诊辨证思路：

患者鼻塞、恶冷、汗出不多，当有表证，结合整体，当为表实证（太阳）。

咳 4 个月，咳清痰，夜半喉中堵，侧卧睡，胸闷，喘憋，苔白根腻，当为痰饮（太阴）。"病痰饮者，当以温药和之"，根据冯老学术经验，痰饮当从太阴论治。

口干思饮，大便干，则是水饮化热（阳明）。

辨六经为太阳太阴阳明合病，可选方证有小青龙加石膏汤证、射干麻黄汤证、厚朴麻黄汤证等，何以鉴别？

三方均可治疗外邪里饮化热之咳嗽，但各有特点，射干麻黄汤证为"喉中有水鸡声"，强调痰鸣及咽喉不利，主用射干利咽祛痰；厚朴麻黄汤证则有人体的虚乏和胸膈的无力，故用小麦一升和厚朴五两；上两方均不用桂枝，与麻桂并用的小青龙加石膏汤相比，对应的表证轻。此患者因表实证明显，且痰饮为患突出，并有"咳逆倚息不得卧"的临床症状，故选用小青龙加石膏汤，辛温解表，温化里饮，兼清里热。

老师辨治：

患者咳痰喘、鼻塞 4 个月不愈，依据症状反应，考虑为外邪里饮化热之小青龙加石膏汤证。

辨六经为太阳阳明太阴合病，辨方证为小青龙加石膏汤证。

处方：

| 麻黄 10g | 桂枝 10g | 细辛 6g | 清半夏 15g |
| 五味子 15g | 白芍 10g | 炙甘草 6g | 干姜 6g |
| 生石膏 45g |

7 剂。

二诊：2015 年 3 月 23 日。上药服 4 剂，夜喘减轻，鼻塞显减，不恶寒，喉中堵已，咳吐黏黄痰，流清涕，口干，大便干好转，日 1 行；苔白根腻，脉细。

学生跟诊辨证思路：

患者鼻塞减，流清涕，不恶寒，表证减（太阳）。

咳喘减轻，喉中堵已，咳吐黏黄痰，苔白根腻，仍为痰饮（太阴）。

咳吐黏黄痰，口干，大便干好转，里热仍在（阳明）。

故辨六经仍为太阳太阴阳明合病，此时太阳表证已减，是守方再进，抑或减少麻黄的用量？

老师辨治：

服药后症减，方证对应，二诊加桔梗、厚朴，治咳逆上气，通窍。

上方加桔梗 10g、厚朴 10g，5 剂。

三诊：2015 年 3 月 30 日。药后症减，鼻塞不明显，流黄涕、痰，口干，盗汗，头痛，大便如常；苔白，脉弦滑数。

学生跟诊辨证思路：

患者鼻塞不明显，流黄涕，头痛，仍有表证（太阳）。

咳痰，苔白，仍有痰饮（太阴）。

流黄涕、口干、盗汗，脉弦滑数，里热明显（阳明）。

辨六经为太阳太阴阳明合病，患者胸闷，喘憋已，鼻塞不明显，流黄涕、有痰，是否已转为桂枝合半夏厚朴汤证？患者口干、盗汗、脉弦滑数，里热明显，是否仍需加生石膏清热？且看老师如何处方。

老师辨治：

咳痰喘减，痰饮减，盗汗，里热明显，老师调方为大青龙减麻黄加薏败桔术汤。

辨六经为太阳阳明太阴合病，辨方证为大青龙减麻黄加薏败桔术汤证。

处方：

麻黄 10g	桂枝 10g	杏仁 10g	炙甘草 6g
桔梗 10g	生薏苡仁 30g	败酱草 15g	苍术 15g
生石膏 45g			

自加生姜 3 片、大枣 4 枚，7 剂。

医案二：肺炎后哮喘 1 年案

某女，43 岁。

初诊：2017 年 8 月 15 日。支原体肺炎后哮喘 1 年，早晚咳重，运动后喘，咳止能平卧，有时胸闷，咳痰，黄白痰多，口干，纳可，汗出不多，恶寒，大便可；苔白，脉细弦。

学生跟诊辨证思路：

患者汗出不多，恶寒，当有表证（太阳）。

哮喘、早晚咳重，运动后喘，咳止能平卧，有时胸闷，咳痰，黄白痰多，苔白；里有痰饮冲逆于肺则咳（太阴）。

黄白痰多，口干，当为饮郁化热（阳明）。

辨六经为太阳太阴阳明合病。

证为外邪里饮，且症状集中表现为痰饮犯肺，以致胸闷、咳痰、哮喘，并兼有水饮化热的表现，是否首选小青龙加石膏汤？因黄白痰多，是否考虑加桔梗、生薏苡仁强化清热并排痰？

老师辨治：

患者肺炎后哮喘 1 年不愈，胸闷、喘息，夜间难以平卧，为外邪里饮之小青龙汤证，"咳逆倚息不得卧"，并有饮停化热之象，辨方证为小青龙加石膏汤证，治以解表温中化饮清热。

辨六经为太阳阳明太阴合病，辨方证为小青龙加石膏汤证。

处方：

麻黄 10g	桂枝 10g	白芍 10g	炙甘草 6g
姜半夏 30g	五味子 15g	细辛 6g	干姜 6g
生石膏 45g			

7 剂。

二诊：2017 年 8 月 22 日。喘咳好转，咳减痰少，口干不明显，汗出不多，仍恶寒，早晚咳多，心烦，纳可；苔白，脉细。

学生跟诊辨证思路：

仍恶寒，汗出不多，表证未罢（太阳）。

喘咳好转，咳减痰少，早晚咳多，苔白，仍有痰饮犯肺（太阴）。

口干不明显，心烦，里热减（阳明）。

六经未变，诸症减但仍在，新增心烦，当守方再服？

老师辨治：

上方增干姜为 10g，7 剂。

三诊：2017 年 8 月 29 日。喘减，夜间可平躺，晨起仍咳嗽、喘，咳重痰多，黄，不恶寒，喉中痰鸣，心烦，咽干，大便可；苔白，脉细。

学生跟诊辨证思路：

患者喘减，不恶寒，晨起仍咳嗽、喘，表证减（太阳）。

咳重痰多，喉中痰鸣，苔白，脉细，里虚痰饮内停仍重（太阴）。

心烦、咽干，当为里热之象（阳明）。

辨六经仍为太阳太阴阳明合病，考虑患者咳重痰多、喉中痰鸣，辨方证是否为射干麻黄加石膏汤证？

老师辨治：

患者喘减、不恶寒，仍咳嗽，喉中痰鸣，虽六经未变，仍为太阳阳明太阴合病，但表证减，因症状反应"喉中痰鸣"，调方为射干麻黄加甘草石膏汤。

辨六经为太阳阳明太阴合病，辨方证为射干麻黄加甘草石膏汤证。

处方：

射干 10g	麻黄 10g	紫菀 10g	款冬花 10g
姜半夏 30g	细辛 6g	五味子 15g	炙甘草 6g
生石膏 45g			

自加生姜 3 片、大枣 4 枚，7 剂。

四诊：2017 年 9 月 17 日。无喘憋，痰很少，早晚有咳，喉中痰鸣已，心烦已，口中和，纳可，手足温，二便可；苔白，脉细。

学生跟诊辨证思路：

患者诸症皆已，仅余早晚有咳，少量痰（太阴）。

辨六经为太阴病，辨方证为半夏厚朴加桔杏草汤证？

老师辨治：

辨六经为太阴病，辨方证为半夏厚朴加桔杏草汤证。

处方：

姜半夏 30g	厚朴 10g	茯苓 12g	紫苏子 10g
桔梗 10g	杏仁 10g	炙甘草 6g	

自加生姜 3 片，7 剂。

结果：服药后，未再发哮喘。

医案三：鼻炎 20 年，嗅觉消失 2 年案

某女，42 岁。

初诊：2021 年 11 月 1 日。鼻炎自 20 岁患之，近两年嗅觉消失，30 岁做鼻息肉手术，遇冷喷嚏，每日喷布地奈德，流涕不明显，晚上手足心热，眠

差，易醒，汗出不多。初睡手足冷，醒后手足热，口中和，眼眶黑，纳可，大便 2～3 日 1 行，月经大致正常，腰膝酸软，眼干；苔白微腻，脉弦细。

老师辨治：

患者患鼻炎多年，初诊嗅觉消失，遇冷喷嚏，流涕不明显，当为表不解（太阳）。

初睡手足冷，口中和，眼眶黑，大便 2～3 日 1 行，腰膝酸软，苔白微腻，脉弦细，当为里虚寒饮停（太阴）。

晚上手足心热，眼干，当为饮停化热（阳明）。

辨六经为太阳阳明太阴合病，辨方证为小青龙加石膏桔梗汤证。

处方：

麻黄 10g	桂枝 10g	白芍 10g	五味子 15g
姜半夏 30g	细辛 6g	干姜 10g	炙甘草 6g
桔梗 10g	生石膏 45g		

7 剂。

二诊：2021 年 11 月 8 日。服 2 剂后即感嗅有味，便秘好转，日 1 行，但近又 2～3 日 1 行，四逆，醒后手足热，眠易醒，口中和，生气着急则眼干，遇冷热皆易喷嚏；苔白，脉细。

老师辨治：

患者症减，仍有便秘，守方再进，但上方去桔梗，加大剂量生白术以健胃生津通便。

辨六经为太阳阳明太阴合病，辨方证为小青龙加石膏白术汤证。

处方：

麻黄 10g	桂枝 10g	白芍 10g	五味子 15g
细辛 6g	姜半夏 30g	干姜 10g	炙甘草 6g
生石膏 45g	生白术 50g		

7 剂。

三诊：2021 年 11 月 22 日。鼻塞不明显，偶有喷嚏，咳白痰，晚上身热无汗，大便 2 ～ 3 日 1 行，纳可，手心热；苔白，脉细。

老师辨治：

患者鼻炎症状缓解，表证不明显，老师以半夏厚朴加苍夷桔术薏草汤祛痰饮、通鼻窍。

辨六经为太阴阳明合病，辨方证为半夏厚朴加苍夷桔术薏草汤证。

处方：

姜半夏 30g	厚朴 10g	茯苓 12g	紫苏子 10g
苍耳子 10g	辛夷 10g	桔梗 10g	生白术 60g
生薏苡仁 30g	炙甘草 6g		

自备生姜 3 片，7 剂。

【老师答疑解惑】

问：老师，《伤寒论》小青龙汤证有"或渴""不渴""服汤已，渴"三种表现，第 40 条的"或渴"，第 41 条的"发热不渴""服汤已，渴"，结合临床具体怎么理解呢？

答：小青龙汤证没口渴，因为它有饮，没有口渴，第 41 条那是倒装句，合起来念就知道了。小青龙汤证的外邪里饮，"伤寒表不解，心下有水气"，有水气、口不渴，是这样的，但是这是倒装句，叫加注，胡老叫它倒装句，"服汤已，渴者，小青龙汤主之"，它是插了这么一句，吃了药以后渴，饮去了，所以口渴。小青龙汤证没有口渴，吃了药以后，饮去了以后津伤未复，出现了口渴，是这样的，小青龙汤证原不应该有口渴。

但是临床见喘的患者，如慢性气管炎患者有口渴吗？有口渴。为什么？饮停，久而化热了，也是常见的，小青龙汤加生石膏汤证，这不就是吗！加生石膏，《金匮要略》有小青龙加石膏汤。五苓散证也是外邪里饮化热，五苓散证有口渴，茯苓甘草汤证没有口渴，为什么？饮化了热。怎么解释？《伤寒论》第 73 条，外邪里饮不应该有口渴，但是有的有口渴，为什么？化热了，多用五苓散了，不用茯苓甘草汤了，所以"伤寒汗出而渴者，五苓散主之；不渴者，茯苓甘草汤主之"。在强调一个什么问题啊？就是有口渴的用五苓散，没有口渴的用茯苓甘草汤。你看药物组成，茯苓甘草汤没有凉药，没有泽泻、猪苓等清热的药，就是因为外邪里饮没有热，不口渴，小青龙汤证也是外邪里饮，从《伤寒论》第28条开始讲，讲的这个道理，讲外邪里饮的时候，解表同时利饮。出现口渴的用什么？用甘淡利水的药。甘寒利水的药有猪苓、生薏苡仁、泽泻。小青龙加石膏汤证，就是化了热了，加点生石膏治烦。

但是祛饮，饮祛了以后出现的口渴，跟有饮的时候口渴是不一样的，小青龙汤证不应该有口渴，但是小青龙汤证时间长了以后化了热了，才有口渴了，加生石膏，所以《伤寒论》第41条讲的是什么，"服汤已"是个倒装句，小青龙汤证，吃了小青龙汤以后口渴了，饮去了，津液本来也伤了，饮去了，出现的口渴，这是一个邪去正虚的现象，所以这第41条和第40条要统一起来看。

问： 那这么说，《伤寒论》第40条"或渴"还是考虑饮停化热的表现？

答： 就是说小青龙汤证一般不渴，因为是外邪里饮，"伤寒表不解，心下有水气"，一般不渴，但是时间长了有可能饮化热，会有口渴。苓桂术甘汤证没有口渴，茯苓甘草汤证没有口渴，五苓散证是有口渴的，就是讲"或渴"的道理。

问：《伤寒论》第97条，"服柴胡汤已，渴者，属阳明，以法治之"，这个"服汤已，渴者"，又怎么理解呢？

答： "渴者，属阳明"是在第97条，整个规律来说一般渴是有上热，一般阳明病多见。吃了小柴胡汤以后出现了口渴，再不能吃小柴胡汤了，因为邪全入于里了，那是用白虎汤一类的了，第97条是讲这个。第40条、第41条讲饮的变化，饮的变化一般是化了热，也是里热嘛，它属阳明，一般用生石膏啊，因为有停饮，生石膏不是为了利饮，猪苓、泽泻、生薏苡仁利饮清热，所以说猪苓、泽泻、生薏苡仁这些药是甘淡的，有利于化饮，因为太凉的药，不利于去饮。一般饮停就是里虚寒造成的，所以用太凉的药饮去不了，但是猪苓、生薏苡仁有利尿的作用，水湿去掉了以后，热就没了，清热的同时又利饮，用药规律就可以看到。

利饮清热，用哪个药合适呢？告诉你一个规律，像痰饮化了热，不能用苦寒的黄连、黄芩，这个不行。后世的咳嗽，可以清肺热，用什么啊？黄连、黄芩，用这些药大概率都去不了，咳痰会越来越厉害，患者之前咳嗽咳黄痰，是肺热，用了黄芩、黄连之后，痰更黄了，为什么？苦寒的药不仅没有化痰的作用，还伤胃，这个水饮去不掉，湿、痰都化热，更热了。有的清肺热用生地黄，因为出现高热，我们讲风温肺热，可以用生地黄泻肺火，但实际上效果并不好，为什么呢？生地黄太腻了，胃口也倒了，湿更厉害，痰更黄。

【临证体会】

小青龙汤是治疗外邪里饮而致咳喘的主方，临床上支气管哮喘、慢性喘息型支气管炎等呼吸系统疾病常见此方证。

冯世纶老师在《经方六经类方证》一书中关于小青龙汤方证的临证经验，一言以蔽之：本方证常见于急慢性虚寒性咳喘，但症以喘为主，如以咳为主，多治以半夏厚朴汤。本文三则医案的多诊辨治，每诊根据主要矛盾遣方用药，喘闷多治以小青龙汤，咳痰多治以半夏厚朴汤。

胡希恕先生对小青龙汤方解为：麻黄、桂枝、芍药、甘草发汗以解表，半夏、干姜、细辛、五味子温中逐饮而治咳逆，故此治外邪内饮、发热无汗、咳而微喘或呕逆者。

半夏、干姜、细辛、五味子，这个温化痰饮的特定经方药物组合，是非常精妙的，在应对各种急慢性呼吸道感染，如慢性阻塞性肺疾病、新冠病毒感染重型、重症肺炎等，都彰显卓效。引用黄煌教授所言，这是"张仲景及早于张仲景的先祖创建的，他们用自己的身体，经过无数次试错，逐渐形成了一种天然植物药的特定组合"，是"千万人数千年甚至上万年的人体实验"的智慧结晶。

关于小青龙汤方证的"或渴""不渴""服汤已，渴"，初学经方者，多有困惑，胡希恕先生、冯世纶老师的解读颇为详尽，可以指导我们对小青龙汤及小青龙加石膏汤方证病机的理解，小青龙汤证本"不渴"，但饮停久而化热可见口干口渴，此时当考虑小青龙加石膏汤证，"服汤已，渴"为寒饮去而津伤未复的表现。

（整理：杨雅阁，喻刚，季云润，陶有强）

二、湿疹瘙痒的临证经验

在整理学习冯世纶老师辨治湿疹瘙痒医案中，发现老师依据症状反应，常用两方证，其一为桂枝加荆芥防风白蒺藜汤证，其二为薏苡附子败酱散合赤豆当归散汤证。记录分析冯老五则湿疹瘙痒医案，通过老师答疑解惑，学习总结老师的临证经验。

医案一：某女，36 岁。

初诊：2024 年 6 月 11 日。1 个半月来，周身湿疹反复发作，有红点，破损，早起痒，有时夜里痒，有虫爬感，怕热，易汗出多年，纳可，口干，微苦，大便日一次，小肚子"发皱"，出现小便不利，去年患"新冠"后感觉关节酸痛不灵活，久坐久卧加重；苔薄白，脉细。

老师辨治：

患者汗出、周身湿疹瘙痒、关节痛，当为表证（太阳）。

口干、微苦、怕热，当为里热（阳明）。

少腹不适，小便不利，苔薄白，脉细，当为血虚水停（太阴）。

辨六经为太阳阳明太阴合病，辨方证为桂枝加薏败荆防白豆归汤证，治以解表清热、养血祛湿而止痒。

处方：

桂枝 10g	白芍 10g	炙甘草 6g	荆芥 10g
防风 10g	白蒺藜 15g	生薏苡仁 30g	败酱草 18g
赤小豆 15g	当归 10g		

自加生姜 3 片、大枣 4 枚，7 剂。

二诊：2024 年 7 月 2 日。上肢湿疹好转 70%，汗出少，怕热，口干减，关节酸痛，月经正常，尿频不明显，夜尿 1～2 次，少腹不适、紧，大便干 1～2 天一次；苔白，脉细弦。

老师辨治：

初诊服药后，二诊湿疹瘙痒明显好转，加地肤子祛湿止痒，生白术健胃生津通便。

上方加地肤子 15g、生白术 30g，7 剂。

结果：服药后，湿疹瘙痒渐愈。

医案二：某男，62 岁。

初诊：2023 年 12 月 8 日。周身湿疹，痒，易汗出，盗汗，口干，饮水多，大便如常；苔白，脉细弦数。

老师辨治：

患者周身湿疹、瘙痒，当为病在表（太阳）。

易汗出、盗汗、口干、饮水多，当为里热（阳明）。

辨六经为太阳阳明合病，辨方证为桂枝加薏败荆防白汤证，治以解表清热祛湿而止痒。

处方：

| 桂枝 10g | 白芍 10g | 炙甘草 6g | 荆芥 10g |
| 防风 10g | 白蒺藜 15g | 生薏苡仁 30g | 败酱草 30g |

自加生姜 3 片、大枣 4 枚，7 剂。

二诊：2023 年 12 月 22 日。疹消，痒减，汗减，盗汗减，口干；苔白腻，脉细弦。

老师辨治：

二诊，症状明显减轻，方证相应，守方再进，加赤小豆、当归养血祛湿，加桔梗排脓消疹。

上方加桔梗 10g、赤小豆 15g、当归 10g，7 剂。

结果：服药后，湿疹瘙痒渐愈。

医案三：某男，42 岁。

初诊：2024 年 3 月 11 日。焦虑 2 年，心慌，心跳，记忆力减，汗出不多，口中和，乏力，眠可，有时失眠，手足温，胸闷，有时心区痛，湿疹瘙痒时作；苔白，边有齿印，脉细弦。

老师辨治：

患者湿疹、瘙痒，当为病在表（太阳）。

苔白，边有齿印，脉细弦，当有饮停（太阴）。

焦虑、心悸、心跳、胸闷、有时心区痛，当为水气冲逆，水气凌心。

辨六经为太阳太阴合病，辨方证为苓桂术甘加荆防白蒺夏汤证，治以解表降逆利饮。

处方：

桂枝 10g	茯苓 18g	生白术 18g	炙甘草 6g
荆芥 10g	防风 10g	白蒺藜 15g	生薏苡仁 30g
姜半夏 15g			

7 剂。

二诊：2024 年 3 月 18 日。眠好转，心慌无变化，心跳好转，胸闷已，心区痛已，湿疹退、腹部发痒，早泄；苔白，脉细。

老师辨治：

二诊，胸闷、心跳症状明显好转，仍有腹部瘙痒，加白芍、生姜、大枣，合桂枝汤解表以止痒。

上方加白芍 10g，自加生姜 3 片、大枣 4 枚，7 剂。

结果：服药后，湿疹愈，心慌止，余症亦明显好转，随证治之。

医案四：某女，27 岁。

初诊：2023 年 8 月 12 日。7 岁时起湿疹，治 1 年，愈，但食海鲜、劳累则发，有脱屑，痒不明显，运动汗多，头皮屑明显，有口气，纳可，大便调；苔白，脉细。

老师辨治：

患者湿疹病史长，反复发作，经久不愈，有痒但轻，表证轻（少阴）。

湿疹，皮肤红肿，痒不明显，当为肌肤甲错之薏苡附子败酱散证，病灶在表，病位在里（阳明、太阴）。

辨六经为少阴阳明太阴合病，辨方证为薏苡附子败酱散加豆归白汤证，可解表祛湿清热、强壮养血以止痒。

处方：

生薏苡仁 30g	败酱草 30g	白附片 10g	赤小豆 15g
当归 10g	白蒺藜 30g		

7 剂。

二诊：2023 年 9 月 2 日。上药服 14 剂，湿疹减，初痒，现无痒，口中和，汗出如常；苔白，脉细。

老师辨治：

服药后，症减，二诊加蛇蜕强壮解表。

上方加蛇蜕 6g，14 剂。

三诊：2023 年 9 月 30 日。腹部湿疹很少起，面部尚起，不痒，口中和，大便如常；苔白，脉细。

老师辨治：

服药后，湿疹渐愈，三诊加生地黄炭强壮养血。

处方：

生薏苡仁 30g	败酱草 30g	黑顺片 10g	赤小豆 15g
当归 10g	蛇蜕 6g	生地黄炭 15g	

7 剂。

结果：服药后，湿疹瘙痒愈。

医案五：某男，68 岁。

初诊：2024 年 6 月 6 日。10 年前吃螃蟹后腿上起红点，诊断为瘀积性皮炎，自行抹药。2023 年 6 ～ 10 月汗出异常、怕热、眠差，2023 年 11 月开始，皮肤病有进展，身痒，近一周加重，住院诊断为中重度特应性皮炎。糖尿病史 20 年，2022 年患脑梗，患有前列腺增生。

现症：周身皮肤红肿，有脱皮屑，痒轻，汗出不明显，小便不利，尿急，夜尿 1 行，大便干 3 日 1 行，口干，眼屎多，恶寒，思饮，有时心烦；苔白根腻，脉弦滑数。

老师辨治：

患者周身皮肤红肿，有皮屑，痒轻，辨证既有表证（少阴），又有里证（阳明、太阴）。

辨六经为少阴阳明太阴合病，辨方证为薏苡附子败酱散加荆防术麻菊汤证。

处方：

生薏苡仁 30g	败酱草 30g	白附片 15g	荆芥 10g
防风 10g	生白术 60g	火麻仁 10g	菊花 10g

6 剂。

二诊：2024 年 6 月 13 日。身痒减，皮屑减，眼屎减，皮肤红肿减，下肢仍红肿明显，大便 3 日 1 行，心烦已；苔白，脉弦细。

老师辨治：

二诊症减，予薏苡附子败酱散加术麻豆归菊蛇汤，治法为强壮祛湿清热，兼以强壮解表止痒并润肠通便。

辨六经为少阴阳明太阴合病，辨方证为薏苡附子败酱散加术麻豆归菊蛇汤证。

处方：

生薏苡仁 30g	败酱草 30g	黑顺片 15g	生白术 60g
火麻仁 10g	赤小豆 15g	当归 10g	菊花 12g
蛇蜕 6g			

7剂。

按：此案后续虽诊治情况不详，但记录在此，用以学习老师辨治思路，亦受益匪浅。

【老师答疑解惑】

问：老师，医案一患者湿疹瘙痒，汗出多，怕热，白蒺藜性温，能用吗？白蒺藜的应用指征是什么？

答：这个患者表证明显，因其有瘙痒、出汗症状。表证一般表现为恶寒，而此患者怕热、口干，通常表证没有口干，也不怕热，所以此为合并里证。该患者肯定存在表证，如瘙痒、出汗，关键还伴有关节疼痛，表证已明，然而又合并里证，出现口干、怕热，当属太阳阳明合病。

此外，月经量多，时间久了可能合并太阴。所用方剂为桂枝加荆防白汤，加了薏苡仁、败酱草、赤豆当归散。在此加赤豆当归散是为利湿排脓以治疗疹子，皮肤起疹子，出现的疮、疖、疹都属同类，湿热积聚时，小疖子、脓包、大包等皆为一类，需利湿排脓。赤豆当归散实际有些补的作用，用于治疗太阴证也可行，从某些方面而言，其有温阳作用。

表阴证时会用当归，如当归四逆汤中有当归，它具有强壮功效。我们称此为太阳太阴合病，实际带有表阴证的意味，利用当归的强壮作用，其与附子相近。乌梅丸中有当归，可用于治疗下寒，有时也用于治疗太阴证，起到温阳强壮的作用。此病例辨六经为太阳阳明太阴合病，具体用方为桂枝汤加荆芥、防风、白蒺藜、生薏苡仁、败酱草、赤豆当归散。

白蒺藜，我们说它"祛风"，时方派所说的"祛风"即解表之意，所以它有解表作用，治疗湿疹等病时会用到它。实际上，我们看此药，它有强壮作用，可称其有强壮祛风的功效。

问：《神农本草经》载蒺藜子"破癥瘕积聚"，它有活血作用吗？

答：有活血作用，但不明显。《神农本草经》记载麻黄也可治疗癥瘕。所以这里该如何理解呢？确实不好理解。实际上，麻黄主要是有解表作用，也有人说麻黄有活血作用，这是不对的。那么癥瘕该如何理解呢？那是因为寒邪与表邪导致寒湿凝聚，通过解表，寒湿得以消散，只能这样理解。它并非像芍药、桃仁、牡丹皮、水蛭那样具有直接的活血作用。所以《神农本草经》的记载有些不好理解，比如有人说芍药有利尿作用，因为有小便不利的情况，很多人便认为芍药有利尿作用，于是小便不利时就加芍药，这是不对的。芍药主治血虚，养血后小便增多，这样解释虽勉强，但也说得通。

我们通过临床观察发现，芍药并非主要起利尿作用，其主要作用是养血、活血。血液充足了，小便通畅了，这样解释也合理，但它并非主要的利尿药物。与茯苓、白术、泽泻相比，芍药并非利尿之药，茯苓、白术、泽泻才是利尿的。若说芍药是利尿的，那就不准确了。反过来讲，说茯苓、泽泻有活血作用，这也很牵强，因为水液不通，利水后，血液可能就通畅了。我们临床还需依据实践，看药物直接、明显的作用，其是否活血，还得看临床对应的症状反应。

问：老师，止痒用桂枝加荆防白汤，其是由桂枝麻黄各半汤转变而来，为什么用荆芥、防风代替麻黄？

答：桂枝麻黄各半汤通过小发汗来止痒，然而麻黄如今使用受到诸多限制，并且有些患者对麻黄较为敏感，服用后会出现心慌症状。若荆芥、防风能替代麻黄，便可以使用，而且临床经验表明，荆芥、防风的止痒效果更佳。胡老在应用桂枝麻黄各半汤时，就用荆芥、防风代替了麻黄。

问：老师，医案五的辨证思路，您能讲讲吗？

答：这个患者给人的第一印象为阳证，皮肤红肿，且有肌肤甲错，病灶在表，病位在里，属于薏苡附子败酱散证；有瘙痒但程度较轻，还有点表证，加荆芥、防风。那么是太阳表证还是少阴表证呢？因为用了附子，可以认为是少阴表证。我们的临床经验是，有的患者长期瘙痒，从太阳论治无效，加入附子后便有效果。所以说，有时病性阴阳难以辨别，条文说"病有发热恶寒者，发于阳也；无热恶寒者，发于阴也"，看似简单，临床实际却复杂多变《伤寒论》第147条提到，"已发汗而复下之"，已经发汗，又用下法，病仍未愈，此时已经传变为半表半里证。

发热明显的多为太阳证，但临床中也有发热不明显的情况，此时先看有无表证，有明显发热的是阳证，虚衰明显的是少阴证。荆芥、防风解表，附子强壮，关键在于用药的把握，二者仅有细微差别。附子能与白术一起强壮太阴，也能强壮少阴以解表。我在讲少阴病时提到，对于长期不愈的皮肤病，加入附子后病情好转，看似是太阳证，实则为少阴证，临床中存在这种现象。

根据恶寒可判断有表证；根据红肿热烦、眼屎多、大便干，可判断有阳明证，但大便干既可能是阳明证，也可能是太阴证，初期可能是阳明证，时间久了可能转变为太阴证。看起来像牛皮癣，但牛皮癣皮肤不会如此红肿，西医诊断为特异性皮炎。肌肤甲错，多见于阳明太阴合病。

总结来说，此病例为太阳阳明太阴合病，也有人认为是少阴证。薏苡附子败酱散治疗阳明太阴合病，附子强壮机能，荆芥、防风解表，将其判断为少阴阳明太阴合病也有一定道理。少阴病与太阳病的辨别有时很不明显，用药时才能体现出来，太阳证用荆芥、防风、麻黄、桂枝，少阴证用附子。另外，眼屎多，可加菊花清热，桔梗排脓。

【临证体会】

在整理学习冯世纶老师辨治湿疹瘙痒医案时，发现老师依据患者症状反应，常辨为两种方证，其一为桂枝加荆芥防风白蒺藜汤证，其二为薏苡附子败酱散合赤豆当归散汤证。

对于顽固不愈的皮炎湿疹，患者极为痛苦。临证中，接诊此类患者，他们多已于多处就诊，内服外敷药物繁多，但病情久久难愈，瘙痒难耐，夜间更为严重，越挠越痒，越痒越挠，更有甚者，痒不欲生。而冯老辨治时，仅用平淡几味药便能从容治愈疾病。

桂枝加荆芥防风白蒺藜汤，是胡希恕先生在应用桂枝麻黄各半汤时，以荆芥、防风代替麻黄化裁而成的一首治疗身痒的高效方证。在冯世纶老师主编的《经方医学讲义》中，关于桂枝麻黄各半汤发汗解表、治疗身痒的解析详尽清晰：《伤寒论》第23条："面色反有热色者，未欲解也，以其不能得小汗出，身必痒，宜桂枝麻黄各半汤。"本条中身痒是由于欲出汗却无法出汗，水分含在皮肤中，人体就会发痒，本方证强调"小发汗"，正如《金匮要略·痉湿暍病脉证治》所强调的："若治风湿者，发其汗，但微微似欲出汗者，风湿俱去也。"

薏苡附子败酱散合赤豆当归散，也是胡老与冯老治疗皮肤病的精妙组合。对于皮疹，若皮肤红肿而不痒或瘙痒较轻，则视为肌肤甲错，病灶在表，病位在里，多用薏苡附子败酱散，合用赤豆当归散以养血活血、利水渗湿。

胡希恕先生在《胡希恕金匮要略讲座·疮痈肠痈浸淫病脉证并治第十八》中提到："薏苡附子败酱散这个方药很常用了，它不但排脓，还祛湿止痒，像一般皮肤病常用它。尤其是硬皮症，我不断用这个药，很好使。就是顶顽固的牛皮癣，这个方药也是好使的。附子可不要重用啊！我用薏苡附子败酱散这个方药是药量较重的，薏苡仁差不多用一两，败酱草可以用五钱，附子一钱到二钱，对一般很顽固的皮肤病挺好使的。"

冯老在临床上辨证湿疹瘙痒类疾病时，应用桂枝加荆芥防风白蒺藜汤、薏苡附子败酱散合赤豆当归散汤，若瘙痒明显则视为表证明显，多选用桂枝加荆芥防风白蒺藜汤；若皮肤病变明显但痒不明显，则视为"病灶在表，病位在里"，多选用薏苡附子败酱散合赤豆当归散。但很多时候，临床所见并非非此即彼，既有瘙痒明显，又有皮疹病变明显的情况，此时该如何抉择呢？临证需灵活变通，采用"执两用中"之法，即我们经常能见到冯老处方用桂枝加荆芥防风白蒺藜汤合薏苡附子败酱散加赤豆当归散汤。

冯世纶老师用经方辨治皮肤病的经验，作为弟子的我们，学而时习之，受益良多，临证应用时，化繁为简，常能给患者带来"柳暗花明又一村"之感。

（整理：杨雅阁，苗志学，吴灿，喻刚）

三、麻黄升麻汤的临证经验

麻黄升麻汤因药味相对繁多，故而理解和应用颇有难度，我们跟诊学习冯世纶老师的一例鼻肿痛鼻衄医案，学习记录总结老师关于麻黄升麻汤的临证经验，以飨同道。

某男，59岁。

初诊：2024年4月1日。夜咳，咳白痰，痰黏，左胁下痛，喝水后肿胀，鼻肿胀，手肿胀，膝发热肿胀，下肢肿，时鼻衄，鼻干，咽痒，咳即汗出；苔白腻，脉细弦。

学生跟诊辨证思路：

患者喝水后肿胀，鼻肿，手肿肢肿，咳即汗出，当为表不解（太阳），水饮内停（太阴）。

夜咳，咳白痰，痰黏，当为痰饮（太阴）、咳逆上气（太阳）。

膝发热，鼻干，为里有热（阳明）。

咽痒，左胁下痛，是否有半表半里证？

辨六经为太阳阳明太阴合病（外邪里饮化热），是否同时合并半表半里证？

该患者令笔者首先考虑了越婢加半夏汤证，因为越婢汤条文为"风水恶风，一身悉肿，脉浮不渴，续自汗出，无大热，越婢汤主之"，越婢加半夏汤条文为"咳而上气，此为肺胀，其人喘，目如脱状，脉浮大者，越婢加半夏汤主之"，越婢加半夏汤证为太阳阳明太阴合病，病机为外邪里热停饮，与此案病机较符合，如果兼顾半表半里，合小柴胡汤即可。老师如何遣方用药呢？

老师辨治：

辨六经为太阳阳明太阴合病，辨方证为苓甘五味姜辛夏杏加桂茅豆归汤证。

处方：

茯苓 15g	炙甘草 6g	五味子 15g	炮姜 10g
细辛 6g	杏仁 10g	赤小豆 15g	当归 10g
桂枝 10g	白茅根 15g		

自加生半夏 30g，7 剂。

二诊：2024 年 4 月 8 日。鼻肿塞，晚上咳重，痰多黏，左胁下痛，鼻干，有血痂，咳即汗出，白天咳少，饮水后胃脘胀；苔白，脉弦滑。

老师辨治：

辨六经为太阳太阴合病，辨方证为桂枝合半夏厚朴合茯苓饮去枣加豆归桔汤证。

处方：

桂枝 10g	白芍 10g	炙甘草 6g	厚朴 10g
党参 10g	陈皮 30g	生白术 30g	枳实 10g
茯苓 15g	紫苏子 10g	桔梗 10g	赤小豆 15g
当归 10g			

自加生姜 3 片，生半夏 30g，7 剂。

三诊：2024 年 4 月 13 日。鼻中肿胀刺痛，有血丝，涕多，晚上明显，耳中痒，眼痒，口中和，咽痒，右胁后痛，胸前沉，近两天晚上无咳；苔白，脉弦滑数。

学生跟诊辨证思路：

患者鼻中肿胀刺痛，耳朵眼儿痒，咽痒，右胁后痛，胸前沉，为孔窍及胸胁部位症状，考虑病在半表半里（少阳）。

结合鼻中肿胀刺痛，有血丝，脉弦滑数，当有里热（阳明）。

咳嗽、咳痰已，虽有流涕，但考虑外邪里饮证不明显，仍有痰饮（太阴）。辨六经为少阳阳明太阴合病，是否为小柴胡加桔梗苍术生石膏汤证呢？

老师辨治：

辨六经为少阳阳明太阴合病，辨方证为小柴胡加薏酱豆归桔膏陈地汤证。

处方：

柴胡 12g	黄芩 10g	党参 10g	炙甘草 6g
桔梗 10g	生薏苡仁 30g	败酱草 18g	赤小豆 15g
当归 10g	生石膏 45g	陈皮 30g	生地黄炭 15g

自加生半夏 30g，生姜 3 片，大枣 4 枚，7 剂。

四诊：2024 年 4 月 22 日。鼻肿刺痛，衄，大便日 2 行，小便黄，尿不尽，口中和；苔白，脉细数弦。

学生跟诊辨证思路：

患者仍有鼻肿刺痛、鼻衄不解，当为表不解（太阳），里有热（阳明）。

尿不尽，当为停饮（太阴）。

咽痒、右胁后痛、胸前沉等症已，半表半里证不明显。

整体仍考虑外邪里饮化热，辨六经为太阳阳明太阴合病，依据老师的鼻炎疾病辨治经验，辨方证是否为大青龙减麻黄加桔梗半夏薏仁汤证？老师会如何辨证处方呢？

老师辨治：

辨六经为厥阴病，辨方证为麻黄升麻去知芩葳芍天苓术加夏桔杏麦地薏赤枣汤证。

处方：

麻黄 10g	升麻 18g	桔梗 10g	炙甘草 6g
桂枝 10g	杏仁 10g	炮姜 10g	赤小豆 15g
当归 10g	生石膏 45g	麦冬 30g	生地黄炭 15g

生薏苡仁 30g

自加生半夏 30g，大枣 4 枚，7 剂。

结果：五诊，2024 年 4 月 29 日，鼻中肿痛已，通气较畅，咳少痰少，咽干，耳鸣，右肩背痛，大便日 2 行；苔白，脉细弦。予桂枝加龙骨牡蛎合半夏厚朴加桔杏陈汤善后。

按：此案有两个难点，一是辨六经之难，二是辨方证的不易。老师的诸诊之中，辨病位有表有里，也有半表半里；辨病性有阴证，也有阳证；辨方证有桂枝类方证、麻黄类方证、柴胡类方证，其中既有对正邪两方的兼顾，又有对于方证和药证的深入理解和把握。

【老师答疑解惑】

问：老师，对于该患者初诊的处理，我有两个问题。其一，初诊考虑应为外邪里饮化热，老师用了苓甘五味姜辛夏杏合赤豆当归加桂茅汤。患者饮水后出现肿胀，包括手肿、肢体肿，伴有咳嗽上气、鼻干咽痒，为何不用越婢加半夏汤呢？

答：越婢加半夏汤在里热较厉害的时候可以使用，适用于外邪里饮且化热严重的情况。此患者是饮水后肿胀，表现为鼻肿胀、下肢肿，属于外邪里饮化热。对于热的处理，这里仅用了白茅根来清热，其清热作用比生石膏弱很多。

该患者里饮化热，重点在于祛饮。生石膏的使用需视情况而定，若里热厉害，可用生石膏；但着重于祛饮时，生石膏有时不利于祛饮。当饮邪不严重时，可用越婢加半夏汤，而此患者饮邪较重，所以使用石膏时需慎重。苓甘五味姜辛夏汤、桂苓五味姜辛夏汤，其重点还是祛寒饮。如果辨六经符合，是否使用石膏、是否用越婢加半夏汤，要依据里热的情况来判断，此处重点是祛饮。

问：初诊辨治的第二个问题，患者有左胁下痛，是否考虑半表半里证？

答：有可能。因为饮邪重，一般外邪里饮的情况较为多见。仅出现胁下痛，暂不考虑半表半里证；若伴有口苦，则可考虑。当然，有时合上小柴胡汤也可行，但我们在此着重于化饮。出现的一些症状，有些类似少阳证。辨证时，对于半表半里证有时会用排除法，实际上，对每一个患者、每一个方证都应考虑使用排除法。小柴胡汤的"但见一证便是"，也是运用排除法。

"但见一证"指的是什么呢？若有其他症状，便不能用小柴胡汤，比如有恶寒、头痛等表证时，小柴胡汤就不能用。"但见一证"，即小柴胡汤证，当有表证时，仅用小柴胡汤是不行的，因为表证还明显，此时必须解表，不能只治少阳。所以在此处，根据辨证经验，若没有其他症状，仅有胸胁痛，当然可以考虑半表半里证。但此患者里饮明显，还是应先考虑里饮。对于该患者的疼痛，是否为少阳证，要查看其他症状。此患者咳嗽、鼻塞、鼻干症状非常明显，表证显著。

问：此患者在逐诊处理过程中，咳嗽、咳痰逐步得到控制，但鼻肿痛、鼻衄始终未缓解。四诊时老师用了麻黄类方，患者服药后鼻肿痛、鼻衄症状缓解。老师四诊时所开的方药，看似有大青龙汤减少麻黄用量之意，但细看更符合麻黄升麻汤？

答：对，就是麻黄升麻汤。麻黄升麻汤是大青龙汤去掉生姜，加入干姜，又加了当归等具有强壮温下寒作用的药物，以及养阴、养血的药物。所以对于其是否属于厥阴病，不太明确，后来胡老也认为是半表半里的阴证。

关键在于它与大青龙汤的关系，是如何变化的呢？大青龙汤加入升麻，升麻针对咽喉脓肿，有清热解毒的作用。麻黄升麻汤中有一味特殊的药物，升麻，可治疗咽喉肿痛。所以可以理解为上热，因为上热有脓血，使用桔梗、升麻共同排脓，因此可认为是半表半里的上热。

方中还用了许多强壮药，如葳蕤、天冬这类养阴的药物，以及当归等，这些药物具有强壮作用，相当于对半表半里的阴证，用于治疗上热下寒，有这样的机制。

麻黄升麻汤由大青龙汤变化而来，是大青龙汤去掉生姜，主要加入干姜，又加入当归、升麻等药物，如此变化后，突出了治疗上热下寒的特点，针对喉咙、鼻部的脓疡等症状，所以用清热利湿排脓之法，同时治疗下寒，故而将其归为上热下寒的厥阴病。

问：老师，麻黄升麻汤是《伤寒论》113方中，药味最多的一首经方。关于麻黄升麻汤证，其具体病机、方药组成和临证经验，您能再讲讲吗？

答：理解麻黄升麻汤，主要从其组成入手，它由大青龙汤变化而来。为何会有这样的变化呢？大青龙汤治疗太阳阳明合病，而现在它发生了改变，去掉生姜，换成干姜，由此可见主要是为了温下寒，所以与大青龙汤不同了。而且还加入了一些强壮的药物，如养阴强壮的药物（天冬、葳蕤等，它们有养阴及强壮作用）、温阳强壮的药物（当归，具有温阳强壮、活血的作用，与乌梅丸中用当归的作用相同，可温下寒且有活血功效）。其病机便是如此构成的。这里的麻黄，已不再起大青龙汤中解太阳之表的作用，而是治疗半表半里的表，重点发生了变化，下寒表现更为明显。

它与乌梅丸、柴胡桂枝干姜汤的区别在哪里呢？它是治疗上热化脓证，有脓疡等情况，使用升麻，有时还会加桔梗利湿排脓，针对一些疮疡，如咽喉的肿疡。很多人对此不太理解，像咽喉的肿瘤，有文献报道喉癌出现相关症状时可以使用。实际上，有许多并非喉癌的患者，出现化脓证，表现为上面有热有脓、下面有寒，此时便可以用麻黄升麻汤。

问：老师，您说麻黄升麻汤中的麻黄是治疗半表半里的表，我们对于"半表半里的表"的理解仍有困惑？

答：对于麻黄升麻汤这个方子，历代医家的认识都不太清晰。这个方子胡老最初认为不是张仲景的方，后来经过研究也对其进行了注解，认为这个方子还是能够解释得通的。这些症状，在此方证中，主要是升麻治疗的咽喉肿痛、化脓等情况，所以重点并非麻黄。但是麻黄的用量确实较大，让人难以解释。实际上麻黄升麻汤就是由大青龙汤变化而来。大青龙汤中有石膏，又加入升麻，所以其发汗力不强了。

发汗力不强时它治疗什么呢？此时病由表传入半表半里，表证减轻，主要病位在半表半里，上热下寒较为明显。方中养阴药、养血药较多，还有生石膏，其主要变化是不用生姜，改用干姜，并使用了几个养血药。

那么如何分析解释整个方子呢？勉强可以认为是治疗上热下寒、半表半里证。所以我们尝试应用，对于一些咽喉炎、鼻炎、扁桃体化脓等，这种化脓持续时间较长时，就考虑半表半里证，而非表证。引起化脓症的原因已不是单纯的表证，也不是里证。

所以要从这个方子的组成来分析，它与柴胡桂枝干姜汤非常相似，去掉生姜，加入干姜，又加了一些清热解毒的药物，麻黄、桂枝的作用与原来一样，是解表，但这里的表是半表半里的表。

为何如此认为呢？因为它的整体组成与大青龙汤不同，大青龙汤治疗太阳阳明合病，现在出现了下寒，使用干姜，不再用生姜，麻黄与生姜一起使用时发汗力度大，现在用干姜，发汗力量减弱，温下寒的力量增强，再加上升麻、天冬、葳蕤这些凉性药物，其发汗作用很小，加强了清里热的作用，所以这里清的是半表半里的热，即上热，用干姜温下寒，就是这样来解释的。

其适应证为上边有化脓症状，并非一般的口干、口苦、咽干，而是有化脓，所以使用升麻是关键，有化脓症。因此，有人认为麻黄升麻汤可治疗癌症，有报道麻黄升麻汤治疗喉癌的文章。

问：老师，谈到"半表半里的表"，柴胡桂枝干姜汤、乌梅丸中的桂枝是不是与麻黄升麻汤中的麻黄有类似的作用？

答：大家都在对此进行探讨，在探讨过程中，存在各种观点。我们用一个词叫"引邪出表"，半表半里证不能直接发汗，胡老解释说半表半里邪无出路，要依靠诸脏器的功能协同作用，从表或从里引邪排出。小柴胡汤证也有出汗的情况，为什么呢？因为正气充足了，能够祛邪外出，所以可以看到出汗、腹泻，大便次数增多，邪从里排出，就是这个意思，从八纲的概念来理解邪的出路。

半表半里（厥阴病）不好理解，《伤寒论》中关于厥阴病的条文只有4条，实际上只有3条，第328条对厥阴病的解释是后世添加的，根本不是经方的内容，所以实际只有3条。

从第330条以后，有52条所讲的都不是厥阴病，这就导致很多问题难以弄清楚。所以没办法，只能用排除法来看，这个不是表证，不是里证，那就是半表半里证，第148条就是阐述这个道理。第147条："伤寒五六日，已发汗而复下之，胸胁满微结……"，其中是胸胁满微结，没有"阳"字，胡老多次对此进行注解，在笔记中也多次书写。

对于胸胁满微结与第148条的阳微结，胡老最初认为它们不是一个意思，最初认为胸胁满微结是水结在胸胁，陆渊雷也是这样认为的，有人认为就是胸胁满的意思，不管是否有水，反正与胸胁支满意思相同，后来逐渐认识到这些观点都不正确。

微结指的是大便硬，有人说最早是成无己提出的，实际上仲景在讲第148条的阳微结，原先是大便硬，因为条文说出来了："头汗出，微恶寒，手足冷，心下满，口不欲食，大便硬……"明确指出了大便硬，脉细，此为阳微结，即这些症状就是阳微结，已经阐述清楚了。回过头看第147条的胸胁满微结就是阳微结。

胡老在讲课结束后的笔记，我们很长时间没有看到，2006年他女儿回来后我才看到那份笔记，其中有修改。第148条是做什么的呢？它是专门解释第147条的，与以前讲课录音中的内容不同。所以这里就涉及厥阴病的实质，逐渐清晰起来。

条文讲"伤寒五六日"，这一般是疾病往里传，传至半表半里。胡老在解释时，对于"伤寒五六日，已发汗而复下之"中的"伤寒五六日"，开始写的是传少阳，后来圈掉改为半表半里，由此可知，他在思考少阳与半表半里的区别，少阳属于半表半里。所以有的人会说，不懂的、没有经验的人，会认为小柴胡汤就是治疗半表半里证的，对吧？这种说法只对了三分之一。因为他们不理解《伤寒论》六经的概念，半表半里有阳证和阴证，少阳是半表半里阳证，小柴胡汤治疗少阳证可以，但治疗半表半里阴证就不合适了。

胡老的注解反复修改，从最后的笔记中能看到其思维过程，用少阳来指代半表半里是不准确的。为什么不准确呢？因为这里用的是柴胡桂枝干姜汤，而不是小柴胡汤，所以第147条对应的是柴胡桂枝干姜汤证，属于半表半里的阴证，"已发汗而复下之"导致伤津液，下寒更严重。这样解释第147条是说得通的，它是治疗半表半里阴证的。

但是看第148条，专门讲了阳微结，同样是半表半里的阴证，而且它使用了排除法，明确了什么是阳微结，阳微结属于半表半里的阴证，第147条的胸胁满微结就是阳微结，由此确定下来。第147条用的是柴胡桂枝干姜汤，第148条也是如此，而且还阐述了什么是阳微结，下面还有两条专门用来排除少阴、排除太阴，首先阳微结是阴证，阴证属于少阴、太阴、厥阴中的哪一类呢？排除少阴、太阴后，剩下的不就是厥阴吗！

　　既然是厥阴病，小柴胡汤还合适吗？自然会想到小柴胡汤不合适。所以最后胡希恕的笔记这样写："可以用小柴胡汤，不如用柴胡桂枝干姜汤贴切，可能抄写有误，犹未可知。"仍带有疑问，可能是抄写错误，应该是柴胡桂枝干姜汤。

　　所以六经的概念是从方证中逐渐认识的。麻黄升麻汤也是如此，存在一些不太明确的问题。实际上小柴胡汤也有问题，它也治疗上热下寒，方中有人参、生姜、大枣，这不就是治疗上热下寒吗，也可以说有厥阴病的表现，也可认为是厥阴病，因为是上热下寒。古人是如何总结的，不太清楚，流传下来后，实际上就是留下疑问供我们探讨，并非作出了最终定论，而是逐渐通过方证去总结，从中发现规律，判断这是阳证还是阴证。

　　总结病例，自己体会到什么程度就写到什么程度，今天有这样的体会，明天又有新的体会，不会完全一致，总会有变化。比如对于一个方证，像柴胡桂枝干姜汤，胡老用了一辈子，1982 年讲课时是一种观点，1983 年笔记中又有修改，认识发生了变化。所以我们写病例、总结病例时，有什么体会就写下来，错了也没关系，今是而昨非，总是会觉得去年我认为那个不对，经常会有这种情况，认识到什么程度就写到什么程度，没有关系。

【临证体会】

　　《伤寒论》为方书之祖，113 方，方药精简，"药味少而药量重"，力宏而效彰，多效如桴鼓；反观当今之中医处方多为"药味多而药量轻"，其效多茫然，令人不知所措，当今遍求中医而不效者，不乏其人，质疑声不绝于耳。

　　近年来冯世纶老师讲座多强调一个主题——中医觉醒，冯老关于"中医觉醒"、经方"论其证"的论述较多，在此不再赘述。

　　2024 年，在第十五届经方医学大会期间，陈雁黎老师和黄煌老师沟通，陈老说："建议中医处方不要超过 14 味药，我的根据就是麻黄升麻汤 14 味药，是张仲景煎汤药味最多的方。"

　　冯世纶老师此案中第四诊处方，初看为大青龙汤合赤豆当归散减麻黄去生姜加炮姜加升桔麦地薏汤证，再看为麻黄升麻去知芩葳芍天苓术加夏桔杏麦地薏赤枣汤证，看似麻黄升麻汤加减变化较多，其实是在老师经常用的大青龙减麻黄加半夏桔梗薏仁汤的基础上变化而来的，加升麻，增强清热解毒排脓作用，去生姜加炮姜、当归以强壮温下寒养血，加麦冬、生地黄炭以强壮养阴，整体治法为清上热温下寒，强壮养血养阴，当为治半表半里阴证的方证。老师对于麻黄升麻汤的灵活加减，是"先辨六经，继辨方证"的灵活体现。

麻黄升麻汤出自《伤寒论》厥阴病篇，第 357 条云："伤寒六七日，大下后，寸脉沉而迟，手足厥逆，下部脉不至，喉咽不利，吐脓血，泄利不止者，为难治，麻黄升麻汤主之。"

麻黄升麻汤，有 14 味药，可分为 4 组，一是麻黄、桂枝，引邪出表（解表）药；二是肾着汤，干姜、茯苓、白术、炙甘草，温下寒利水药；三是黄芩、生石膏、知母，清上热，与升麻同用，解毒排脓药；四是当归、天冬、葳蕤、芍药，强壮养血养阴药。以方药测证，方证病机为：伤寒表不解，陷入阴证，上热下寒，津血不足并寒饮内停。辨六经或为太阳阳明太阴合病，或为厥阴病，但六经归属为厥阴病更合适，当为半表半里阴证。

麻黄升麻汤《伤寒论》原文中"寸脉沉而迟，手足厥逆，下部脉不至"，为"伤寒"误治，"大下后"伤津血，为机能沉衰、津血不足的表现；"喉咽不利，吐脓血"为上热化脓，"泄利不止"为下虚寒停饮，整体呈现陷入阴证、机能沉衰、津血不足、上热下寒，为厥阴病，"麻黄升麻汤主之"，治以清上热解毒排脓，温下寒强壮养津血。

《神农本草经》云："升麻，味甘苦，平，微寒，无毒。主解百毒，杀百精老物殃鬼，辟温疫瘴气，邪气蛊毒……久服不夭。"胡希恕先生认为：升麻是一个杀菌祛毒的药物，在经方中的应用不是用升麻往上升的作用。

在《经方六经类方证》书中，对于麻黄升麻汤，冯世纶老师解读：方中升麻主解百毒，辟温疾、瘴邪，为治咽喉肿痛的要药，主治病位在半表半里。本方既用黄芩、知母、石膏、葳蕤、天冬等清上热除烦；又用干姜、炙甘草、当归等温下寒；既用当归、白芍养血，又用白术、茯苓等利水止泻；同时用桂枝、麻黄、升麻引邪外出，故此为邪在半表半里阴证的治剂。

关于方中对麻黄的解读，冯老给出见解"这个麻黄啊，并不是如原先的大青龙汤解太阳之表了，而是治半表半里的表了"。在谈及柴胡桂枝干姜汤时，冯老也提到，条文中的"但头汗出""胸胁满，往来寒热""微结"分别可以作太阳、少阳、太阴理解，由此看来冯老对于麻黄升麻汤中的麻黄与柴胡桂枝干姜汤中的桂枝有类似的注解。

通过老师的问答环节，对这句话，笔者的理解有三层含义：第一，对于三个病位的认识不能过于机械，某个方证的临床表现不会仅仅局限于其所属的病位划分区域，刻下的病位是矛盾的集中"爆发地"，但是其相邻的区域或多或少都会有所波及，这点从桂枝汤证、小柴胡汤证就可以看出，其中姜、草、枣的运用不能说两方证都有太阴病。第二，就是学习经方过程中纠结最多的问题，某一味中药是否会有其特定的作用区域，也就是药和病位的关系问题。以麻黄与桂枝为例，这两味药是否仅仅作用于表？如果是，那么例如麻杏石甘汤证已经汗出而喘，其中的麻黄仍然是起发汗解表作用？桃核承气汤和柴胡桂枝干姜汤中的桂枝作何解释？桂枝甘草汤证和炙甘草汤证是否一定具有诸如恶寒、脉浮等表证特征？第三层含义是对于六经、方证和药证的理解，无论是胡老还是冯老，不同时期会有不同的认识，这是在不断思考中自我否定的过程，经方理论中没有"金科玉律"，只有根植于临床，在实践中"始终理会"，才是经方人的学习之道。

冯老在诸多的讲座中不遗余力地提到了"中医觉醒"四字，其中谈到最多的是提醒大家要从历史上对《伤寒论》的误读传统中"觉醒"，从以经释论，从以脏腑经络、阴阳五行的理论体系解读《伤寒论》中"觉醒"。

那么，历史上是否存在对于《神农本草经》的误读？是否存在以脏腑经络、阴阳五行理论体系解读《神农本草经》？我们现在通行的《中药学》从归经、升降浮沉的角度理解中药的临床功效是否真的体现了药物在人体中的功用？以《神农本草经》中麻黄为例，其描述为："味苦温，主中风伤寒头痛温疟，发表，出汗，去邪热气，止咳逆上气，除寒热，破癥坚积聚。"

从中我们可以看出《神农本草经》的书写方式与《伤寒论》同出一辙，也是特征性举例，既未言及病位，也未做理论性归纳，而后世医家将麻黄归为入肺经、膀胱经，有发汗散寒、宣肺平喘、利水消肿的功效，既明确了病位，也划定了主治的范畴，看似"好懂好用"，但是远离了《神农本草经》作者的原意，有"画地为牢"之弊，也给一系列的方证的理解带来长久的困难。由此可见，目前大家"精通"的药物和方证的"四字经"类的表述方式，是加深了对方药的理解，还是遮蔽了本草和方证的本质，或许值得研习中医的同道共同思考。

（整理：杨雅阁，刘旭昭，喻刚）

四、儿童呕吐五月案

临床上，以"腹胀呕吐"就诊者多见，且此病证多呈慢性化的病程，如何以经方医学简化理论和实证精神处之，需要医者在读书跟师临证中不断求索，跟诊学习冯世纶老师的一例儿童胃胀呕吐 5 个月不愈案，学习记录总结老师的临证经验，以飨同道。

某男，13 岁。

初诊：2024 年 2 月 24 日。呕吐（干哕）5 个月，头晕，胃胀，口中和，大便 1～3 日 1 行，晚上干哕明显，前额痛；苔白，脉细弦，尺大数。

学生跟诊辨证思路：

患儿前额痛，当有表不解（太阳）。

干哕 5 个月，口中和，胃胀，大便 1～3 日 1 行，当为里虚气滞，胃虚则饮不化，结合苔白，脉细弦，尺大数，当为里有停饮，久呕虚劳（太阴）。

外有表不解，里有胃虚饮停，外邪里饮、水气上冲，故而头晕。

整体考虑里虚寒饮停气滞，表不解则水气冲逆，辨六经为太阳太阴合病。

《伤寒论》《金匮要略》治呕的方证众多，如小半夏汤、小半夏加茯苓汤、大半夏汤、茯苓饮、橘皮竹茹汤、吴茱萸汤等证，但以上又不完全符合表里合病、外邪里饮之病机，老师如何遣方用药呢？

老师辨治：

初诊前额痛，结合口中和、干哕、头晕等，证属外邪里虚饮停，辨六经为太阳太阴合病，辨方证为茯苓饮加夏桂汤证，治以解表健胃利饮，加桂枝解表降冲逆。

处方：

姜半夏 30g	党参 10g	陈皮 30g	枳实 10g
生白术 50g	茯苓 12g	桂枝 10g	

自加生姜 3 片，7 剂。

二诊：2024 年 3 月 9 日。呕吐已，偶有恶心，头额痛，胃胀已，大便 3 日 1 行；苔白，脉细弦。

学生跟诊辨证思路：

患者初诊方证对应，呕吐及胃胀已，仍有头额痛，当为表不解（太阳）。

偶有恶心，大便 3 日 1 行，考虑患儿恶心及大便难，仍为里虚（太阴）。

初诊方当有方有守，老师处方会和初诊方一样吗？

老师辨治：

二诊呕吐已，偶有恶心，胃胀已，虽有头额痛，水饮上冲减，可去桂枝，生姜可以解表。

上方去桂枝，加火麻仁 10g。

结果：2024 年 4 月 13 日三诊诉，腹胀、干呕已，体重增加，大便日 1 行，余有乏力，有时口干，随证调理。

【老师答疑解惑】

问：老师，这个孩子为胃虚饮停气滞之呕逆，用茯苓饮加半夏止呕，可否加蜂蜜同煎，也就是合上大半夏汤？大半夏汤有半夏、人参、蜂蜜，治胃反呕吐，能否加上蜂蜜呢？

答：这个呕逆啊，有饮的时候，蜂蜜实际不好用，甜的东西不好用，蜂蜜和半夏在一起是解毒的，半夏有毒嘛，半夏和蜂蜜加在一起啊，一个是解毒，一个是加强温中的作用。有呕的时候，我们用的茯苓饮，有胃胀，里虚寒，有饮，所以这个时候不用蜂蜜，它是甜的嘛，甘草啊、蜂蜜啊，肚子胀的时候都不好用。

问：老师，大半夏汤，半夏用量最大，是两升（400mL），人参三两，白蜜一升（200mL），治胃反呕吐，治在太阴，里虚寒停饮，为什么半夏的用量这么大，不用生姜？

答：生姜可以用，大半夏汤这个方证，还是胃虚，人参治心下痞硬满，这里呕得厉害，加半夏，可以加生姜，这里头是胃虚，主要是用人参，你看，有心下痞硬满的证，所以加蜂蜜，也是起到缓急止痛的作用，生姜当然可以加，但是原方里没用，半夏的用量两升，就这么一个方子，我们查查，仲景用半夏，最常用的用量是半升，一升的有几个，还有几枚算的，两升的就这一个大半夏汤，两升是400mL，半夏100mL，称量的话不少于60g，所以400mL就是240g，量非常大了，半夏止呕化痰健胃，我们现在用不了生半夏，用不了这么大量，买不到，没有生的，在《伤寒论》《金匮要略》里头，就大半夏汤用两升的，其他的是半升的最多，一升半夏130g左右，半升至少60g，半夏的量用得都大。大半夏汤半夏用量大，半夏降逆，主要是用半夏降逆，生姜可用可不用。

问：补虚则多用饴糖？如小建中汤、大建中汤，那么，经方具体应用蜂蜜和饴糖的区别是什么呢？

答：这个在《伤寒论》没讲，这就是靠我们实际应用体会了，它俩的作用有点类似，但是因为从临床方子的组成，从用药的方证来看吧，小建中汤、当归建中汤、大建中汤，都是用的饴糖，它是温的，因为小建中汤是桂枝汤加芍药又加饴糖，《伤寒论》有那么一条讲桂枝加芍药汤，此"属太阴也"，胡老解释，属太阴，这应该是阳明，属太阴到底是谁写的？不好说了。这个应该是阳明，桂枝汤加芍药以后，属于阳明病是明显的，芍药量增大了，它是凉的，治疗肚子痛用芍药，但它是属于阳明的，此"属太阴也"，这话不好说了，胡老解释的是什么啊？治疗腹痛用芍药，这是属太阴，这么讲可以的，但是实际上指的是阳明，怎么样属于太阴呢？加大量的饴糖以后，药性不凉了，从治疗阳明改成太阴了，有这么个解释，所以这个"属太阴也"这句话是有问题的，加了芍药，属阳明，但是属太阴指的是腹中痛，治疗腹中痛，这是属太阴，因为太阴病提纲有"时腹自痛"，这是太阴，这种"时腹自痛"属寒用热药，用热药但离不开芍药，芍药凉，必须与饴糖一块用，这个时候属太阴，也可以解释。

蜂蜜，在用药经验积累上说，治疗腹痛的经验，方证里面没有，但是我们从它的药性味来说，偏甘温的，也可以代替饴糖，但是从用药经验来说，还是用饴糖多，所以用蜂蜜啊，多数是用来解毒的，它有点缓和的作用，但是用饴糖治疗腹痛，在建中汤中啊，还是用饴糖多，用蜂蜜的少，临床上也有用蜂蜜的时候，胡老就讲过，肚子痛得厉害的，用蜂蜜加热之后一下喝了，可以止痛，就是温服。蜂蜜甘平，能起个缓急的作用，但它不如饴糖，饴糖甘温。中药讲性味，蜂蜜，味甘，《本经》（《神农本草经》，下同）说性平，《别录》（《名医别录》，下同）说微温，在一起有温中的作用。

问：老师，您讲讲甘草粉蜜汤？

答：那个粉啊，是指的铅，杀蛔虫的，古代是用铅、铅粉，我到西北看到一盒一盒的铅粉，他们用于什么啊，治疗一些湿疮，一些不好治的性病，外用，经常用铅粉，在咱们一般的药房也有铅粉，但是很少用，涉及中毒，一般不用。

问：老师，对这个孩子用茯苓饮加半夏，关于半夏临床实际应用与药典用量的问题，您怎么考虑？

答：半夏在《伤寒论》里的方子，用生的最多，有半升的，有一升的，有两升的，按重量算有半斤的，还有按枚算的，几枚几枚，苦酒汤、半夏散及汤，都是按枚算的，有几个几个算的，但是大多数是按升算，按半升的最多，半升是多少？咱们牛奶瓶200mL就是一升，古代的一升就是现代的200mL，牛奶瓶200mL，一升就是那么多，半升就是100mL，半夏100mL称量的话不少于60g，我们用的是制半夏，制的半夏连生的一半药效都没有，所以我们用姜半夏也好，用个十几克，和仲景的力量差远了，张仲景用半夏多是半升，煎剂里最多的是两升。

现在人们习惯了，教科书、药典写的是9g，10g就超了，我在同仁堂医院出诊的时候，那外面有个药店，有一次我买药，半夏超量了，他拿出个本，绿皮的，70 年代的，他说你看 9g，你的 15g 超量了，我说没事，我在这出诊，给他说了，卖了我 15g。我们用茯苓饮常加半夏，这个半夏，现在学经典用经典，真正的经典学到了吗？所谓学经典用药，要遵循仲景用药方法。

【临证体会】

呕吐一症，为胃肠道相关的症状反应，单就病位脏器角度思考，一见呕吐，可能就会想是不是里证。《伤寒论》条文中常有"不呕"之说，其用意是要排除少阳证，意即少阳多呕。然孤症不立，不可见某症即定某经病。

《伤寒论》《金匮要略》六经病皆可见呕吐，三阳病之呕，太阳伤寒有"恶寒体痛呕逆"，太阳中风有"鼻鸣干呕"，少阳小柴胡汤证有"心烦喜呕""呕而发热"，阳明大黄甘草汤证有"食已即吐"。

仲景书语言文字最是精练，三阴病关于呕吐的描述，太阴病及厥阴病提纲证，太阴病有"腹满而吐"，厥阴病有"食则吐"，对于阴证，似乎仲景师更强调"吐"。

六经辨证也即方向性辨证，单一症状的六经归属，须结合机体整体的症状反应，就呕吐一症，若与恶寒身痛发热并见，当为太阳病。若与往来寒热、胸胁苦满并见，当为少阳病。若与身热汗出或胃家实并见，当为阳明病。三阴病，机能沉衰，更易胃气衰败，更易呕吐，且不欲食，甚或食入即吐。

中医关于呕叶的解释：有声无物为呕，有物无声为吐。现实之中，呕吐难以区分，呕与吐均为形声字，但呕更强调东西在胃喉中上涌，而吐更强调东西从口中出来。关于呕吐，医患应该都有深切的感受，轻的只是恶心而已，加重一些，会有大声的干呕，但并无胃内容物吐出，而严重的疾病或是虚羸的身体状态，则张口即吐出大量胃内容物。这种症状反应的表现程度，也许提示胃气在正邪交争之中由实到虚一种状态演变。

联系西医学，临床上最常见的呕吐病因，当属胃病，如急慢性胃炎、胃溃疡、胃癌等。就慢性胃病而言，学习胡希恕先生及冯世纶老师的临证经验，并在临床中观察应用发现，茯苓饮加半夏汤证，最是常见。

《金匮要略》附方《外台》茯苓饮：治心胸中有停痰宿水，自吐出水后，心胸间虚，气满不能食，消痰气，令能食。

《金匮要略》云：诸呕吐，谷不得下者，小半夏汤主之。

茯苓饮加半夏汤，从方药的组成而言，由四君子汤合小半夏汤合橘枳姜汤去甘草而成，方证病机为胃虚（里虚）饮停气滞，四君子汤健胃益气利水，小半夏汤祛痰饮健胃止呕，橘枳姜汤理气化痰，因甘草甘缓，不利于腹胀及痰饮，故去甘草。结合茯苓饮及小半夏汤原文可知，茯苓饮加半夏汤证症状反应，当为呕吐、腹胀、不能食，而其特异性腹症当为心下痞硬满。就其大便而言，或为大便溏，或为大便难。

临床上，腹泻型及便秘型肠易激综合征比比皆是，而慢性病，久病虚劳，多为病入太阴，多见茯苓饮加半夏汤证。根据冯世纶老师的经验，大便溏者，用炮姜，取炒苍术或焦白术、焦三仙，温中建中止泻，若上呕下利并见，可生姜、炮姜同用，生姜健胃止呕，炮姜温中止泻。若大便难（便干），用大量生白术以健胃生津通便。

茯苓饮加半夏汤，对胃虚（里虚）饮停气滞证的胃食管反流病效果亦优，但胃食管反流病多反酸、烧心，老师多合乌贝散，加浙贝母、乌贼骨，保护黏膜、中和胃酸。

本文医案之中，病机除胃虚（里虚）饮停气滞之外，还有表不解、水气冲逆，故而加桂枝以解表降冲逆。

茯苓饮加半夏汤证，多为胃胀，少有胃痛，但亦有胀痛并见者，或只痛不胀者，若有舌质偏暗等瘀血之象可参，可加五灵脂甘温化瘀止痛。

笔者于 2024 年 6 月接诊一胃痛数月久治不愈的艺术家，67 岁男性，有糖尿病及前列腺增生病史，胃痛如针刺，每日发作，影响创作，纳差，偶腹胀，口中和，夜尿频 2～3 次，大便难，在京及多省中西多医诊治罔效，胃肠镜检：胃炎糜烂息肉，结肠黑变。望其舌质淡暗，苔白腻，切其脉沉濡，触其腹心下痞硬满，诸症合参，考虑胃虚饮停气滞夹瘀，治以健胃利饮、行气化瘀止痛，予茯苓饮加半夏合乌贝散加灵脂延胡索汤，方为：

姜半夏 15g	党参 15g	茯苓 18g	生白术 30g
枳实 10g	陈皮 30g	浙贝母 10g	乌贼骨 10g
五灵脂（包）18g	延胡索 30g	生姜 3 片	

7剂。

服药3日后症减，7日后复诊，胃痛消，未发腹胀，有轻微胃不适，已无碍，大便可，小便仍有不利，调方为茯苓饮加半夏合五苓散续后。

患者感慨不已，国内知名医院及专家多次诊治，胃痛不解，服此小方得愈，看来以前是治不得法、方不对证。

（整理：杨雅阁，刘旭昭，喻刚，杨滔）

五、月经不调常用两方证的鉴别

在冯世纶老师编写的《经方六经类方证》书中，柴胡桂枝干姜汤与温经汤，两证六经归属均为厥阴病，冯老常将两方用于月经病的治疗，疗效颇为显著。

柴胡桂枝干姜汤合当归芍药散证与温经汤证均有寒热错杂的特点，两方证均有寒有热，亦有血虚血瘀及水饮内停。临证之中，何以鉴别？

通过冯老一则月经不调医案及答疑解惑，来学习此两方证在具体临证中的灵活应用。

某女，19岁。

初诊：2015年2月7日。月经不调半年，腰胀痛2个月。多囊卵巢，去年8月在广州B超诊断，双乳腺增生，BI－RADS－Ⅱ级。

现症：偶有少腹胀痛，或腰胀，月经后期7～10天，月经有血块，痛经，色暗，量适中，白带多，口干，四逆，纳可，大便干2～3日1行，夜尿2～3次；苔白微腻，脉细。

学生跟诊辨证思路：

患者上有口干，下有四逆，当为上热下寒，结合大便干2～3日1行，考虑为阳微结（半表半里阴证）。

月经后期有血块，色暗，痛经，脉细，为血虚有瘀（血虚）。

腰胀痛、白带多、夜尿2～3次，苔白微腻，当有下寒有饮（水盛）。

综合来看，有上热下寒、血虚血瘀，先辨六经，当为厥阴病，老师常用柴胡桂枝干姜汤合当归芍药散或温经汤，老师如何具体遣方用药呢？

老师辨治：

辨六经为厥阴病，辨方证为柴胡桂枝干姜合当归芍药散汤证。

处方：

柴胡 12g	黄芩 10g	天花粉 12g	生龙骨 15g
生牡蛎 15g	桂枝 10g	干姜 10g	当归 10g
白芍 10g	川芎 6g	苍术 18g	茯苓 12g
炙甘草 6g	泽泻 18g		

7 剂。

二诊：2015 年 5 月 9 日。上药服 2 周，上月月经一月 2 行，月经量少，色黑，有血块，无痛经，白带减，口干不明显，四逆，大便 2 日 1 行，夜尿 2～3 次，腰胀已，少腹胀已；苔白，脉细。

学生跟诊辨证思路：

患者服药后症减，痛经已，腰胀已，少腹胀已，口干不明显，上热不显，仍有四逆，白带减，夜尿 2～3 次，苔白，脉细，大便 2 日 1 行，当为里虚寒饮停（太阴）。

月经量少，色黑，有血块，脉细，当为血虚血瘀。

故证已由厥阴转为太阴，且看老师如何调方。

老师辨治：

辨六经为太阴病，辨方证为温经去麦加苓术枣汤证。

处方：

吴茱萸 15g	党参 10g	清半夏 15g	桂枝 10g
丹皮 10g	白芍 10g	川芎 6g	当归 10g
苍术 10g	茯苓 12g	生阿胶 10g	炙甘草 6g

自加生姜 3 片、大枣 4 枚，7 剂。

三诊：2015 年 7 月 11 日。月经一月 1 行（近 2 个月），日期准，量少，色黑无块，口中和，手心热，身热，白带多，纳可，夜尿 2 次；苔白，脉细。

学生跟诊辨证思路：

患者服温经去麦加苓术枣汤有效，痛经已，四逆已、大便正常，可知里虚寒已减；现月信如期而至，新增手心热、身热，但口中和，有热但不重，疑为虚热所致；证属上热下寒（厥阴）。

月经量少，色黑，脉细，仍为血虚血瘀。

白带多，苔白，夜尿2次，当为饮停所致。

辨六经或为阳明太阴合病，或为厥阴病，若继用二诊方，当加麦冬。

老师辨治：

辨六经为厥阴病，辨方证为温经去阿胶加苓术枣鹿角胶汤证。

上方加麦冬15g、鹿角胶10g，去阿胶，7剂。

按：患者月经不调，三诊中血虚血瘀、水饮为患为共有之证，一诊寒热错杂，二诊热少寒多，三诊寒减有热，变化多端，老师在柴胡桂枝干姜汤合当归芍药散与温经汤两方中加减变化，调寒热，平水饮，养血活血，补虚润燥，终而月信如期而至。

【老师答疑解惑】

问：老师，这个患者初诊是否也可以用温经汤呢？月经病常用柴胡桂枝干姜汤合当归芍药散、温经汤，这两个方证六经归属都是厥阴病，病机都有寒虚瘀热，具体到这个患者而言，辨方证的要点是什么呢？

答：因为患者痛经，大便干，在大便干的情况下，温经汤不好用。这两个方子接近，辨六经是辨对了，温经汤证毕竟是下寒得厉害，里寒厉害，柴胡桂枝干姜汤是上热比较明显。因为这里头辨方证，哪个最接近？当然是柴胡桂枝干姜汤合当归芍药散，用温经汤当然也可以，得加减变化，可以加生白术。

问：在月经病的治疗中，您有不少医案，类如此案，同一患者，前诊柴胡桂枝干姜汤合当归芍药散有效，而后诊调整为温经汤，抑或前诊是温经汤，后诊调整为柴胡桂枝干姜汤合当归芍药散，您调方的依据是什么呢？

答：对的，这个就是嘛！上热轻了，下寒厉害了，那就改吧！这两方很接近，就是依据上热轻了，下寒重了，口干不明显了就是上热轻了，还可以用柴胡桂枝干姜汤合当归芍药散加减也行，改成温经汤着重于温下寒，用人参、吴茱萸，黄芩、生龙牡都去掉了，没有清热的药了，只有阿胶、牡丹皮、白芍了，显著的变化是去了黄芩，柴胡也有清热的作用，生牡蛎也是清热的，就这么点（区别），两个方在一定的情况下完全可以调换着用。不用温经汤，那就用柴胡桂枝干姜汤合当归芍药散，有时候柴胡桂枝干姜汤药味不全，也可以用温经汤。这两个方证辨六经是相似的，具体用药根据病情来加减变化就行了。

问：老师，请您讲讲关于辨方证随证加减的临证经验。

答：临床上，如果辨六经是一样的，这方证就是根据具体病情加减。方药上有不同，辨了六经，再辨方证，具体用药上根据症状反应来加减，所以中医辨证，它不是说《伤寒论》写的什么证用什么方，不做加减，《伤寒论》教的就是怎么加减。从第20条就开始讲，什么时候加附子，什么时候去芍药，什么时候去了芍药加附子，什么时候去桂枝，什么时候加茯苓、白术，是根据症状来加减，所以还是先辨六经，继辨方证，具体用药，整个《伤寒论》教你具体加减。比如《伤寒论》就113个方，这113个方治病不用加减，不是那回儿事。张仲景没这么说，说的是随证加减，讲得很清楚，随证治之。所以只要掌握了六经这个概念，然后根据患者当时的症状，就能根据具体的症状来用药。

简单来说，你看桂枝甘草汤是桂枝汤变来的，为什么啊？因为其他的症状不多了，就只有心下不舒服、气上冲的感觉，所以不是桂枝汤证了，你再用桂枝汤，反倒效果不好。只有心下悸、欲得按这种症状，你加茯苓、加人参，不见得好。没有人参证，所以该用人参的时候用，没有那个证不行，不能推理，根据脏腑理论，这个病时间长了，肾虚了加补肾的药，脾虚了加补脾的药，没有这些推理。所以非常干脆，桂枝、甘草，就这么两个药。你看甘草干姜汤就这么两个药，甘草干姜汤它是治大病的，有些人瞧不起这几味药，他不懂，这患者都口燥咽干了，烦躁吐逆了，症状都这么厉害了，就这几味药，就两味药，他没理解，这就是说津液伤了，这种虚，在饮水自救的这种情况下，别的药多了就不行，甘草干姜汤证甘草量大，干姜量小，为什么干姜不能大量？因为津液伤得厉害，这个人虚了，只能甘草用量大缓急一下，加上干姜，共同健胃生津液。所以要慢慢地体会，《伤寒论》就那么写着呢，怎么体会呢？得一点一点地体会到。

【临证体会】

月经病的治疗中，冯老常用柴胡桂枝干姜汤合当归芍药散与温经汤治疗，且临床疗效显著。在冯老编写的《经方六经类方证》书中，此两方同归为厥阴病，而厥阴病最显著的临床症状为"上热下寒"。笔者对此常有两个疑问：为什么厥阴病呈现出"上热下寒"的表现。何为上热，何为下寒。思考再三，有如下粗浅认识。

厥阴病提纲条文为："厥阴之为病，消渴，气上撞心，心中疼热，饥而不欲食，食则吐蛔，下之利不止。"由此可见，厥阴病阶段人体会出现两个矛盾，矛盾之一是人体整体处于阴证的状态，也就是整体机能不足的状态，人体的自然良能所能分配的资源有限，因此只能固护最核心的部分，例如大脑和胸腹二腔的主要脏器，资源分配的过度状态则表现为提纲条文举例的"消渴，气上撞心，心中疼热"等症状，而将其他次要部分的新陈代谢调低，例如手足厥冷的四逆，消化道功能的低下等，因此临床表现为"上热下寒"。

由此看来，人体在处于病理状态时，人体的反应是有优先级的，会依据重要性和紧急性进行资源调配；另外人体第二个矛盾就是消化功能障碍，而对于营养和能量的需求仍在的矛盾，所以表现为饥饿，逼迫人体进食，而消化系统又呈现出不能正常运作的状态，故而"饥而不欲食"，如果强行进食，则胃肠出现保护性的呕吐或腹泻。

因此，所谓"上热下寒"只是一个形象而直观的说法，其程度可轻可重、位置可在此可在彼、范围可大可小、症状可能多可能少，不可执着于"上下"，故而既可表现为提纲条文所述的症状，也可表现为头汗出、口渴、心烦等所谓"上热"症状，四逆、小便不利、腰痛、腹泻等所谓"下寒"症状。其中寒热的多少，虚实的轻重，以及兼夹因素等的不同决定了厥阴病中不同方证的适应证。

关于柴胡桂枝干姜汤合当归芍药散与温经汤，除了冯老问答中提示的寒热区别，笔者认为还需要结合两方的拆分方和药证参考鉴别，例如柴胡桂枝干姜汤合当归芍药散中的胸胁苦满的柴胡证，头汗出、气上冲的桂枝证，口渴的瓜蒌牡蛎散证，腰痛的肾着汤证等；温经汤中的月水漏下的芎归胶艾汤证，唇口干燥的麦门冬汤证，内有久寒的当归四逆加吴茱萸生姜汤证，血虚血瘀的桂枝茯苓丸和当归芍药散证等。

另外，在整本《伤寒论》中，关于半表半里的问题，因病位在胸腹二腔，而且邪无出路，需集合诸多脏器之协力，因此可谓病情复杂，诸症杂出，厥阴病尤其如此。因此需要考量的因素众多，因而临床上厥阴病方证常面临虚实寒热以及兼夹因素的不同程度，需进行处方加减和药量的调整，这也是胡老常说的"辨方证是辨证的尖端"。

（整理：喻刚，刘旭昭，杨雅阁，季云润，杨滔）

六、从一则"急则救里"案学习 "经方合并病证治五定法"

　　经方家胡希恕先生及冯世纶老师在经方合并病证治方面的医案多有记录，但经方的合并病证治是经方学习的重点，也是难点，需要反复学习思考。

　　在整理学习冯世纶老师系列医案时，其中一例慢性阻塞性肺疾病的患者，表里合病，水泄不止，老师的辨治是"太阳太阴合病，急则救其里"，从冯老这则医案，我们学习了冯老讲解胡希恕先生提出的经方合并病证治的五个定法。

　　某男，55岁。

　　慢性阻塞性肺疾病7年，间断咳、痰、喘、鼻塞，在疾病急性发作期，冯老依据患者症状反应，多予小青龙汤或桂枝合半夏厚朴汤治之，效佳。其中一次就诊，患者水泄不止。

　　2019年9月7日就诊：腹泻，水泄，日10余行，鼻塞流涕，口中和，纳差，四逆，后背凉，少腹痛，腹肌拘挛抽筋；苔白，脉细。

　　辨六经为太阳太阴合病，急则救其里，予四逆汤。

　　处方：

炮附片15g　　　　炮姜10g　　　　炙甘草6g

1剂。

2019 年 9 月 9 日复诊：药后腹痛已，但有拘挛、鼻塞流涕、晚上咽干痒咳、大便泄止、心口悸动、汗出多、腿酸痛；苔白，脉浮弦细。

辨六经为太阳太阴合病，辨方证为半夏厚朴合桂枝甘草加桔杏前汤证。

处方：

厚朴 10g	茯苓 12g	紫苏子 10g	桔梗 10g
杏仁 10g	炙甘草 6g	前胡 12g	桂枝 10g

自备生半夏 30g、生姜 3 片，7 剂。

患者服半夏厚朴合桂枝甘草加桔杏前汤治疗后，鼻塞流涕及咽干痒咳止，大便日 1 行。

【老师答疑解惑】

经方的合并病证治是经方学习的难点，也是重点，也是经方大家胡希恕先生对经方研究的突出贡献。

对于经方合并病证治的诸多困惑，胡希恕先生解读详尽，冯世纶老师在多次讲座中进行了详细的讲解及医案举例。下文为节取冯老关于合并病证治的讲课录音，整理学习，以飨读者。

关于经方的合并病概念，胡希恕先生 1982 年的录音，说："并病和合病，病当表里相传时，若前证未罢，而后证即作，尤似前证并与后证而一起发病，因名之为并病，如太阳阳明并病、少阳阳明并病等均属之。若不因病传，于发病之时，即表、里、半表半里中的二者或三者同时发病，即谓之合病，如太阳阳明合病、三阳合病等均属之。"

冯世纶老师讲解胡希恕先生提出的经方合并病证治的五个定法：

第一个定法，太阳阳明合病，治则先表后里。这是原话录音啊，胡老讲太阳病篇，讲很多东西，讲一些定法，什么叫定法呢？"要是有表证都先解表，这是定法。太阳阳明合病啊，我们方才不是说了吗，说了并病、合病吗，大概是并病最常见了，最多了，表里都有并病嘛，外面也没好，里面发生了，那么这种表里同时有病，如果里实应该攻，要是得心下痞，应该用大黄黄连泻心汤（第 154 条），但是还恶寒，表证未已，得先解表而后攻里（第 164 条）。"就指的这一段儿，对呀，你不能先攻里，攻里就错了，要出问题的。

第二个定法，太阳太阴合病，急则救其里。这个大伙儿都熟悉。胡希恕原话："如果里虚寒需要温补，你要先救里，而后救表，这是定法，这个在临床上很重要。所以我们在临床上遇到一个人下利清谷，他也有发热、头痛等的表证，你得先治下利清谷。那个脉，当然也大概是一个沉微、沉细这一类的脉，这个你不能先解表，虽然身疼痛，不能先解表，这是定法。"太阳阳明和太阳太阴不一样，这是八纲概念，经方之六经概念，用经络脏腑说不通的，所以这讲的是六经的治疗原则。

第三个定法，三阳合病，治从少阳。也是胡希恕原话录音："那么再有，虽然有表证，但它有柴胡证，有少阳病，少阳不可发汗，甚至它也有里证，也有少阳病，那么少阳病也不可下，这个汗下俱当力戒，就只能用柴胡，要不怎么说柴胡这味药应用范围比较多啊，这也是定法，太阳篇里也有。"这是第99条，"三阳并病，应从少阳治之，此亦定法"。

第四个定法，外邪里饮必同治。这个也是胡希恕强调的："那么还有一种在临床常见的证，这个人内有停水，小便不利，这类的病你非利小便不可，你要不利小便，就来解表，不行。那个危害相当大，变证相当多啊，不利小便，表绝不解，有的时候解表与利小便同时用，你看桂枝去芍药加茯苓白术汤，就是这个方子；像小青龙汤也是的，心下有水气，表不解，这在临床上也很重要，这也算一种定法。"是外邪里饮，必须在解表的同时利饮，你先解表，后利饮不行，先利饮后解表都不灵，必须在解表的同时利饮。因为在书上，大伙儿都知道的，苓桂术甘汤、苓桂枣甘汤、五苓散等都是，小青龙汤，也讲了。（此段中"桂枝去芍药加茯苓白术"是胡希恕先生讲《伤寒论》第28条桂枝去桂加茯苓白术汤，胡老说："桂枝去桂"可疑，在《医宗金鉴》它改"芍药"了，我认为这是对的。）

第五个定法，表证见下利（轻的啊），可先解表。胡老也讲了："我们在临床上遇到下利，如果有表证，要是现无汗脉浮紧的这种情况，用葛根汤；（无汗之太阳阳明合病）这是第32条讲的；如果汗出脉弱，那就用桂枝汤（第276条，太阴病，脉浮者，可发汗，宜桂枝汤）；如果现像少阴病这样情况，脉反而微细，当然也有表证存在，就用白通汤。（后来后边还有一句话）但下利没有表证，那千万不可以用白通汤。"就是指的下利，这个要注意表证，下利比较轻的时候，可以先治表，如果急的时候，那属于太阳太阴合病，急则治其里。这是这种情况，所以中医就是讲辨证，不是说发汗就治下利，而是下利有表证出现者，那你就要发汗，就是解表啊。

这是胡老的经方合并病证治的五个定法。

（整理：杨雅阁，王萍，喻刚，季云润，杨滔）

七、仲景论其证用石膏

本文为第十五届经方大会（原全国经方论坛）冯世纶老师讲座（2024年6月28日）《仲景论其证用石膏》的录音整理文字版。

各位同学、各位张仲景，我们又在今天有机会聚会了，一块儿讨论石膏的应用。我对石膏的应用学得还不好，但是感到这个石膏在中药里头是一个重要的药，我在1957年得了一次流感，差一点要了命。那时候没中药，现在回想起来可能用生石膏效果好一点，那次出汗出得太多了，铺板都出湿了，一个星期出汗，老出汗睡不了觉，我勉强考了大学。上大学以后脑子也不好，睡觉也不好，所以勉勉强强、稀里糊涂，听课的时候也集中不了，勉强及格毕业吧。在这里头啊，觉得学《伤寒论》学得还不错，但是以后在应用当中吧，对《伤寒论》的问题越来越多，疑问越来越多，其中对石膏的认识也是这样，存在好多问题认识不清楚，所以现在有机会跟大伙在一起讨论生石膏的应用，大家一块儿讨论吧。这个学会，算是交给我的题目一个作业吧，又重新学习学习，学习得怎么样？跟大家汇报汇报。题目叫作《仲景论其证用石膏》，起这么个名字，这里头吧，缅怀胡希恕先生，因为他对经方做出了突出贡献，回归原貌认识经方，让我们能够读懂《伤寒论》。

……

谈经方用石膏是论其证，强调这个。

经方用石膏与医经是有明显的不同。医经用石膏怎么用啊？用药理论是论其因，"以起百病之本"嘛，经方呢是论其证，"本草石之寒温，量疾病之浅深"。医经认为石膏治在肺胃，而经方是治里。性味功能上也不同，医经认为石膏是辛甘大寒，经方认为味辛微寒。在功能上医经认为是泻肺胃之火，而经方呢认为是清里热，除热烦躁，主要是里热。在归经上也不一样，医经上是归肺胃经，经方上归六经，主治阳明，但配与适应的方剂，可用于太阳阳明合病、少阳阳明合病、阳明太阴合病，还可用于少阴阳明、厥阴等病，用于阴证的合病。

还有一个要说明的，我们考试啊，生石膏的应用四大特点你也得背诵，背什么呢？有四大，这四大，你答这四大就对了，答错一个就错了，这个四大我们说跟经方有明显不同，这个四大从经方来说是不对的。这是怎么造成的呢？严重的错误是把白虎加人参汤证当作白虎汤证。继续解释把白虎加人参汤证认作石膏的使用指征，所以四大"大热、大渴、大汗、脉洪大"，是这么来的，都是应该指出的错误，这是简单来说，我们怎么学习仲景用石膏的？最主要的是参考《神农本草经》，《本经》记载石膏："味辛，微寒。主治中风寒热，心下逆气，惊，喘，口干舌焦，不得息，腹中坚痛，除邪鬼，产乳，金疮。"这里头怎么经方也讲迷信"除邪鬼"啊，实际这是症状反应，这"邪鬼"它是指的症状反应，神志症状。《伤寒论》第6条说"多眠睡，鼻息必鼾"，这都是神经症状，"邪鬼"是神经症状，是出现的一些神经不正常的幻觉。

第二个学习仲景书有关方证认识生石膏的方面啊，经方用生石膏在《伤寒论》《金匮要略》当中啊，我们看有17个方证，它这17个方证都是根据症状反应，是"本草石之寒温，量疾病之浅深"，与《神农本草经》是一脉相承的，这个石膏是"味辛，微寒"，这是指的这个，生石膏主要是清热除烦降逆。白虎汤中用石膏是配知母、甘草治阳明热，竹叶石膏汤中石膏配竹叶、人参、麦冬、半夏等治疗里热津伤；麻杏石甘汤中的石膏配麻黄、杏仁、甘草等治太阳阳明合病的外邪里热；越婢汤类方中的用石膏，治外邪内热太阳阳明合病的风水证；竹皮大丸中石膏配竹茹、桂枝、甘草、白薇，治外邪里热的妇人乳中虚，就是产乳啊、烦乱、呕逆等。临床用于少阳阳明合病或治疗厥阴病，所以治疗阴证，也治少阴病，但是配于其他的方子当中。

生石膏主治阳明病，为清热泻火之首药，外感有里热，阳明里热者，放胆用之，直胜金丹。

石膏煎服多生用，外敷多用煅，张锡纯说："医者多误认为大寒而煅用之，则宣散之性变为收敛，以治外感有实热者，竟将其痰火敛住，凝结不散，用至一两即足伤人，是变金丹为鸩毒也。《本经》谓石膏治金疮，是外用以止其血也。愚尝用煅石膏细末，敷金疮，出血者甚效。"所以石膏煅以外用。

后世不少认为石膏治渴，这种看法不妥，不符合仲景本意。胡希恕先生通过方证分析指出："试观白虎汤各条，只见口不仁，无一渴证，而白虎加人参汤各条（6条），无一不渴者，可见治渴不在石膏而在人参。"所以这关于石膏治渴是在白虎加人参汤里头，那不是石膏的作用，是人参的作用。胃为水谷之海、营卫之源，人参补中益气，为治津液枯而渴的要药，这是指人参止渴。论其证用石膏，石膏功在除热烦，口舌干燥即其应用的主要症状。又胡希恕先生通过临床常以小柴胡汤加生石膏治疗淋巴肿大、腮腺肿大、甲状腺肿大等，他悟出"生石膏有解凝作用"，他提出了这么个理论，有解凝作用，这个经验值得我们探讨。

生石膏的清热作用由以上方证可以确认，亦有历代治热性病、急性传染病、治流感、流行性脑膜炎、大脑炎（流行性乙型脑炎）等所证实，西医药理学至今未明确石膏为什么治疗这些病。没有抗病毒作用，但经方的六经辨证、辨方证是关键，经方用生石膏有其独特的科学体系，其主导思想是论其证。

我们下面通过临床，说一说遵仲景论其证用石膏，我们临床上用石膏是论其证的。

第一个病例讲的是胡老用石膏治淋巴结肿大：冯某，女性，25岁，门诊病例，1967年7月20日初诊，高热已20余日，曾在好几家医院用各种抗生素治疗均无效。因颈部两侧淋巴结肿大，故多数医院诊断为淋巴结核。因高热不退，经人介绍求诊治。（找胡希恕来治疗了）望其面无华，消瘦，自汗出，不恶寒，自感乏力身重，昨晚体温39.7℃，苔薄少，舌质红绛，脉滑数。

我们辨六经是什么？根据症状反应辨六经是为阳明病，是阳明热结津伤啊，所以肿大，凝结了，什么凝结了？热结了，石膏有解凝作用。辨方证是白虎加麦牡地汤证，具体用药这些用药（处方：生石膏90g，知母18g，粳米30g，炙甘草6g，生地黄24g，麦冬24g，生牡蛎15g），结果服6剂以后，体温降到38℃左右，但晚上偶有39℃。因出现恶心、纳差、喜凉、喜吃西瓜，故改服小柴胡汤加生石膏（生石膏每有60g～90g），药后热平，诸症消，共服 11 剂，颈部淋巴结亦全消。这就是论其证，根据症状反应辨阳明热结，淋巴结肿大，这里头可以看到没有口渴，石膏不是治疗口渴的，这里胡希恕提出来石膏有解凝作用，淋巴肿大是津伤热结，他用生石膏给散结了。

第二个病例是石膏治支原体肺炎迁延期不发热。这个是小孩，11 岁，2023 年 12 月 29 日看的，他用阿奇霉素治疗，热退 1 个月不愈，晚上咳重，伴咽痒鼻塞、流涕、汗出多、盗汗，原有双手指、四肢皮肤湿疹，痒明显，口中和，苔白腻，脉细弦。

我们根据症状反应辨六经为太阳阳明太阴合病，辨方证为大青龙减麻黄加薏败二白汤证，薏苡仁、败酱草，二白就是指的白蒺藜和白术这两个药，具体药就是这些（处方：麻黄 10g，桂枝 10g，杏仁 10g，炙甘草 6g，生石膏 45g，生薏苡仁 30g，败酱草 18g，桔梗 10g，白蒺藜 15g，生白术 18g，自加生姜 3 片、大枣 4 枚）。

二诊：2024 年 1 月 12 日。上药服了 7 天，盗汗已，唯早晨有轻咳，咽痒，湿疹亦显减，继续治疗湿疹。

这是我们用生石膏治疗支原体肺炎的。

第三个病例是治疗甲型 H_1N_1 流感，这个病大伙都知道，"H_1N_1"是在 2009 年发生的，这是个 10 岁的孩子，他们全班是 39 个人，只来了 18 个人，全班停课了，中午无明显不适，晚上出现发热，他妈妈给了白加黑一片，大汗不止，热不退啊，昏睡一整天，出现了高热，口干思饮，不欲食，只想吃西瓜，晚上 7 点体温 39.4℃，苔白腻，脉弦滑数。

辨六经呢？阳明太阴合病，辨方证为白虎加人参苍术汤证，方子是生石膏 100g，知母 15g，炙甘草 6g，苍术 10g，新开河人参 10g，大米一撮，服了以后，1 小时后体温降至 38.8℃，第二天体温正常了，后来还有其他的症状也治好了。这就是论其证，是阳明太阴合病，这个有口渴，是加了人参了。

（作者：冯世纶教授

整理：杨雅阁，杨滔，喻刚）

八、经方辨治糖尿病医案学习体会

糖尿病为重大慢性病，是西医学难题，患者需要终身用药，甚者需注射胰岛素维持生活，并且糖尿病并发症也给患者带来无尽的痛苦。中医药治疗糖尿病，尤其是经典中医之经方医学治疗糖尿病别具魅力，给患者打开了另外一扇窗。

经方治病疗效好，不仅是方药好，更重要的是有科学的理论体系。本文旨在通过对冯世纶老师近年来部分治疗糖尿病医案的学习体会，总结冯世纶老师应用经方辨治糖尿病的经验。

医案一：某女，73岁。

初诊：2015年5月23日。糖尿病1年，血糖不稳定，眼底出血（去年9月），偶头似裹，时困乏，左眼看不清（0.11），偶睁不开眼，皮肤灼热，汗出多不恶风，有时口干苦，大便正常，偶受风腹胀，膝有时痛，双下肢偶水肿，眠可，有时盗汗；苔白根腻，脉弦细右浮。

老师辨治：

患者糖尿病史，血糖高，并发眼底出血。

皮肤灼热，汗出多不恶风，有时盗汗，有时口干口苦，当为里热（阳明）。

偶受风腹胀，双下肢水肿，苔白根腻，当为里虚饮停（太阴）。

初诊依据症状反应，考虑阳明太阴合病，津液虚并阳明里热，治以健胃益气生津液、清热祛湿，处以白虎加人参去草加术麦菊牛天汤。

辨六经为阳明太阴合病，辨方证为白虎加人参去草加术麦菊牛天汤证。

处方：

天花粉 15g 知母 15g 生石膏 45g 麦冬 15g

苍术 15g   菊花 10g 牛膝 10g 党参 10g

自加粳米 15g，7 剂。

二诊：2015 年 5 月 30 日。眼无力好转，服药后易犯困头沉，后背不适，口中和，膝盖痛好转，无腿肿，盗汗，自汗，左眼仍视物模糊，纳可，大便可，血糖降，空腹 7.6mmol/L，无胃胀，头蒙头胀。

老师辨治：

二诊症减，血糖降，但头沉，有方有守基础上，据证加半夏、远志、菖蒲，祛痰饮开窍安神。

上方加姜半夏 15g、菖蒲 10g、远志 10g，7 剂。

三诊：2015 年 6 月 6 日（此次电话）。阵发性灼热感显减，汗很少，腿有力了，睁眼有力，困倦显减，后背阵发刺痛已。现症：头胀痛，眉以上头部发紧，肿胀，视物模糊，膝盖有时肿胀，盘不上腿，血糖偏高相对稳定，盗汗显减，大便不干，日 1 行，手足发热仍有，已不明显，眼睛胀减，口干减，口苦已。

老师辨治：

三诊，头胀痛，当有表证（太阳）。综合考虑辨六经为太阳阳明太阴合病，二诊方加桂枝 10g，增苍术 20g，降冲逆利水饮。

上方加桂枝 10g，增苍术至 20g，7 剂。

医案二：某女，27 岁。

初诊：2016 年 9 月 7 日。糖尿病一年，今早空腹血糖 11mmol/L。时口干，纳差，有时腹胀，大便 2～3 日 1 行，小便如常，月经正常，后背酸沉；苔白根微腻，脉细。

老师辨治：

患者糖尿病，空腹血糖高，纳差，腹胀，大便 2～3 日 1 行，后背酸沉，苔白根微腻，脉细，当为里虚饮停（太阴）。

口干，当有里热（阳明）。

考虑为胃虚饮停化热证。

辨六经为阳明太阴合病，辨方证为茯苓饮加天花粉汤证。

处方：

党参 10g   生白术 30g   天花粉 18g   陈皮 30g

茯苓 12g   枳实 10g

自加生姜 3 片，7 剂。

二诊：2016 年 9 月 21 日。上药服 7 剂，服药时空腹血糖 8mmol/L，近停药，今查血糖 10mmol/L（未服西药）。口干轻，纳差，腹胀不明显，大便 2～3 日 1 行，小便如常；苔白，脉细。

老师辨治：

患者服药后症减，空腹血糖明显下降，但未坚持服药，故又反复，仍有便秘，二诊方增生白术健胃生津通便，加姜半夏化痰饮。

上方增生白术至 60g，加姜半夏 30g，7 剂。

按：慢性病治疗，当有方有守，久久为功，不可短时服药而求病愈，若要久安，须得长治。

医案三：某男，76 岁。

初诊：2016 年 11 月 16 日。1984 年双下肢粉碎性骨折，走路不稳，言语不清（2000 年患脑血栓），糖尿病史 7～8 年，口中和，纳可，大便可日 1～2 行，不规律，足掌麻，左上肢无力，小便可，夜尿 1 行；苔白腻，脉细弦。

辨六经为太阳阳明太阴合病夹瘀，辨方证为桂枝茯苓丸加芎龙志菖汤证。

处方：

桂枝 10g   牡丹皮 10g   白芍 10g   茯苓 12g

桃仁 10g   广地龙 10g   远志 10g   菖蒲 10g

川芎 6g

7 剂。

二诊：2016 年 12 月 7 日。糖尿病，脑梗，高血压，走路不稳，左半身麻木，左腰痛一周，无汗，口中和，纳可，大便日 2～3 行，欠规律，小便如常，夜尿 1～2 次，眠可；苔白腻厚，脉细弦尺大。

辨六经为少阳阳明太阴合病夹瘀，辨方证为四逆散合当归芍药散合桂枝茯苓丸汤证。

柴胡 12g	枳实 10g	白芍 10g	炙甘草 6g
当归 10g	川芎 6g	泽泻 12g	苍术 15g
茯苓 12g	桂枝 10g	牡丹皮 10g	桃仁 10g

7 剂。

三诊：2017 年 1 月 11 日。证无明显变化。
上方加水蛭 10g，7 剂。

四诊：2017 年 1 月 18 日。血糖减，他症如前，口微干，有时大便可，能自控，有时胸闷；苔白，脉细。

2016 年 12 月 7 日方加广地龙 10g，继服。

按：患者老年男性，有糖尿病、脑梗死、高血压病史，依据症状反应，四诊合参，初诊从痰饮瘀血论治，处以桂枝茯苓丸加芎龙志菖汤；因患者为慢性病，且为糖尿病并发症，治疗非短期可获功，二诊老师调整处方为四逆散合当归芍药散合桂枝茯苓丸汤，三四诊方药差别就在虫类强壮化瘀血药水蛭与地龙酌加一味。四诊患者诉血糖控制较前好转。

医案四：某男，48 岁。

初诊：2020 年 8 月 15 日。血糖血压高，口苦，乏力，后背及足跟痛，汗出多，口干，手足热，纳呆，大便溏，日 1 行；苔白，脉弦细。

学生跟诊辨证思路：

患者中年男性，糖尿病、高血压病史。

后背及足跟痛，当有表证（太阳）。

口苦、脉弦细，当为半表半里阳证（少阳）。

汗出多、口干、手足热，当为里热（阳明）。

乏力、大便溏、苔白，当为里虚饮停（太阴）。

综合考虑，辨六经为太阳少阳阳明太阴合病，辨方证为柴胡加龙骨牡蛎去铅丹大黄加生石膏汤证，老师如何辨治？

老师辨治：

予柴胡桂枝加苓术焦三仙汤，解表、和解半表半里、温中利饮。

辨六经为太阳少阳太阴合病，辨方证为柴胡桂枝加苓术焦三仙汤证。

处方：

柴胡 12g	黄芩 10g	姜半夏 15g	党参 10g
炙甘草 6g	桂枝 10g	白芍 10g	苍术 15g
茯苓 12g	焦三仙各 10g		

自加生姜 3 片、大枣 4 枚，7 剂。

二诊：2020 年 11 月 7 日。血糖高（7mmol/L 左右），有时口干苦，汗出多，手足心热，后背及足跟痛未已，大便溏，日 1 行；苔白，脉细弦。

老师辨治：

二诊表证减，阳明内热仍较明显，上方加生石膏、天花粉清阳明内热，润燥解渴，采取三阳同治之法。

辨六经为太阳少阳阳明太阴合病，辨方证为柴胡桂枝加苓术三仙膏粉汤证。

上方加生石膏 45g、天花粉 15g，14 剂。

医案五： 某男，39 岁。

初诊：2019 年 8 月 5 日。糖尿病 10 年，注射胰岛素后空腹血糖仍 8mmol/L+ ↑，少量蛋白尿，自感明显不适，口干，汗出多，盗汗打呼噜，大便日 1 行，小便如常，夜尿 1 次，自感身热，思凉饮，近常头痛；苔白腻，脉细弦。

老师辨治：

患者青中年男性，糖尿病 10 年，注射胰岛素血糖控制不稳，少量蛋白尿。

初诊近常头痛，病在表（太阳）。

汗出多、盗汗、自感身热、思凉饮，当为里热（阳明）。

考虑证属表虚不固、阳明里热逼津外泄。

辨六经为太阳阳明合病，辨方证为桂甘龙牡加生石膏花粉汤证。

处方：

桂枝 10g	炙甘草 6g	生龙牡各 15g（同煎）
生石膏 45g（同煎）	天花粉 15g	

7 剂。

二诊：2019 年 9 月 2 日。糖尿病，注射胰岛素现血糖稳定，汗出减，身热，头痛偶见，早起口苦，盗汗，打呼噜；苔白腻，脉沉弦滑。

老师辨治：

二诊症减，血糖控制较前平稳，据证加黄芩清上热、薏苡仁清热祛湿、半夏化痰饮。

上方加生薏苡仁 30g、姜半夏 30g、黄芩 10g，14 剂。

医案六：某女，60 岁。

初诊：2017 年 4 月 11 日。糖尿病 5 年，今年初乏力，颈木腰痛，头昏，查血糖 13mmol/L，肢麻刺痛，口干思饮，早起口苦，汗出多，大便干，日 1 行，小便可，夜尿多；苔薄黄，脉沉细。

辨六经为厥阴病，辨方证为柴胡桂枝干姜合当归芍药散汤证。

处方：

柴胡 12g	黄芩 10g	天花粉 15g	生龙牡各 15g
桂枝 10g	干姜 10g	当归 10g	白芍 10g
川芎 6g	生白术 18g	茯苓 15g	炙甘草 6g
泽泻 18g			

7 剂。

二诊：2017 年 4 月 18 日。空腹血糖 7.8mmol/L，头昏减，乏力、口苦明显减，腰痛已，夜尿 0 次，肢麻刺痛；苔白，脉细弦。

上方增天花粉至 30g，7 剂。

按：患者中老年女性，糖尿病 5 年。初诊依据症状反应，考虑为厥阴病上热下寒并血虚水盛，处以柴胡桂枝干姜汤合当归芍药散；患者服药后症减并血糖降，二诊增天花粉 30g 生津润燥止渴。

【临证体会】

糖尿病为重大慢性病，国家层面出台《健康中国行动（2019—2030 年）》，明确提出，我国将针对心脑血管疾病、癌症、慢性呼吸系统疾病、糖尿病这四类重大慢性病开展防治行动。目前，我国以这四类疾病为代表的慢性非传染性疾病导致的死亡人数占总死亡人数的 88%，导致的疾病负担占总疾病负担的 70% 以上。慢性病是导致人群过早死亡的重要原因。

糖尿病为西医学难题，患者需要终身用药，甚者则需注射胰岛素维持生活，并且糖尿病并发症也给患者带来无尽的痛苦。中医经方医学治疗糖尿病，给患者打开了另外一扇窗。糖尿病初期结合生活饮食习惯的调整及体重的控制，同时应用中医药改善机体整体内环境，多可以逆转，现在越来越多的临床研究证实中医经方治疗糖尿病具有卓越的疗效。

从本文糖尿病医案可以看出，冯世纶教授根据患者症状反应的不同，而处以不同治法方药。

"有诸内者，必形诸外"，中医经方治疗糖尿病，以缓解、控制症状反应为抓手，而临床观察发现"诸外之症状"得到缓解控制，则随之而来的是"诸内的检测指标"的改善控制。

糖尿病属于中医消渴病范畴，中医经方治疗糖尿病由来已久，张仲景《金匮要略·消渴小便利淋病脉证并治第十三》，有白虎加人参汤、五苓散、瓜蒌瞿麦丸、肾气丸等治疗方证。

糖尿病初期以控制血糖为主，后期则以治疗并发症为主，中医治疗也有其常用方药。胡希恕先生治疗糖尿病，多用白虎加人参汤，也常加天花粉、牡蛎，并且指出"瓜蒌根、牡蛎解渴的力量相当强，有时候也加麦冬，大量加麦冬也可以。"

笔者学习总结胡希恕先生、冯世纶老师经方家经验及医案，同时结合临证观察发现，糖尿病患者血糖高，常见以下证型：①津虚里热证，症见口干、口渴多饮、汗出多，多用白虎加人参汤，常合瓜蒌牡蛎散，可加麦冬，生津润燥、祛热解渴。②津虚停饮化热证，症见口干、口渴、多饮、多尿、汗出多，多用五苓散加党参生石膏，祛旧水生新水，生津止渴。③胃虚饮停化热证，症见胃胀、苔腻、口干、口渴，多用茯苓饮加半夏生石膏汤，健胃利饮、清热止渴。④三阳合病夹饮证，在口干、口渴、汗出、多饮、多尿基础上，症见口苦、胸胁苦满等半表半里柴胡证，故在上方基础上多合柴胡类方，如小柴胡汤、柴胡加龙骨牡蛎汤、大柴胡汤、四逆散等，其中柴胡加龙骨牡蛎汤加生石膏更为常用。⑤上热下寒并血虚水盛证，冯世纶老师将该证型列为厥阴病范畴，在冯世纶老师的糖尿病医案中，柴胡桂枝干姜汤合当归芍药散的出现率不低，且该方服后降糖效果较好，可知，此类糖尿病患者亦不少见；参考《伤寒论》相关条文及黄煌教授等经方家、龙野一雄等汉方家的经验，糖尿病肾气丸证，亦不少见。

为什么糖尿病也多见柴胡类方证呢？其实糖尿病也是内分泌疾病，而神经内分泌疾病多见柴胡类方证已是常识，糖尿病的病变器官是胰腺、胰岛，而胰腺病也多见柴胡类方证，故而柴胡类方对糖尿病患者的功效是值得深入临床观察研究的。

糖尿病患者血糖控制不良，多有口干、烦渴、多饮、多尿，治疗需要生津清热、除烦止渴，常用如下中药：天花粉、知母、生石膏、麦冬、地黄、党参等。冯世纶老师在《胡希恕经方用药心得十讲》有一段论述颇为精要，摘录如下："天花粉，补虚安中，滋枯润燥虽似于麦冬，但麦冬以止咳为主，止渴为客；而本药以止渴为主，镇咳为客。本药治渴清热虽似石膏，但石膏治实热，而本药治虚热。本药治虚热虽似生地黄，但生地黄以治血证为主，而本药不能治血症。"

在学习整理冯世纶老师经方辨治糖尿病经验后，笔者治疗糖尿病，血糖控制不良、居高不下者，多用以下方证：白虎加人参合瓜蒌牡蛎散加麦冬汤、五苓散加党参生石膏汤、茯苓饮加半夏生石膏汤、柴胡加龙骨牡蛎加生石膏汤、柴胡桂枝干姜汤合当归芍药散，患者服药，多在 1～2 周后，血糖下降，后可逐渐减撤胰岛素及降糖西药。但糖尿病为慢性病，中医经方治疗须"有方有守，久久为功"，要以 3 个月至半年为服药周期，甚至更长，同时辅以合理膳食、适当运动、控制体重，方可"长治久安"。

在此记录分享笔者糖尿病治验一例：某男，39 岁，2023 年 11 月 25 日因肛周脓肿及痔疮在郑州某医院行手术，术后半个月感冒，持续近一个月感冒方治愈，其间有口渴难耐症状，多饮多尿，症状持续两个多月，其间一直多饮多尿，饭量不增不减，体重下降 20 斤左右，诊断为糖尿病。因工作经常出差，饮食不规律，未及时测血糖，2024 年 3 月 14 日初诊测空腹血糖 17.5mmol/L、糖化血红蛋白 13.5%，尿酮（++），患者为医疗从业人员，要求很明确，用中药治疗，四诊合参，考虑津虚停饮化热证，处以五苓散加党参生石膏（桂枝 12g，苍术 18g，茯苓 18g，猪苓 18g，泽泻 30g，党参 15g，生石膏 50g）。并进行低糖饮食，一天后症状改善，口干舌燥感消失，尿频减，服药一周后，测尿酮正常，多饮多尿症状消失，有方有守，继服 2 周后测空腹血糖 7mmol/L。2024 年 5 月 14 日随访，患者空腹血糖 6.1mmol/L。此患者有糖尿病酮症、高血糖，单纯中医药治疗，7 味药，症状快速得控，血糖、尿酮、尿蛋白各项指标恢复正常，患者对中医药疗效称奇。后患者服药 3 个月，随访至今，血糖如常。

（整理：杨雅阁、季云润、喻刚、龚升乾、杨滔）

九、不完整医案两则

现实中有很多医案是不完整的，而不是我们书上经常见到的有复诊、有随访、有结局的情况。现实中，医者与患者的医患之缘一辈子可能只有一次，也许这就是临床，这就是人生。

整理学习老师两则不完整的医案，在缺憾中成长进步。

医案一：乳腺增生并子宫肌瘤案

某女，42岁。

初诊：2015年3月31日。乳腺小叶增生，多发子宫肌瘤，畸胎瘤史，流产史，月经前期2～3天，既往后期，常痛经。

现症：左侧乳腺痛明显，胀或刺痛，近两天感冒口干，四逆，纳可，大便如常（平素便干），夜尿1～2次；苔白舌暗，脉细。

老师辨治：

患者一诊左侧乳腺痛明显，或胀或痛，病在半表半里。

近两天感冒口干、四逆，当有上热下寒（厥阴）。

夜尿1～2次，苔白舌暗，脉细，为血虚水盛。

辨六经为厥阴病，辨方证为柴胡桂枝干姜合当归芍药加桔梗汤证。

处方：

柴胡 12g	黄芩 10g	天花粉 12g	生龙牡各 15g
桂枝 10g	干姜 10g	当归 10g	白芍 10g
川芎 6g	苍术 10g	泽泻 12g	茯苓 12g

炙甘草 6g　　　　桔梗 10g

7 剂。

二诊：2015 年 4 月 24 日。左乳腺增生减，月经前期 3 天，遇冷则咳嗽，痰少，口干轻，四逆轻，少腹经行痛，大便干，日 1 行，夜尿 1～2 次，多梦；苔白腻根厚，脉细。

老师辨治：

二诊上热下寒俱减，新增咳嗽，痰少，更方为少阳阳明太阴合病之小柴胡合半夏厚朴加桔漏汤，和解半表半里，兼温化痰饮。

辨六经为少阳阳明太阴合病，辨方证为小柴胡合半夏厚朴加桔漏汤证。

处方：

柴胡 12g　　　　黄芩 10g　　　　清半夏 15g　　　　党参 10g

炙甘草 6g　　　　桔梗 10g　　　　厚朴 10g　　　　茯苓 12g

紫苏子 10g　　　　漏芦 10g

自加生姜 3 片、大枣 4 枚，7 剂。

【临证体会】

临证之中，就诊不连续、诊治不完整的患者比比皆是，因没有长期复诊，后续未可知，娑婆世界，即是如此，一切都充满着缺憾，人生亦是如此。然而有缺憾的医案，不完整的诊疗，学习起来亦是获益匪浅。

现如今，乳腺增生、乳腺炎、乳腺结节甚至乳腺癌高发，尤以青中年女性为多见，早年间，体检之风不若当今之普及，而今，年年复而检之，但见异常，则心中执念，惶惶不可终日，或求之以丹药，或动之以刀针，不畏因而恶果，欲除之而后快。

乳腺病多为柴胡证，究其根源，脱不了情志之苦，越是多愁善感，越是放不下执念，则越神经内分泌失调，则气血不畅，邪无出路，郁积于半表半里广大胸腹腔脏器之间，久之则津血暗耗，机能沉衰，痰饮瘀血失运而生，积聚而成癥瘕。

乳腺病多为半表半里柴胡证，阴证则病处厥阴，此病患者，初诊即是，多为柴胡桂枝干姜汤合当归芍药散证，笔者亦多治乳腺良恶性肿瘤，乳腺病柴胡证比比皆是，心安而久治者，久久为功，短期及长期疗效均佳。然此案却不完整，因没有长期复诊，后续未可知，娑婆世界，即是如此，一切都充满着缺憾，人生亦是如此。而有缺憾的医案，不完整的诊疗，临床上的诸多诊疗，又何尝不是如此呢？

对于急危重症，中西医学皆在短期用药即可获功，转危为安，而经方医学亦多"效如桴鼓"。对于慢性病而言，本虚标实，多有形实邪，"阳化气，阴成形"，其形成为日积月累所致，其治疗也非短期之功，世上无仙丹妙药，皆为平淡之药，需久久滋润，潜移默化，更需放下执念，脱离苦海，若不能定其心，顺其气，持而久之，终是循环往复。

医案二：糖尿病足坏疽疼痛案

某男，56 岁。

2024 年 3 月 19 日就诊：2000 年起血糖高，空腹血糖 11mmol/L 左右，去年 10 月份，两侧二脚趾前端坏死、脱落，一直未经治疗，肌酐超过 400μmol/L。近无饥饿感，晚上口干思饮，怕冷，四逆，汗出不多，脚趾患处痛，易抽筋，夜尿 1～2 次；苔薄黄染，脉沉细。

学生跟诊辨证思路：

患者糖尿病足坏疽疼痛，怕冷，四逆，为肌表亏虚，陷入阴证，当为表阴证（少阴）。

近无饥饿感，四逆，易抽筋，夜尿 1～2 次，脉沉细，当为里虚饮停（太阴）。

晚上口干思饮，苔薄黄染，当有里热（阳明）。

辨六经为少阴阳明太阴合病，辨方证为当归四逆合真武加黄芪党参生石膏汤证。老师如何辨证处方？

老师辨治：

辨六经为少阴太阴合病，辨方证为当归四逆加吴茱萸生姜去通草加参芪豆芎汤证。

处方：

桂枝 10g	白芍 10g	吴茱萸 15g	党参 10g
细辛 6g	当归 10g	川芎 6g	炙甘草 6g
生黄芪 15g	赤小豆 15g		

自加生姜 3 片、大枣 4 枚，7 剂。

患者未复诊，结果不可知。

【老师答疑解惑】

问：老师，这个患者症状复杂，晚上口干思饮，我们会考虑里热，您的辨证处方看，并无里热，请问老师，这个患者辨证怎么考虑？

答：这个口干思饮不是真正的热，主要的症状是脚趾坏死，糖尿病足，晚上口干想喝水，其他的都是怕冷的，四逆，这就是上热下寒的症状。

当归四逆汤加吴茱萸加人参，并有当归芍药散的意思，主要是外邪里饮比较明显一点，外邪里饮证有些化热的表现，口干，我们清热的药没给用多少，就给利湿了，他的坏死是营养不够，这个不能清热，清热多了以后更不行了，主要是血不达四肢，血虚水盛，所以我们合赤豆当归散（赤豆当归散养血利水，有当归芍药散之意），当归四逆汤加了黄芪更固表了，主要在养血，治疗外邪里饮，实际加了人参也是生津液治疗口渴，人参治疗口渴是因为生津液，这种口干是里虚寒厉害，所以口干不是当成上热，当成上热不行，血虚厉害我们给他养血，有人参治疗口渴。《伤寒论》白虎加人参汤才治疗口渴，白虎汤不治疗口渴，人参治疗口渴就是因为津液虚，《伤寒论》第 29 条甘草干姜汤治疗口渴，因为里头虚寒厉害，津液不生了，不能清热，清热就坏了，里虚寒厉害，这种口渴是津液不生，甘草干姜汤证。因为这个患者脚趾坏死，血虚厉害，应养血利水同时生津液，党参是生津液的。

关于当归四逆汤中对通草的认识，通草，有的说是木通，胡老说"古代的通草是现代的木通"，正好相反，古代的通草实际现在也是通草，通草放在当归四逆汤里还行，木通不得了，性味是苦寒，当归四逆汤里头有通草，而当归四逆加吴茱萸生姜汤对应的证更寒了，再用通草就说不通了，不管木通还是通草，起作用不太大，我们用川芎。

【临证体会】

此案结果不可知，虽然结果很重要，但我们并不是总能把握结局，并不是总能知道结果。

我们总是在追求期望的目标，而目标只不过是"当下的因"结出的"未来的果"，我们更应该做的是当下的努力、当下的解惑、当下的心安，至于结果，当下的阳光明媚，自然会有未来的花开花落。

因而不完整医案的记录整理，也有重要的现实意义。

故此案即便无复诊，治疗结果亦不可知，但老师的临证思维处方思路清晰明了，答疑解惑更是直击病机，值得我们反复学习。此案老师处方为当归四逆汤，为基础方。当归四逆汤证，在内则是血虚寒凝，外则荣卫不利而脉细欲绝、手足厥寒。

《伤寒论》第351条云：手足厥寒，脉细欲绝者，当归四逆汤主之。

《伤寒论》第352条云：若其人内有久寒者，宜当归四逆加吴茱萸生姜汤主之。

冯老解读：本方由桂枝汤去生姜，加当归、细辛、通草而成。当归甘温、补血通脉，通草有通利血脉的作用，细辛辛温化寒饮，《神农本草经》谓"主……百节拘急，风湿痹痛，死肌"。具体临证中冯老用川芎代替通草。

胡老注：通草与当归合用，补血行滞也；细辛，是同附子一样的大温性药，通利关节，同时也祛寒。

学习冯世纶老师对糖尿病足的经方辨治经验，多见外邪里饮并血虚水盛证，并多陷入阴证，多处以黄芪类方、附子类方、桂枝类方，并多用养血利水、祛湿排脓之品，若里热明显，适当酌情清热利湿，如合用薏苡附子败酱散等。

笔者在学习冯世纶老师辨治糖尿病足经验后，临证践行、应对糖尿病足多处以当归四逆加黄芪汤、当归四逆合真武汤，可改善机体整体状态，改善肢体末梢血运，促进溃烂创面愈合，但糖尿病足严重者尚需结合西医学治疗。

临床中糖尿病足也可遇柴胡证，如大柴胡合桂枝茯苓丸汤证等，但不若黄芪类方、附子类方、桂枝类方证多见。

以上只是常遭遇的专病方证经验，临证不可"心存定见"，对每一个患者，还是要观其脉证，四诊合参，随证治之。

（整理：喻刚，杨雅阁，季云润，苗志学）

十、糖尿病之桂甘龙牡汤合五苓散案

整理冯世纶老师经方辨治糖尿病系列医案，"学而时习之"，受益匪浅，今择一例老师以五苓散为主方治疗的糖尿病血糖难控患者，学习体会总结如下。

某男，45 岁。

初诊：2019 年 2 月 15 日。糖尿病 10 年，注射胰岛素，口服降糖药，血糖高（随机血糖 12 ～ 15mmol/L），控制不理想，口干甚苦，饮水多，汗出多，夜尿 2 ～ 3 次，盗汗，有时心慌，大便黏，日 1 行；苔白腻，脉细弦数。

学生跟诊辨证思路：

患者中年男性，有糖尿病，血糖高。

现症：饮水多、夜尿 2 ～ 3 次、大便黏日 1 行、苔白腻、脉细弦，当为水饮内停（太阴）。

口干甚苦，汗出多，盗汗，脉数，当为里热（阳明）。

有时心慌，当为表不解、水气冲逆所致（太阳）。

整体考虑为外邪里饮并津伤化热，虽有口苦，但孤证不立，不考虑半表半里证，当为里热。

辨六经为太阳阳明太阴合病，辨方证为五苓散合白虎汤证，治以解表降逆利饮、清热生津止渴。老师如何辨治？

老师辨治：

辨六经为太阳阳明太阴合病，辨方证为桂甘龙牡合五苓加天花粉汤证。

处方：

桂枝 10g	炙甘草 6g	生龙牡各 15g	泽泻 18g
猪苓 10g	苍术 10g	茯苓 15g	天花粉 15g

7 剂。

二诊：2019 年 3 月 1 日。口苦已，仍口干，饮水多，汗出不多，血糖较前控制（随机 11.7mmol/L），夜尿 1 ～ 2 次，盗汗已，心烦；苔白腻，脉细弦。

老师辨治：

服药后，血糖降，口苦已，盗汗已，夜尿减，仍口干、多饮、心烦，病机未变，有方有守，阳明里热仍明显，上方加生石膏强化清阳明里热。

桂枝 10g	炙甘草 6g	生龙牡各 15g	泽泻 18g
猪苓 10g	苍术 10g	茯苓 15g	天花粉 15g
生石膏 60g			

7 剂。

【临证体会】

此患者呈现糖尿病血糖增高的典型症状，口干、多饮、多尿、汗出多、时心悸，脉细弦数，呈典型的外邪里饮化热证，老师处以桂甘龙牡合五苓散加天花粉汤，患者服药后血糖得控，症状改善。

糖尿病患者血糖居高不下之时，多呈现多饮、多尿、多食、体重减轻的"三多一少"典型症状，这类患者血糖居高不下，饮不解渴，愈饮愈渴，看似津虚里热证，但望舌非舌红少津，而呈舌淡齿痕，苔滑白腻之象，实乃虚实夹杂之证，为津虚饮停化热证，这里不仅有津液不足，又有水饮内停，饮郁化热，旧水不去故新水不生，因水饮内停故多尿，又津液不得上承且饮郁化热，故口干口渴、饮不解渴、愈饮愈渴。

总结老师经方辨治糖尿病经验，同时"学而时习之"，在临证中实践观察发现：糖尿病血糖居高不下，常见津虚里热证及津虚饮停化热证，两者鉴别如下：①津虚里热证，症见口干、口渴多饮、汗出多，多用白虎加人参汤，常合瓜蒌牡蛎散，可加麦冬，生津润燥、去热解渴。②津虚饮停化热证，症见口干、口渴、多饮、多尿、汗出多，多用五苓散加党参生石膏，去旧水生新水，生津止渴。而五苓散加党参、生石膏，也即五苓散合半个白虎加人参汤，去旧水生新水，健胃益气生津止渴。

糖尿病的治疗，用药只能治其一时，不能治其一世。末法时代的当下，众生生活靡烂者多，清净者少，夜食多而眠过晚，坐逸多而动劳少，嗜肥甘而饮生冷，房劳无节制，欲望无止境，身体之苦皆因"贪嗔痴"于"五蕴"而得，灵魂的肆无忌惮必致肉身不堪重负。

老子曰"反者道之动"，其实糖尿病若想防治得法，长治久安，将靡烂失律之生活"反"之于清静无为之境界即可，此为"有病不治，常得中医"之法。

总而言之，还是《内经》之谓"食饮有节，起居有常，不妄作劳……恬淡虚无，真气从之，精神内守，病安从来"。

（整理：杨雅阁，龚升乾，季云润）

十一、糖尿病多发合并病案

糖尿病作为现在的重大慢性病，其治疗，无论是中医还是西医，均为临床难题。血糖升高只是其中一点，降糖当为首要，但伴随症状的消除，合并症及并发症的处理，都需要整体观和辨证观。

学习整理冯世纶老师的经方医案，时常可以见到各类证型的糖尿病患者，此文记录一例老师对于糖尿病医案的辨治学习体会，患者合并高血压、萎缩性胃炎及视网膜黄斑病变，伴随诸多不适症状。

某女，68 岁。

初诊：2024 年 3 月 13 日。有糖尿病、高血压、萎缩性胃炎、眼部黄斑变性病史。平素血糖偏高不稳定，易发火，两胁痛，乏力，走路心慌，尿急，咳则遗尿，口干苦，汗出多，胃脘胀，有时吞酸烧心，大便黏，2～3 日 1 行，耳背；苔白腻，脉沉细。

老师辨治：

平素易发火，口干苦，两胁痛，当为病在半表半里。

汗出多，吞酸烧心，当为上热。

乏力，尿急，咳遗尿，胃脘胀，大便黏 2～3 日 1 行，苔白腻，脉沉细，机能不及，陷入阴证，当为虚寒饮停偏下。

走路心慌，耳背，当为津血虚失养并饮停冲逆。

综合考虑，当为半表半里阴证（厥阴）。

辨六经为厥阴病，辨方证为柴胡桂枝干姜汤合当归芍药散证。

处方：

柴胡 12g	黄芩 10g	天花粉 12g	生龙牡各 15g
桂枝 10g	炮姜 10g	当归 10g	白芍 10g
川芎 6g	生白术 50g	泽泻 18g	茯苓 15g

炙甘草 6g

7 剂。

二诊：2024 年 4 月 3 日。血糖下降，大便日 1 行，不成形，尿急，咳已。胃胀已，烧心吞酸已，走路心慌，太息，易发火，口干，苦不明显；苔薄黄，脉沉细。

老师辨治：

诸症减，但大便不成形，走路心慌，故增量炮姜温中祛饮，增量桂枝降冲逆。

上方增炮姜为 15g、桂枝为 15g，7 剂。

三诊：2024 年 4 月 9 日。心慌，胸闷，血糖正常已 1 周，易发火，焦虑心烦，眠差易醒；苔白，脉沉细。

上方加水蛭 6g，7 剂。

四诊：2024 年 4 月 17 日。胸闷发于脘，心慌，恶心，漏尿，夜尿 2～3 次，大便前硬后溏，食凉腹泻，心烦，血糖稳定，但乏力，易汗出；苔白，脉细。

老师辨治：

四诊，患者半表半里证已。

漏尿，夜尿 2～3 次，大便前硬后溏，食凉腹泻，乏力，苔白，脉细，当为里虚寒饮停（太阴）。

胸闷，心慌，心烦，易汗出，当为水气冲逆（太阳）并饮郁化热（阳明）。

辨六经为太阳阳明太阴合病，辨方证为五苓散加姜夏薏汤证。

处方：

桂枝 10g	茯苓 15g	猪苓 10g	泽泻 18g
生白术 18g	炮姜 10g	生薏苡仁 30g	姜半夏 30g

7剂。

按： 辨方证为五苓散加炮姜半夏薏仁汤证，方中有肾着汤之意，旨在温中祛饮。

【临证体会】

此案为糖尿病患者，平素血糖高且不稳定，伴有多种合并症，临床表现有诸多不适，老师初诊据证予柴胡桂枝干姜汤合当归芍药散，二诊诉血糖下降，三诊血糖正常，四诊血糖稳定，可知中医经方治疗糖尿病，在缓解全身症状反应和控制血糖两方面，均疗效确切。

最近集中整理书写了一系列冯世纶老师辨治糖尿病的文章，引发了笔者的思考：糖尿病血糖增高多为热证、阳证，胡希恕先生讲到糖尿病患者常遭遇的方证有白虎加人参汤，黄煌老师讲糖尿病经方治疗葛根芩连汤证亦不少见，而临床上糖尿病血糖增高，寒证阴证亦不少见，冯世纶老师糖尿病医案中常见柴胡桂枝干姜汤和温阳化饮类的方证。可知临床治疗糖尿病血糖增高不可形成"热证多见"的定见，阴阳六经皆可见。

从跟诊老师和笔者的临床大量案例来看，现代城市化生活方式使慢性病的疾病谱有一定的趋同性。城市化的内卷和食饮不节，最常见的就是情志的不调和水液代谢的失常，以糖尿病为例，虽然六经之辨可涉及太阳、少阳、阳明、太阴或者厥阴，但临床以半表半里的柴胡类方证和外邪里饮的情况颇为多见。柴胡类方中阳证多为小柴胡汤证、柴胡加龙骨牡蛎汤证、四逆散证，阴证则以柴胡桂枝干姜汤证为常见，外邪里饮证又以五苓散证、桂甘龙牡合茯苓饮汤证多见。即便有此结论，纵观老师2016年至2021年的糖尿病病例，其中涉及的方证有20多个，还牵扯众多糖尿病并发症的情况，可见糖尿病无论是中医还是西医，均是难题。

跟诊冯世纶老师，老师反复强调"有是证，用是方"，反对所谓的"高效方证"，其用心何其良苦，是担心学生们"走捷径"，不注重临床的思辨，在不确定大方向也就是辨六经的前提下，不细辨寒热虚实、三毒，而贸然选择方证，尤其是医者在对方证的适应证不熟悉及病理病机不明确的情况下确定治疗方案，久而久之形成思维定式，哪怕临证效果显著，也常有失手误治的时候，殊不知人体的复杂度，加以外界因素的影响，其最终结果是：病无常形，证无常态。

所以笔者书写此类文章之时也常自相矛盾，既想为涉入经方之门不久但是又面临临床压力的医者提供"瓮中捉鳖"的便利，又担心读者心中住相，而有漏网之鱼之嫌。于是乎回想笔者学习象棋、围棋的经历，初期离不开棋谱定式情有可原，待到功力日增之时，方能手中执棋，心中谋局。

（整理：喻刚，王萍，杨雅阁）

十二、乳腺结节刺痛案

某女，29 岁。

初诊：2024 年 1 月 31 日。双乳腺结节，乳腺炎史，有时刺痛，月经如常，口干，大便 1～2 日 1 行，四逆；苔白腻，脉细。

学生跟诊辨证思路：

双侧乳腺结节，有时刺痛，当为病在半表半里。

口干，当为里热（上热）。

四逆，苔白腻，脉细，当为虚寒并饮停（下寒）。

综合以上，证属上热下寒，病位在半表半里，辨六经为厥阴病，辨方证为柴胡桂枝干姜合当归芍药散汤证，老师如何辨治？

老师辨治：

辨六经为少阳阳明合病，辨方证为小柴胡加藻枯膏汤证。

处方：

柴胡 12g	黄芩 10g	姜半夏 30g	党参 10g
炙甘草 6g	海藻 10g	夏枯草 12g	生石膏 45g

自加生姜 3 片、大枣 4 枚，7 剂。

按： 辨方证为小柴胡加藻枯膏汤证，方中加海藻、夏枯草清热化痰、软坚散结，生石膏解凝除热结，重用姜半夏加大化痰散结之力。

二诊：2024 年 4 月 17 日。乳腺刺痛已，口干，大便 1～2 日 1 行；苔白薄，脉细。

老师辨治：

上方有效，据证加赤豆当归散养血祛湿。

上方加赤小豆 15g、当归 10g，14 剂。

【老师答疑解惑】

问：老师，患者初诊四逆、脉细，同时有口干，当为上热下寒，老师为何不考虑厥阴病之柴胡桂枝干姜汤合当归芍药散，而是辨为少阳阳明病，处以小柴胡加海藻夏枯草生石膏汤呢？

答：半表半里，辨别的时候，阳证？阴证？有时候很难辨。初诊口干、大便 1～2 日 1 行，根据这个大便 1～2 日 1 行，我们就偏向不是阳微结，下寒的时候，阳微结是个重要的症状，根据这个大便情况，我们考虑少阳，阳证。如果大便干啊，我们说可能是阴证多，属于阳微结了，下寒厉害，大便 1～2 日 1 行，说明虚寒没那么厉害，所以还是以少阳病为主，不但不用干姜，还用生石膏，因为胡老说生石膏"有解凝作用"，结节啊什么的，叫"痰结"，中医又有"热结"，因为淋巴结炎，发高热，发热好几天，淋巴肿大了，这是热结。这种热结当然用生石膏好，而应用半夏化痰类差一点，当然也需要化痰，一块用吧，有时候痰和水、瘀血，分不太清楚，因为发炎，热，结到一块，水浓缩浓缩就黏稠了，这里头水和痰有什么区别？一回事，都在变化，水少了，就硬了呗，水多了成稀痰，稠了以后就是稠痰了，再稠了，就成了结节了，一大块了。中医不是针对一个证，有这个征象，硬结的疙瘩这些东西，"痰结""热结"都在一块，所以清热化痰，石膏和半夏一块用，咱们用的海藻、夏枯草，都是软坚的，实际也是化痰的。

【临证体会】

随着体检的普及，乳腺结节的检出成为青中年女性中的高概率事件。其生成的原因多种多样，有的与情志有关，有的乃饮食作息不当所致，有的和体内激素分泌紊乱相关等。其中部分没有临床症状，有的则如本案所述存在疼痛或胀痛的不适，因此，如何进行合理的监测和治疗是众多女性共同面临的问题。

西医学对于乳腺结节的常规处理是定期监测，而针对符合手术指征的乳腺结节多建议手术切除，目前多为微创旋切术。由于缺乏基本的医疗常识和对于乳腺结节类疾病的不当认知，相当一部分患者总想一切了之，恶性结节固然要手术处理，但我们也要思考警惕乳腺结节的过度治疗。

"急则治其标，缓则治其本"，乳腺结节并非急症，其处理需要考虑如何纠正机体的病理生理内环境，因为有乳腺结节者，甲状腺结节、肺结节、子宫肌瘤多同时相伴而生，对乳腺结节想一切了之，是不是甲状腺结节、肺结节、子宫肌瘤都可以一切了之呢？现实中，不乏此类患者面临多次手术的经历，给患者身心及整个家庭带来不小的压力。

机体内环境不改变，就像摘除了湿热内环境下的毒蘑菇，不久还会再长。

此案固然简单，服药后症状缓解，无长期随访，对该患者乳腺结节长期预后也未可知。但中医经方治疗结节类疾病的疗效正逐步被越来越多的医者及患者所认可，临床大量的医案证明效果显著。

笔者跟诊学习当代经方家冯世纶教授的临证经验，整理老师系列医案，为乳腺类疾病的治疗提供了中医经方的解决思路。乳腺炎、乳腺增生、乳腺结节、乳腺癌等乳腺之病，无论是炎症、结节，还是肿瘤，多见半表半里证，柴胡类方多见，若为阳证，多用小柴胡汤加生石膏；若为阴证，多用柴胡桂枝干姜汤合当归芍药散。随证治之，老师通常方中应用夏枯草、海藻软坚散结，若痰饮重而重用生半夏化痰散结，若有阳明热结则用生石膏解凝，若痰饮不寐酌加远志、菖蒲化痰安眠。

无论是乳腺结节、还是甲状腺结节，抑或肺部的结节，治疗都不能一蹴而就，手术之后不可一劳永逸，其慢性的病理环境并非短时间形成的，因此中医经方治疗亦须辨证施治、有方有守、久久为功，三天打鱼两天晒网，疗效则无保证。

（整理：喻刚，杨雅阁，梁栋）

十三、甲状腺癌并萎缩性胃炎案

某男，35 岁。

初诊：2024 年 1 月 10 日。左甲状腺癌，上月 5 日手术，有萎缩性胃炎，近大便日 2～3 行，嗳气，多食胃胀，口干，早起口苦，偶盗汗；苔白腻，舌尖偏右，脉沉细弦。

老师辨治：

患者口干、早起口苦，脉弦，当为半表半里阳证（少阳）。

大便日 2～3 行，嗳气，多食胃胀，苔白腻，脉沉，当为里虚饮停（太阴）。

舌尖偏右、脉细，当为津虚失养。

偶尔盗汗，阳明里热不明显。

辨六经为少阳太阴合病，辨方证为小柴胡合茯苓饮汤证。

处方：

柴胡 12g	黄芩 10g	姜半夏 30g	党参 10g
陈皮 30g	茯苓 12g	炙甘草 6g	苍术 10g
枳实 10g			

自加生姜 3 片、人枣 4 枚，7 剂。

按： 老师处方为小柴胡合茯苓饮汤，治以和解半表半里、健胃行气利饮。

二诊：2024 年 1 月 17 日。口干减，乏力好转，大便黏，日 1 行，便意频，嗳气减，胃胀不明显，口苦，盗汗已，眠差；苔白浮黄，脉沉细。

老师辨治：

诸症好转，仍有口干、口苦，嗳气，大便黏，便意频，故辨六经仍为少阳太阴合病，增量茯苓利水安神，加郁金安神定志解郁。

上方增茯苓至15g，加郁金10g，7剂。

三诊：2024年2月21日。口干不明显，乏力未已，嗳气已，口苦已，眠如常，大便便意频，日二行，偏溏；苔白腻，脉沉细。

老师辨治：

患者少阳证罢，仅乏力，大便便意频，日两行，便溏，当为太阴里虚寒，治以温中补虚利饮。

辨六经为太阴病，辨方证为理中加橘夏汤证。

处方：

党参10g	炮姜10g	生白术10g	炙甘草6g
陈皮30g	姜半夏60g		

7剂。

【临证体会】

关于甲状腺癌术后的经方辨治，冯世纶老师此类医案颇多，无论是辨六经还是辨方证均难度不大，医者通常都能熟练掌握。之所以再写相关文章，旨在与读者共享两点感悟。

一是跟诊老师日久，观察老师临证，常用经方以桂枝类方、柴胡类方、附子类方多见。学以致用，笔者门诊临证也基本如此，尤以柴胡类方更多见一些。柴胡类方如果按照疾病分科的话，一般来讲呼吸类疾病急性感染期有，消化类疾病较多见的证型就是柴胡类方，尤其是肝脏及胆道胰腺疾病，几乎是柴胡类方的"天下"，内分泌科、神经科、心内科、自身免疫性疾病亦是常用。之所以如此，大体与现在的城市化生活，饮食起居西化、快节奏、压力大、营养过剩等密切相关。

二是慢性疾病不仅需要有方有守，还需要与调理相配合才能取效。以此案的患者为例，萎缩性胃炎这类慢性病的形成是经年累月的结果，其病理状态的修正也非一日之功，以笔者跟师学习及自身临证经验，萎缩性胃炎中茯苓饮加半夏方证十有七八，无论是痞还是胀，轻中度萎缩性胃炎经数月经方治疗，多可以逆转，慢性病的守方服药，以期达到更佳的预后，这需要医者与患者的充分沟通，共同协作。

另外，老子的"为道日损，损之又损"的思想应为现代人所参照，众多的萎缩性胃炎，"论其证"的同时还需"论其因"，是食饮不节，还是烟酒不拒，或是贪凉就冷？如果"因不变"，"灵丹妙药"也无济于事。冯老依据"损谷则愈"所说的"少吃也是愈病方"也充分体现了这一思想。这样看来，糖尿病、高血压等慢性常见病无一不是如此。

（整理：杨雅阁，喻刚）

十四、吐利汗出尿床案

某男，9 岁。

初诊：2024 年 1 月 31 日。易呕吐、腹泻，感冒易呕吐，有时食即吐，晚上口干思饮，常尿床，手足热，汗出，大便日 2 行；苔白，脉细。

老师辨治：

感冒易呕吐，汗出，当为表虚并水气冲逆（太阳）。

患者易呕吐、腹泻，有时食即吐，大便日 2 行，常尿床，苔白，脉细，当为里虚寒饮停（太阴）。

手足热，晚上口干思饮，当为饮郁化热（阳明）。

整体考虑外邪里饮化热，治以温中利饮、解表清热。

辨六经为太阳太阴阳明合病，辨方证为甘姜苓术加桂薏汤证。

处方：

桂枝 10g	炮姜 10g	白术 10g	炙甘草 6g
茯苓 12g	生薏苡仁 30g		

7 剂。

按：以甘姜苓术汤温中利饮，加桂枝以解表，加生薏苡仁祛湿清热。因炮姜具干姜之温，可祛寒，又减其辛辣，更适口，且功效长于止泻，故以炮姜易干姜。如此解表治里，病可尽去。

二诊：2024 年 2 月 21 日。大便正常，易汗出、盗汗，饮饮料后尿床；苔白，脉细。

老师辨治：

呕吐及腹泻已，方证相应。

仍汗出、盗汗，当为表虚不固并阳明里热逼津外泄，为桂甘龙牡汤证（太阳阳明）；

饮饮料后尿床，考虑仍有里虚寒饮停（太阴），故仍以甘姜苓术汤温中利饮。

辨六经为太阳太阴阳明合病，辨方证为桂甘龙牡合甘姜苓术汤证。

处方：

| 桂枝 10g | 炙甘草 6g | 生龙牡各 15g | 炮姜 10g |
| 生白术 15g | 茯苓 12g | | |

7 剂。

三诊：2024 年 3 月 6 日。自汗、盗汗，纳可，饮饮料后尿床 2 次，大便偏干，偶腹泻；苔白根腻，脉细。

老师辨治：

仍有自汗、盗汗，虽纳可，但饮饮料后尿床 2 次，大便偏干，偶腹泻，苔白根腻，提示六经病机未变，里虚寒饮重，而药力有所不及，故原方证加益智仁增强温里化饮力度，且其尤善于温里治下利、遗尿。

辨六经为太阳太阴阳明合病，辨方证为桂甘龙牡合甘姜苓术加益智仁汤证。

上方加益智仁 6g，7 剂。

四诊：2024 年 3 月 13 日。微盗汗出，纳可，尿床已，唯大便溏稀，日 1 行，口中和；苔白，脉细。

老师辨治：

自汗已，微盗汗，表证已解，里虚热减（阳明）。

纳可，尿床已，唯大便溏稀，日 1 行，口中和，仍为里虚寒饮停（太阴）。

故六经为太阴阳明合病，仍以甘姜苓术汤温中利饮，加半夏增强祛饮力度，加龙骨、牡蛎强壮清热敛津液。

辨六经为太阴阳明合病，辨方证为甘姜苓术加夏龙牡汤证。

处方：

炮姜 10g	茯苓 12g	苍术 10g	炙甘草 6g
姜半夏 15g	生龙牡各 15g		

3 剂。

【临证体会】

此案患儿吐利、汗出、遗尿，学习此案，有诸多启示，老师初诊以甘姜苓术加桂薏汤治太阳太阴阳明合病之易吐利，二诊三诊以桂甘龙牡合甘姜苓术汤治太阳太阴阳明合病之汗出遗尿，四诊以甘姜苓术加夏龙牡汤治疗太阴阳明合病之微盗汗出并便溏。老师诸诊方药至精至简，方药仅 6 ～ 8 味，四诊随证治之，灵活变通，症瘥病愈。老师此案辨证施治，谨守仲景法，把握症状背后的病机本质，践行了"辨方证是辨证的尖端"。

通过整理老师此案，学习思考体会如下：

1. 探寻甘姜苓术汤证本质

"肾着之病，其人身体重，腰中冷，如坐水中，形如水状，反不渴，小便自利，饮食如故，病属下焦，身劳汗出，衣里冷湿，久久得之，腰以下冷痛，腹重如带五千钱，甘草干姜茯苓白术汤主之"。胡老认识详尽精当，今述其要如下：

身体里有水，故身重。水停于里，则背寒冷如掌大。水性趋下，故腰中冷，如坐水中，或略浮肿，或不肿。水停于人体，一般多口渴、小便不利，但也可口不渴、小便频数，这是水饮停留于人体的两种表现形式，临床皆可见。水饮波及于胃，可饮食失常，如未波及于胃，则饮食如常。"肾着病"为水饮停留于下焦，起因于"身劳汗出，衣里冷湿，久久得之"，与"汗出当风"一样致湿停为痹，不仅身重，腰中冷，或浮肿，或不肿，可口不渴，小便频，还腰以下冷痛，腹重。

胡老对于该方分析精彩，故将原文录于下："这个方子很好使，它是甘草、干姜加上茯苓、白术，白术我用起来不如苍术好，我用的时候搁苍术。甘草、干姜是温中祛寒的，同时这个药也治小便数，咱们讲肺痿，肺中冷，那个病有遗尿，小便失禁。它这个小便数也是这个样子，由于身上有冷湿，小便也打算把它（冷湿）排出去，但排不出去，虽然小便挺多，但病还是去不了，所以古人用这个方子（甘姜苓术汤）就行了，一方面苓术排除水气，另一方面甘草、干姜温中祛寒，这几味药协力一起，就能治疗肾着病。这个方子平时我们用的机会不少。如果再有血虚，你用甘姜苓术汤再配合当归芍药散，这个机会也有，既有这个病（肾着），同时也有贫血，也可以合着用，这我都用过。"

以上虽说甘姜苓术汤是治疗湿痹之方，但据方中用药仍可知其证为里虚寒，则生湿、饮、水，泛溢于外、于下所致，其治疗自当温里补虚化湿（饮、水）。与之相类者还有理中丸（人参汤）、附子汤，前者其证为胃气虚，心下痞硬，里虚寒水饮较盛，可呕吐、下利、腹胀满；吐、利，不渴而思饮；心中痞、胁下逆抢心、胸满；时时口吐涎沫，但较之甘姜苓术汤证虽有人参，但少茯苓，里虚更甚，水饮较甚。后者为里虚寒而有水气或湿痹，或背恶寒，口中和，或身体痛，手足寒，骨节痛，脉沉，其温中化湿（饮、水），较甘姜苓术汤证之虚、寒更甚，祛寒止痛，非干姜不可为，以人参补虚健胃，且加强壮机能最强的附子散寒止痛祛湿（饮、水），但与四逆汤、四逆人参汤、通脉四逆汤、通脉四逆加猪胆汁汤等四逆辈比之，四逆辈证候机能沉衰更甚，甚至真寒假热。如表里合病者，常夹饮邪，如桂枝人参汤证、苓桂术甘汤证，则解表治里化饮。因此甘姜苓术汤做为太阴病方，凡是符合里虚寒有饮波及于下焦者，但也不乏虚寒饮逆于上者皆可用。

2. 甘姜苓术汤证合方、加味丰富其临床应用

甘姜苓术汤可明确为太阴病方，但临床上老师有着丰富的合方、加味经验，更能适应复杂的临床。"胡希恕经方医学"有《冯世纶教授如此应用肾着汤》一文值得深入学习，自己学习心得如下：

合方者可波及于表，随饮逆部位不同症状各异而合方不同。如兼外表里饮、可见烦渴、小便不利者，可合五苓散；如兼表轻里饮、阻滞胸咽，为咽喉不利，咳嗽、胸满者，可合半夏厚朴汤；如兼外表里饮、饮气冲逆而见头晕、

目眩、短气、胸胁满者，可合苓桂术甘汤。

合方者还可因虚寒不同、血虚饮盛、血虚血瘀兼湿热而合方。如里虚寒明显而纳差、心下痞、腹痛、下利者，可合人参汤；如血虚饮盛而见头晕、目眩、心悸、腹痛、小便不利、月经量少者，可合当归芍药散；如血虚血瘀兼湿热、尿灼热、便血者，可合赤豆当归散。

灵活加味则在太阴病基础上据症状之有、无、轻、重而加药，加则一二味，不超三味。如机能不及明显而尿频甚者，加桑螵蛸、益智仁强壮机能，收摄小便；如小便不利，兼血瘀者，加炒蒲黄、血余炭利小便且化瘀祛邪；如便秘者，可加大量生白术易苍术，用量30g、60g，甚至90g健胃化饮，生津通便；如尿道灼热或滴白者，可加生薏苡仁清热利湿；如虚寒腹泻明显者，以炮姜易干姜温下强壮，更适口且药力持久；如下腹胀痛明显者，可加荔枝核行气散寒，除胀止痛；如机能沉衰至四逆、脉微欲绝者，加附子振奋沉衰以救逆；如腰膝酸软、筋骨无力者，可加狗脊、续断、怀牛膝强壮腰膝；如头晕眼花、视物模糊，可加桑寄生滋养津血。

3. 辨方证是尖端，调护也是关键

辨方证是辨证的尖端，不仅要辨病位、病性，明确六经，还要分析寒、热、虚、实，结合气血津食等的逆乱后产生的病理产物，如痰、饮、水、湿、瘀、宿便、结石等，明确治法，最终确定方证、药证外，调护（如何煎药、服药等宜忌）也是关键一环。调护与前者诸多环节为一整体，共同发挥使疾病向愈的作用，否则使疾病或缠绵难愈，或不断加重，甚至危及生命。

调护涉及治疗过程中的方方面面，如药物煎煮、服用频次、何时增服、何时停服及情志调节、饮食、起居、防寒保暖、防暑降温等方方面面。如仲景第一方桂枝汤煎服法中指出："适寒温。服一升。服已。须臾啜热稀粥一升余。以助药力。温覆令一时许。遍身漐漐。微似有汗者益佳。不可令如水流漓。病必不除。若一服汗出病瘥。停后服。不必尽剂。若不汗。更服依前法。又不汗。后服小促其间。半日许。令三服尽。若病重者。一日一夜服。周时观之。服一剂尽。病证犹在者。更作服。若汗不出。乃服至二三剂。禁生冷黏滑肉面五辛酒酪臭恶等物。"不可谓不细致入微。再如第398条冯老感悟颇深，其指

出："少吃也是愈病方。"具体如下：经方的损谷则愈，来自临床仔细观察的经验总结，它是应对症状反应的经验总结，即根据人患病后所呈现的证，以相应的法处治，即遵"寒者热之，热者寒之，虚者补之，实者损之"。"损谷则愈"体现了经方的辨证论治精神，经方治病是有是证用是方，有是证用是药，不能不问虚实，盲目用补。

以上调护法并非每位患者均一致，而是为顺应人体的祛病之势而定。如表阳证患者易辛温饮食，宜保暖、温覆、连服、适量运动、热水泡脚等以助发汗，而生冷、肥甘饮食、过于劳累、熬夜等皆不利于人体聚津液于表以发汗。如津虚明显者，要时刻固护津液，健运胃气，中病则止。如里阳证则多热多实，饮食禁辛辣炙煿之品，生冷如西瓜、香蕉、火龙果等可适当进食，远离高温环境，可适当开空调降低室温等，皆利于清里热，防热盛伤津；如热盛津虚，牛奶、豆浆、酸梅汤等甘寒之品可酌选以清热养阴。里阴证多虚多寒，饮食宜远寒近温、保暖防寒、勿过劳，与方药之治一致以利于温里补虚。以上略举几例，均据症状反应，助人体祛邪扶正。

本案中患者初诊获效，二诊时患者饮饮料后出现尿床、便干、便溏等，考虑为饮料甜而凉，患者饮用后增加里饮，加重里虚寒所致。冯老加白术用量，新增益智仁，以苍术易白术，加半夏皆是增强温里补虚化饮力度，这也提示我们临证过程中对调护不可马虎，务必到位。

（整理：张占鹏，杨雅阁，喻刚，吴灿）

十五、糖尿病之柴胡桂枝干姜汤案

　　糖尿病自古以来有之，张仲景《金匮要略》有"消渴病"专篇，孙思邈《备急千金要方》也有"消渴淋闭方"专题。该病原是豪门商贾之家的专有，全赖膏粱厚味、饱食终日所赐，普通百姓饥寒交迫，温饱无着，加之辛苦劳作，未有此病之虞。当今康平治世，物资充沛，家家有余粮可资，户户有美酒为伴，并之以四体不勤，昼夜不分，于是乎血糖、尿糖之高几成常态，更有甚者，年齿不过而立，已日日与降糖药为伍，呜呼怪哉！

　　糖尿病初起口干口渴，饮多尿多，再则食多汗多，衣带渐宽，直至眼盲、肢烂，病不甚烈，却犹如温水煮蛙，锈刀割肉，假以时日则成不可挽回之势，虽费劲财帛，终不得安生。经方治之，有方有法，胡希恕先生择白虎加人参汤以消其里热、补其津虚，黄煌老师觅葛根芩连汤以清其内外之热，今择冯世纶老师一则柴胡桂枝干姜汤医案以飨读者，降糖之功也在顷刻之间。

　　某女，60 岁。

　　初诊：2017 年 4 月 11 日。糖尿病 5 年，今年初乏力，颈木腰痛，头昏，查血糖 13mmol/L，肢麻刺痛，口干思饮，早起口苦，汗出多，大便干，日 1 行，小便可，夜尿多；苔薄黄，脉沉细。

　　辨六经为厥阴病，辨方证为柴胡桂枝干姜合当归芍药散汤证。

　　处方：

| 柴胡 12g | 黄芩 10g | 天花粉 15g | 生龙牡各 15g |
| 桂枝 10g | 干姜 10g | 当归 10g | 白芍 10g |

川芎 6g   生白术 18g   茯苓 15g   炙甘草 6g

泽泻 18g

7 剂。

二诊：2017 年 4 月 18 日。空腹血糖 7.8mmol/L，头昏减，乏力、口苦明显减，腰痛已，夜尿 0 次，肢麻刺痛，苔白，脉细弦。

上方增天花粉至 30g，7 剂。

按：患者为中老年女性，患糖尿病 5 年。初诊依据症状反应，考虑为厥阴病上热下寒并血虚水盛，处以柴胡桂枝干姜汤合当归芍药散；患者服药后症减并血糖降，二诊增天花粉 30g 生津润燥止渴。

柴胡桂枝干姜汤治糖尿病非冯老所独用，今选刘渡舟先生医案一则。

消渴病医案——刘渡舟

刘某，男，48 岁，患糖尿病已 3 年，又有肝炎及胆囊炎病史。症见口苦口干，渴欲饮水，饮而不解渴。查尿糖（++++）。伴有胸胁满而心烦，不欲食，食后腹胀，大便稀溏，每日二三次。舌质红，苔薄白，脉弦。

处方：

柴胡 14g   黄芩 10g   干姜 10g   桂枝 10g

天花粉 15g   牡蛎 30g   炙甘草 10g

服药 7 剂后，口渴明显减轻，口苦消失。上方加太子参 15g，又继续服用近 20 剂后，诸症全部消失。复查尿糖（-）。

【临证体会】

《金匮要略·消渴小便不利淋病脉证并治》篇虽然未将柴胡桂枝干姜汤证专门纳入治疗消渴病范畴，但是该方证在临床遭遇到的机会并不罕见。糖尿病血糖控制不良的主证，是口干、口渴而津液不足。而柴胡桂枝干姜汤证属半表半里阴证厥阴病方证，陈雁黎老师认为："凡久病津液不足，有柴胡证，疲乏无力而渴者，概属本方证，慢性病口渴，疲乏甚，小便不利者，常用本方。"

如此看来，柴胡桂枝干姜汤治疗糖尿病也就理所应当。

刘渡舟先生在《伤寒论十四讲》中写道："余在临床上用本方治疗慢性肝炎，证见胁痛、腹胀、便溏、泄泻、口干者，往往有效。若糖尿病见有少阳病证者，本方也极合拍。"

郝万山教授认为当"糖尿病的患者主证见到口渴，见到便溏，见到情绪低落，精神抑郁的时候，就用柴胡桂枝干姜汤，但是需要加味，增强养阴生津药的分量，加生地黄、葳蕤、麦冬，甚至可以养肾阴、加山茱萸，养肺阴、加沙参、五味子等，也可以加人参，气阴双补。"

糖尿病的治疗，既非一日之功，也非一招之力，经方虽好，如若"以酒为浆，以妄为常，食饮无节"，终究还是个惨淡收场。为此，唐代的孙思邈在《备急千金要方》中已有言在先，今摘录如下并引以为戒："论曰：凡积久饮酒，未有不成消渴，然则大寒凝海而酒不冻，明其酒性酷热物无以加，脯炙盐咸，酒客耽嗜，不离其口，三觞之后，制不由己，饮啖无度，咀嚼鲊酱不择酸咸，积年长夜，酣兴不解，遂使三焦猛热，五脏干燥，木石犹且焦枯，在人何能不渴。治之愈否，属在病者。若能如方节慎，旬月可瘳。不自爱惜，死不旋踵。方书医药实多有效，其如不慎者何？其所慎有三：一饮酒，二房室，三咸食及面。能慎此者，虽不服药而自可无他。不知此者，纵有金丹亦不可救，深思慎之。"

（整理：喻刚、杨雅阁、龚升乾、季云润）

十六、糖尿病之白虎加人参汤案

糖尿病有一部分属于中医消渴病范畴，中医经方治疗糖尿病由来已久，张仲景《金匮要略·消渴小便不利淋病脉证并治第十三》有白虎加人参汤、五苓散、瓜蒌瞿麦丸、肾气丸等治疗方证。

胡希恕先生治疗糖尿病常用白虎加人参汤。

本文分享一则冯世纶老师经方辨治糖尿病医案，同时结合娄莘杉老师编著的《娄绍昆讲康治本伤寒论》书中对于中日经方家及汉方家应用白虎加人参汤辨治糖尿病的医案和经验的总结，学习白虎加人参汤治疗糖尿病的经验。

某女，73岁。

初诊：2015年5月23日。糖尿病1年，血糖控制不稳定，眼底出血（去年9月），时困乏，左眼看不清（0.11），皮肤灼热，汗出多不恶风，体表有热感，有时口干苦，纳可，偶受风腹胀，大便正常，膝有时痛，有时盗汗；苔白根腻，脉弦细右浮。

辨六经为阳明太阴合病，辨方证为白虎加人参去草加术麦菊牛天汤证。

处方：

天花粉15g	知母15g	生石膏45g	麦冬15g
苍术15g	菊花10g	牛膝10g	党参10g

自加粳米15g，7剂。

二诊：2015年5月30日。眼无力好转，服药后易犯困头沉，后背不适，口中和，膝盖痛好转，无腿肿，盗汗，自汗，左眼仍视物模糊，纳可，大便可，血糖降，空腹 7.6mmol/L，无胃胀，头蒙头胀。

上方加姜半夏 15g、石菖蒲 10g、远志 10g，7 剂。

三诊：2015 年 6 月 6 日。（此次电话）。阵发性灼热感显减，汗很少，腿有力了，睁眼有力，困倦显减，后背阵发刺痛已，现症：头胀痛，眉以上头部发紧，肿胀，视物模糊，膝盖有时肿胀，盘不上腿，血糖偏高，相对稳定，盗汗显减，大便不干，日 1 行，手足发热仍有，已不明显，眼睛胀减，口干减，口苦已。

上方加桂枝 10g，增苍术为 20g，7 剂。

按：患者有糖尿病史，血糖高，并发眼底出血，初诊依据症状反应，考虑为阳明太阴合病，津液虚并阳明里热，治以健胃益气生津液、清热祛湿，处以白虎加人参去草加术麦菊牛天汤。二诊症减，血糖降，但头沉，在有方有守的基础上，据证加半夏、远志、菖蒲，祛痰饮开窍安神。三诊仍有头胀痛，故加桂枝 10g，增苍术 20g，降冲逆利水饮。

【临证体会】

糖尿病患者血糖升高，常见津虚里热证，症见口干、口渴多饮、汗出较多，临床多用白虎加人参汤，常与瓜蒌牡蛎散合用，还可加用麦冬，以达生津润燥、祛热解渴之效。

在生津清热、除烦止渴方面，常用如下中药：天花粉、知母、生石膏、麦冬、地黄、党参等。冯世纶老师编著的《胡希恕经方用药心得十讲》中有一段论述颇为精要，摘录如下："天花粉，补虚安中，滋枯润燥虽似于麦冬，但麦冬以止咳为主，止渴为次；而本药以止渴为主，镇咳为次。本药治渴清热虽似石膏，但石膏治实热，而本药治虚热。本药治虚热虽似生地黄，但生地黄以治血证为主，而本药不能治血证。"

《伤寒论》中关于白虎加人参汤证的原文为："若渴欲饮水，口干舌燥者，白虎加人参汤主之。"原文所描述的症状表现，其实正对应了糖尿病患者高血糖常见证型所呈现的症状。

以下医案及经验均摘录于娄莘杉老师编著的《娄绍昆讲康治本伤寒论》一书。

郝万山教授医案故事（白虎加人参汤治疗糖尿病）：

有一段时间，我和一位老大夫在对面桌办公。有一天，我看见对面那位老先生给患者开了白虎加人参汤，并与六味地黄丸合方。然后我就询问患者，我见老师用了白虎加人参汤，心想他肯定具备四大症状，便问："你发热吗？"

这位患者感到莫名其妙，回答道："我不发热。"

我又问："你出汗吗？"

"我不出汗。"患者的脉也不洪大。

我接着问："你口渴吗？"

他说："我患有糖尿病，有点口渴。"

患者拿着老师的方子离开后，我就问老师："'四大'缺'三大'，为何用白虎汤呢？"老师愣住了，问我什么是"四大"缺"三大"。

我说："咱们用白虎加人参汤，不是要四大症状都具备才能用吗？他只有一个口渴症状，您怎么给他用这个方呢？"

老师说："我用它是因为这个患者具有胃热而津气两伤的临床表现，他没有力气，还喝很多水，所以我没有去观察他的四大症状是否都具备，我是抓住病机来用方。"

我看着老师给这个人用这个方子，几乎每次患者来都不怎么换药。患者服用了两三个月后，把所有其他的降糖药都停了，血糖恢复正常，尿糖呈阴性。

大塚敬节先生医案故事（白虎加人参汤治愈糖尿病患者牙龈流脓案）

一位 36 岁男子，是某大学助教。因齿槽溢脓，前往牙科治疗，却始终未能治愈，于是向大塚敬节求诊。7 月 10 日初次就诊，除口渴、多尿、声音嘶哑、牙槽溢脓之外，并无其他不适。大塚敬节从患者口中了解到：患者戒烟后嗜食甜食，口袋里总是装着糖果，随时拿出来吃，如此已有一年半时间。春天时口渴严重，讲课时声音嘶哑，5 月体检时，发现尿中糖分含量高，那时开始出现齿槽溢脓症状。当日，大塚敬节为患者开具白虎加人参汤，直到第 2 年的 1 月 18 日。半年之中虽有偶然脱节，患者差不多天天服药。在治病过程中，进行了 5 次尿检，后 4 次尿检结果正常：10 月上旬，患者口渴、声音嘶哑症状消失，牙槽也不再溢脓。

龙野一雄先生应用白虎加人参汤治疗糖尿病的经验

日本汉方家龙野一雄治疗非虚证的糖尿病患者，这类患者体型羸瘦，口渴多尿，多食却仍感饥饿，使用白虎加人参汤。他认为最重要的是抓住两个症状，一个是口渴，一个是多尿。只要抓住这两点，就可以使用这个方剂。非虚证是一种方向性的辨证，应该是方证辨证的前提。虚实与患者的胖瘦关系并不密切，体型瘦的人，并非都是虚证。辨别是否为虚证，应该从患者的神色形态、腹证、脉象等方面来判断。非虚证的糖尿病患者，体型羸瘦，又出现口渴、多尿症状，首先要考虑是白虎加人参汤证。虚证的糖尿病患者，腹肌松软、脉象虚弱、呈现贫血貌，也出现口渴、口干，还有腰痛症状，这是什么方证呢？一般应该是金匮肾气丸证。将这两种方证相对照，白虎加人参汤证是接近虚证的非虚证，肾气丸证则是虚证。这是龙野一雄的临床经验。

（整理：杨雅阁、喻刚、龚升乾、季云润）

十七、糖尿病蛋白尿合并肝损伤案

糖尿病目前是威胁人类健康及生命的重大慢性病，其并发症复杂多样，合并症也较多，其治疗并非单纯"降糖"这么简单。中医药，尤其是经方，因其具有改善机体脏腑整体功能的特点，在治疗糖尿病方面疗效确切。

今记录一例冯世纶老师临证治疗的糖尿病医案，供大家思考学习。

某男，42岁，有糖尿病、高血压病史，有甲状腺乳头状癌手术史，口服优甲乐及厄贝沙坦两种药物。1年前血糖稳定，空腹血糖为6～7mmol/L，近几个月空腹血糖为14～15mmol/L。

初诊：2023年11月10日。尿蛋白升高，肝功指标升高（2023年10月31日检查，ALT：73.8U/L，空腹血糖：15.37mmol/L）。患者时有头晕，腰酸胀，口渴，早晨口苦，头部易出汗，进食即出汗，有盗汗现象，进食油腻食物后血压升高，大便溏稀，每日1次，睡眠尚可，夜尿1～2次；舌苔白腻，脉细弱。

老师辨治：

患者患有糖尿病，因糖尿病蛋白尿并肝损伤前来就诊。患者时有头晕、进食油腻食物后血压升高，当存在表邪不解、水气上逆（太阳病）。

腰酸胀、大便溏稀、夜尿1～2次、舌苔白腻、脉细弱，当为里虚饮停（太阴病）。

头部易出汗，进食即出汗，盗汗，当为里热（阳明病）。

口苦，病在半表半里（少阳病）。

辨六经为太阳少阳阳明太阴合病，辨方证为柴胡加龙骨牡蛎去铅黄加茵丹术汤证。

处方：

柴胡 12g	黄芩 10g	姜半夏 15g	党参 10g
炙甘草 6g	桂枝 10g	生龙牡各 15g	茯苓 12g
茵陈 15g	丹参 18g	苍术 10g	

自加生姜 3 片、大枣 4 枚。

按：老师使用柴胡加龙骨牡蛎去铅丹大黄加茵丹术汤进行治疗，以达和解健胃、降逆利饮、强壮清热之效。因无里实之证，故去掉大黄，加茵陈、丹参清热利湿化瘀以护肝。

二诊：2023 年 12 月 18 日（服药 1 个月余）：12 月 5 日检查血糖（空腹）为 9.55mmol/L，ALT：41.6U/L，尿蛋白（－），肝功能（－），（血压 122/72mmHg）。口苦症状已消失，睡眠好转，盗汗已止，口渴症状消失，大便每日两次，偶有头晕，腰酸胀，夜尿 1～2 次，进食时出汗；舌苔白，脉细弱。

老师辨治：

二诊时患者诸症减轻，血糖改善，蛋白尿及肝损伤指标转阴，故去掉茵陈及丹参。

上方去掉茵陈、丹参，继服。

三诊：2024 年 1 月 19 日（服药 1 个月）：（2023 年 12 月，早空腹血糖 6.5～7.1mmol/L，23 日早餐后 2 小时血糖 8.1mmol/L，27 日晚餐后 2 小时血糖 9.7mmol/L，2024 年 1 月多次早空腹血糖 6.0～6.4mmol/L）血糖 7～10mmol/L，血压 130/90mmHg，尿蛋白（－），尿酮体（±）；有时感觉头蒙（头晕症状已消失），腰酸多见于阴天，进食后有少量汗出，口中微微发干，大便每日 1～3 次；舌苔白，脉细弦。（患者自述效果神奇，吃中药血糖能降得这么好）。

老师辨治：

三诊时患者血糖控制正常，已无半表半里的柴胡证。

头晕症状已消失，血压平稳，冲逆之证已除。

结合有时头蒙、阴天腰酸、大便每日 1 ～ 3 次、舌苔白、脉细弦，考虑为里虚寒夹饮（太阴）。

食后少量汗出、口中微干，当为饮邪郁久化热（阳明）。

辨六经为太阴阳明合病，辨方证为肾着加茵陈丹参汤证，治以温中化饮、利湿化瘀清热。

处方：

炮姜 10g	炙甘草 6g	生白术 30g	茯苓 12g
丹参 18g	茵陈 12g		

7 剂。

【老师答疑解惑】

问：老师，这个糖尿病患者血糖居高不下，患者并未服用降糖西药，仅用经方治疗效果非常好，四诊信息里面有口渴症状，为什么没有用生石膏？这个患者我们第一反应是胡老常用的白虎加人参汤，但是您的处方却是柴胡加龙骨牡蛎汤，请您给大家讲讲。

答：这个方子里面有人参，对吧！治疗口渴并非石膏的作用，而是人参的功效。主要靠人参健胃生津液，并非石膏治渴。这就是经方与医经不同的地方，说石膏治渴，生石膏对应四大症，这种说法是不对的，不存在"大渴"这一症。对于石膏，经方和医经的认识不一样。后世讲生石膏有四大症，其中就有"大渴"，但是经方中的说法并非如此，这是怎么来的呢？《伤寒论》中有四个白虎汤（条文），一个都没有提到口渴，六个白虎加人参汤（条文），个个都有口渴症状。所以胡希恕先生从中得出，治口渴的不是石膏，而是人参，白虎汤不治口渴。

问：阳明里热生石膏证多表现为口干舌燥，而人参所致的口渴为津虚，那太阴病的"口干、口渴"是怎样的呢？

答：出现口渴症状时，要生津液，光靠石膏不行，此时要考虑人参。口渴属于太阴病范畴时，口渴且有热象，伤及津液，情况较为复杂，如《伤寒论》第29条、30条所述，"得之便厥"，此时不能用桂枝汤，若服用桂枝汤会造成什么后果呢，会出现"得之便厥"，继而出现口干、咽干、呕逆等症状。这种口干用石膏无效，而要用甘草干姜汤，而非人参。病情较为严重，方中干姜量少，甘草量大，用以缓急。哎，《伤寒论》的内容不容易理解透彻。

问：那五苓散证的口渴与人参证的口渴有什么区别？

答：口渴的情况多种多样，有因热导致的口渴，有因水饮停聚导致的口渴。五苓散证的口渴，一是因为水饮停聚，二是伴有阳明里热。废水停积在体内，真正有用的津液无法上承，从而出现口渴。水饮郁积久了化热，也会引发口渴，但其特点是不能喝水，一喝水就吐。口渴并非都意味着有热，有很多种情况，《伤寒论》会一点一点为你解释，告诉你口渴有各种各样的类型，如第29、30条的口渴、阳明病的口渴、太阴病的口渴、少阳病的口渴等，都有不同表现。

问：瓜蒌牡蛎散证的口渴与五苓散证、人参证的口渴有什么区别？

答：当然有区别，五苓散证有水饮停聚，人参证没有水饮停聚，瓜蒌牡蛎散证主要是有热，属于阳明里热。瓜蒌根即天花粉，有清热作用，还有一定的生津功效；牡蛎也是清热的，清阳明热，尤其是阳明虚热，虚热也属于阳明病范畴。津液亏虚需要补津液，有水饮停聚需要化饮，因此各种方证就应运而生。口渴的方证非常多，五苓散、瓜蒌牡蛎散、白虎加人参汤都可治疗口渴，但各有不同。

【临证体会】

该患者有糖尿病、高血压病史，有甲状腺乳头状癌手术史，因血糖高、蛋白尿、肝损伤、血压不稳定前来求诊，正在口服优甲乐及厄贝沙坦。此案患者初诊可谓"诸症百出"，患者口渴、易出汗、血糖居高不下，当属阳明里热。

根据胡希恕先生辨治糖尿病常用方证的经验，初学经方者极易从"专病专方"角度考虑白虎加人参汤的清热益气生津之法。但冯世纶老师通过四诊合参，采用柴胡加龙骨牡蛎汤治之，方药据证增减，仅经过两诊，患者服药两个月，诸多问题得控，笔者深感其疗效出乎意料，患者也感叹"很神奇，吃中药血糖能降得这么好"。

糖尿病患者因血糖高，常见口渴症状。初学经方者，很容易联想到养阴清热类方证，但阳明病、太阴病、少阳病、厥阴病均可见口干口渴症状。故而在应对糖尿病时，临证还需四诊合参，从六经角度进行论治。

经方医学可应用于糖尿病及其并发症各个阶段的治疗。糖尿病作为一种复杂的慢性疾病，不同患者所处病程阶段不同，合并症不同，临床表现不同，治法方药则不同。故糖尿病的临床治疗不能拘泥于某法某方，需依据患者的症状反应进行辨证施治。

（整理：杨雅阁，喻刚）

十八、类风湿关节炎案

某女，54 岁。

初诊：2023 年 12 月 1 日。患有过敏性鼻炎 20 年，类风湿关节炎（RA）1 年；红细胞沉降率 27mm/h（0～20mm/h），类风湿因子 47IU/mL（0～20IU/mL）；头皮有皮炎（疑似牛皮癣），瘙痒，有脱屑现象，双指关节疼痛，右足掌疼痛，手指肿胀，近期进行艾灸及红外线理疗后容易上火，出汗不多，四逆，恶寒，口中和，二便正常；舌苔白，舌质偏暗，脉细弦。

老师辨治：

患者指关节疼痛，出汗不多，恶寒，病在表；四逆，久病不愈，机能沉衰，病情陷入阴证，当属表阴证（少阴）。

患者自述近期艾灸及红外线理疗后容易上火，当为里虚热（阳明）。

头皮有皮炎，瘙痒，脱屑，手指肿胀，口中和，舌苔白，舌质偏暗，当为水湿在表、水湿内停（太阴）。

辨六经为少阴阳明太阴合病，辨方证为桂枝芍药知母去防风加苓己薏枣汤证。

处方：

麻黄 10g	桂枝 10g	白芍 10g	炙甘草 6g
知母 12g	生白术 18g	茯苓 12g	防己 10g
白附片 24g	生薏苡仁 30g		

自加生姜 3 片、大枣 4 枚。

按： 方中有桂枝汤加麻黄，旨在发汗解表并健胃生津，茯苓、白术、防己配伍附子，功在利湿祛寒除痹，知母、薏苡仁清热祛湿消肿。

二诊：2023 年 12 月 15 日。指关节疼痛减轻，右足掌疼痛减轻但有反复，头皮瘙痒减轻，出现健忘症状，恶寒减轻，口干；舌苔白，脉细弦。

老师辨治：

诸症减轻，说明上方有效，方证相符，增加知母、茯苓、附子的用量，强化温阳散寒、利湿消肿以消除痹痛。

上方增加至知母 15g、茯苓 15g、白附片 30g。

三诊：2024 年 1 月 31 日。指关节疼痛不明显，仍有酸感，右足掌疼痛已，硬感未消，恶寒不明显，头皮瘙痒已止，近头皮处出现小疹，口干，咽有肿感，但不痛，右下牙松动但不痛；舌苔白腻，脉细弦。

老师辨治：

患者指关节疼痛不明显，仍有酸感，恶寒不明显，头皮瘙痒已止，表证减轻（少阴）。

口干，咽有肿感，不痛，当为里热（阳明）。

头皮有小疹，舌苔白腻，仍为水湿在表、水湿内停（太阴）。

辨六经为少阴阳明太阴合病，辨方证为二加龙牡去薇加苓术防知薏汤证。

处方：

桂枝 10g	白芍 10g	知母 12g	炙甘草 6g
生龙牡各 15g	生白术 18g	茯苓 15g	防己 10g
生薏苡仁 30g	白附片 30g		

自加生姜 3 片、大枣 4 枚。

按：初诊、二诊时以表证为主，使用桂枝芍药知母汤，重在解表；三诊时表证明显减轻，里热相对明显，使用二加龙牡汤，用生龙牡强壮清热。

【老师答疑解惑】

问：老师，对这个类风湿关节炎案例您用的是桂枝芍药知母汤，您很多医案里面为什么桂枝芍药知母汤要去掉防风加防己？

答：为什么去掉防风呢？防风是解表的，有麻黄解表已经足够了，有些患者病程时间长了以后，长期解表会损伤津液，所以就不用了，改成防己了。

问：防己利水，会损伤津液吗？

答：防己利水，体内有内湿时，这种湿并非正常的津液。防己利水不伤津液，它能去除旧水，生成新水，作用与泽泻的作用是一样的。所以一般不用防风，尤其是长期吃的，防风就不用了，有麻黄就足够了。

问：桂枝芍药知母汤原方中并无大枣，为何您开的桂枝芍药知母汤常加大枣呢？

答：大枣可加可不加。里虚嘛，为了加强功能，可以加，这个问题不大。桂枝芍药知母汤也没有茯苓，我们常将茯苓与苍术一同使用，以增强祛湿效果。加与不加，需根据具体情况判断。仲景用方极为精简，他当时未用茯苓和防己，如今我们依据临床经验，添加茯苓和防己，以加强利湿作用，这样疗效更好。

在古代，这类病症统称为风湿，当时所说的风湿可能涵盖了类风湿关节炎。现在我们知道，类风湿关节炎与其他类型的风湿不同，病情更为严重，患者极为痛苦，一般需治疗半年以上才可能见效。

从西医学知识来看，类风湿关节炎较为棘手。古代与现代的诊断有所差异，急性关节炎、慢性关节炎、老年性关节炎等，在古代都被称为风湿，西医也将其归为风湿病范畴，且是一种综合征。当患者身体极度瘦弱、关节变形时，古代这类风湿病，很可能以类风湿关节炎居多。

问：是不是表证明显的时候，就可以加防风？

答：可以用，加荆芥都可以，加威灵仙都可以，焦树德先生的一个方子，尪痹冲剂就是根据这个理论来的，根据脏腑理论，身体尪羸是肾虚了，加补肾的药，怎么加补肾的，加了桑寄生、仙灵脾（淫羊藿，下同）、川续断，而且加虎骨，开始加虎骨，以后虎骨没有了，用豹骨，以后豹骨也没有了，后来用羊骨，因为搞科研，我去过那个药厂，用羊骨头，是根据脏腑理论，羊骨头补骨。方子非常大，一般续断用 30g，还加了好多药，他是从脏腑理论。我们经方是根据症状反应，类风湿关节炎用麻黄的时候多，有时候出汗多，麻黄不能用了，如果身上痒得厉害，像牛皮癣啊，附子有时候不能用，只能用桂枝加荆、防，先解表，表证厉害。这个是少阴表证，有点痒，痒得不太厉害，我们就用桂枝芍药知母汤。如果痒得很厉害，先别管里了，先解表，所以我们不是固定用一个方，根据病情，说起来也就是随证治之。

问：如果气冲呕逆明显，那大枣还用不用呢？

答：可以用，补虚嘛。苓桂枣甘汤不是有大枣吗！桂枝芍药知母汤里面可以有大枣。

问：这个患者三诊去了麻黄加了生龙牡，改为二加龙骨牡蛎汤？

答：由于出汗多了，我们连麻黄都不能用了，防风也不用了。所以，这就是根据病情变化吧！并不是桂枝芍药知母汤专治类风湿关节炎。

问：是不是类风湿关节炎患者服药周期很长？

答：类风湿关节炎肯定是要长期用药的，用得最多的是桂枝芍药知母汤，但是还有二加龙骨牡蛎汤、桂枝加苓术附汤，这是常用的。我刚才说了，如果他表证很厉害，比较重，身痒，你再用附子就不好了，所以我们先用荆、防解表，看一看再治里。痒不厉害了，再治里。类风湿关节炎一般是少阴阳明太阴合病，比较多见，但是有的时候就是单纯的表证，或是少阴表证，或是太阳表证。一般痒得厉害，偏阳证，不是在少阴了，而是在太阳了。因为痒得厉害，亢奋一些，不是阴证，是表的阳证。所以用少阴方治痒，我们用得少，麻黄附子细辛汤治痒，很少用，麻黄附子甘草汤治痒也很少用，但是也有。湿疹、荨麻疹，有些长期的，里虚寒的表现厉害，或者表寒厉害，我们用薏苡附子败酱散合桂枝汤，表寒里也寒，加点附子可以了，但是重点在于解表，因为是表的湿。

问：胡老说桂枝去桂加茯苓白术汤应该是去芍药，类风湿关节炎表证中芍药是去掉好还是用上好？芍药毕竟还是有些酸敛的作用。

答：《伤寒论》第 28 条，胡老说去芍药，我们认为不应该去芍药，因为存在腹痛症状，虽痛得不厉害，仅腹微痛，但仍属芍药证，我们在再版解读《伤寒论》条文时需加以说明。从第 28 条开始论述的是外邪里饮的情况，胡老提出解表的同时必须利饮，此观点正确。

去桂之后是否体现解表的同时利饮了呢？答案是肯定的，方中有生姜，可解表，所以并非去了桂枝就无法解表。真武汤有解表作用吗？有，靠的是生姜。参考第 82 条，对真武汤就能理解了。原文无错误，应为桂枝去桂加茯苓白术汤，不能去芍药。临床上可见到桂枝去桂加茯苓白术汤、桂枝去芍药加茯苓白术汤证。

第 21 条提到，下之后，其气上冲者，桂枝去芍药汤主之，后边所说"脉微，恶寒"，漏了个"脉"字，原文是微恶寒，应该是脉微，如果是微恶寒，治疗就不对了。脉微怎能用桂枝汤呢？那就该用四逆汤了！所以，若出现脉微、脉细且有恶寒症状，这种表证仍属桂枝去芍药汤证的范畴，又加了附子，其证便属少阴病，桂枝去芍药加附子汤证的形成便是如此。

存在用芍药的表阴证，也存在不用芍药的表阴证。桂枝去桂加茯苓白术汤证在临床上可见，桂枝去芍药加茯苓白术汤证在临床同样可见，而第 28 条所讲的就是桂枝去桂加茯苓白术汤证，其症状与条文相符，药证对应。因有腹痛、小便不利症状，小便不利需加茯苓、白术，腹痛可用芍药治疗，表证仍为头项强痛、发热等桂枝汤证症状，但存在小便不利的情况。从第 29 条、30 条开始讨论此问题，病形类似桂枝汤证，但出现小便数，此时还是桂枝汤证吗？并非如此，已出现水饮，与第 28 条一样，属外邪里饮证，单纯用桂枝汤就不合适了，对此不可不重视。

病形像桂枝汤证，服用桂枝汤后，"得之便厥"，后果严重。为何会这样？因为夹有饮邪，发汗虽量不大，但引发的症状却很严重，此时再发汗就不对了。因体内有饮，发汗后会损伤津液，进而导致里虚寒加重，且此过程并非一蹴而就。里虚寒加重后，会出现口燥、咽干、呕逆症状。这种呕逆处于非常虚弱的状态，并非因热所致。

所以后世医者未能理解，便采用滋阴之法，结果导致患者死亡，若用附子、干姜或许还能挽救，但此时病情已十分难治。张仲景采用甘草干姜汤治疗，且干姜用量不大，原因何在？因热盛会损伤津液，此方旨在温中，用大量甘草缓急，用干姜温中，二者合用缓急温中、生津液、救逆。那么甘草干姜汤加附子变成了什么呢？四逆汤便是由此而来。究竟是先有四逆汤，还是先有甘草干姜汤呢？实际上在临床上先出现甘草干姜汤证，若用甘草干姜汤治疗无效，再加附子，此时病情则更为严重。

【临证体会】

学习老师此案，想起老师之前痹证案的答疑解惑："《伤寒论》治痹证，胡老说离不开少阴，痹证是什么？表寒，表的虚寒证，在表，疼痛啊，属于少阴表证，治少阴就完了。"我们可以看出，此案患者类风湿关节炎的治疗，老师仍是治在少阴。

此案痹证治在少阴的方，依然是冯老常用的桂枝芍药知母汤及二加龙牡加苓术汤。老师在原方的基础上，不拘泥于原方，随证调整灵活变通，但加减用药仅是寥寥数味，谨遵仲景法。

关于桂枝芍药知母汤的方证经验，武汉丁红平老师所写《冯世纶教授应用桂枝芍药知母汤经验》一文，甚是详尽，故笔者整理老师此案不再赘述。

笔者学习老师此案，收获在于老师对桂枝芍药知母汤与二加龙骨牡蛎加苓术汤的灵活应用。桂枝芍药知母汤去防风加茯苓、防己、大枣，在此基础上，去麻黄加生龙牡则转为二加龙骨牡蛎去薇加苓术防知薏汤。

我们可以称上两方证为：桂枝芍药知母汤去风加苓防枣汤证与二加龙牡去薇加苓术防知汤证，两者都是治在少阴，均可温阳解表、祛湿除痹痛，但差别仅在麻黄与生龙牡，前者方中有麻黄无生龙牡，重在发汗解表；后者方中有生龙牡无麻黄，意在强壮清热、解表固表。

以方测证，两者虽都是少阴阳明太阴合病，但主治有别，两者均可治疗痹证之关节肿痛，但桂枝芍药知母汤去风加苓防枣汤证当为汗出不明显而恶寒，而二加龙牡去薇加苓术防汤证当为虚弱汗出而遗精早泄。

（整理：杨雅阁，王宁元，喻刚，梁栋）

十九、久咳不愈案

某女，32 岁。

初诊：2023 年 9 月 13 日。新冠后咳嗽（去年持续至今），服药可缓解，受凉后又发作，清华长庚医院诊为哮喘及肺气肿。现症：吹风受凉则咳，无痰，口中和，中午饭后咳一口痰，常现咽不利，汗出不恶风，大便日 1 行；苔白根腻，脉细弦数。

老师辨治：

患者新冠后久咳不愈，吹风受凉则咳，汗出不恶风，当为表证余邪未尽，饮气冲逆（太阳）。

饭后咳痰，咽不利，苔白根腻，当为里虚痰饮（太阴）。

辨六经为太阳太阴合病，辨方证为半夏厚朴合苓甘五味姜辛夏杏加桂汤证。

处方：

姜半夏 30g	厚朴 10g	茯苓 12g	紫苏子 10g
五味子 15g	细辛 6g	干姜 10g	炙甘草 6g
桂枝 15g	杏仁 10g		

7 剂。

按：患者新冠后久咳不愈，整体辨证当为外邪里饮，以半夏厚朴汤合苓甘五味姜辛夏杏汤降逆止咳、温化痰饮，加桂枝解表降冲逆。

结果：2024 年 1 月 13 日复诊（自觉眼袋重，求治），诉 9 月 13 日诊后服7 剂，咳已，咽喉通利。

【临证体会】

本案给笔者两重启示：一是辨病位之时，需量表里之轻重；二则选方证之时，需思疾病之浅深。

本案的患者有汗出，吹风受凉而咳，看似有表证，但无恶风或恶寒，表证不重，故老师辨六经有太阳表虚证，仅在方中加一味桂枝略微解表降冲逆，也就是本案的主要矛盾为病在太阴痰饮，为方证选择的主要方向，表证需顾及，但是为次要矛盾。

大家都熟知胡老一句话："辨方证是辨证的尖端。"但方证之辨何其难，正如此案，表里皆病的情况下如何通过虚实、寒热和三毒的诊察，抽丝剥茧般地找出主要和次要矛盾以及其轻重缓急，然后分而治之。

春节之前，笔者参与彭鸿杨师兄指导的医案讨论中，虽与众多师兄学姐一样于六经辨为阳明病夹湿，但是就是在热与湿孰轻孰重、实与不实之间辨别不明而致选方不当。所以在辨病位、断病性、察病情、明三毒之时，不光需要做"定性"的考量，还得做"定量"的分析，如此下来，方能"触"及辨证的尖端。

咳嗽于六经皆有证候，但通常涉及痰饮。本案的半夏厚朴汤与苓甘五味姜辛夏杏汤两证同属太阴病，病机上又都是呼吸道的痰饮为患，如何区别辨识？从脏器病位角度而言，"咽喉之咳"咳得浅，"两肺之咳"咳得深；从方证角度而言，半夏厚朴汤证咳得"浅"，而苓甘五味姜辛夏杏汤证咳得"深"。

半夏厚朴汤证条文中描述的"咽中如有炙脔"，当为咽部水肿，黏膜下的湿气活动会造成痒感，故而半夏厚朴汤证的表现为咽痒及咳嗽，其位置主要集中在咽喉及气管。

苓甘五味姜辛夏杏汤中半夏、干姜、细辛、五味子是仲景治疗咳喘的经典组合，从药物组成上就可以看出其温化痰饮的力道更大，由此可见其"灾情"更重，范围更广，位置主要集中在肺，正如苓甘五味姜辛汤条文中描述的"反更咳，胸满者"，会伴有咳嗽、咳痰、胸闷、气短等症状，重症新冠感染的患者多见此方证。

（整理：喻刚，杨雅阁，杨洧）

二十、哮喘案

在胡希恕经方医学系列书籍中关于胡希恕先生哮喘辨治医案记录颇丰，学之受益匪浅，但"纸上得来终觉浅，绝知此事要躬行"，结合临床实践跟诊所见以及独立思考，融会贯通，临证才能为我所用。

今记录冯世纶老师辨治哮喘案两则，以飨诸君。

医案一：某男，57 岁。

既往哮喘病史（临床表现为咳嗽变异性哮喘）。

初诊：2020 年 11 月 9 日。半月前胃不适，咳不明显，早起有少量白痰，早起口苦，纳可，大便日 1 ～ 2 行；苔白，脉细。

老师辨治：

早起口苦，或为半表半里阳证（少阳）。

胃不适，咳不明显，早起少量白痰，苔白，脉细，当为里虚饮停（太阴）。

辨六经为少阳太阴合病，辨方证为小柴胡合茯苓饮汤证。

处方：

柴胡 12g	黄芩 10g	姜半夏 15g	党参 10g
炙甘草 6g	陈皮 30g	枳实 10g	茯苓 12g
苍术 10g			

自加生姜 3 片、大枣 4 枚，7 剂。

按：予小柴胡合茯苓饮汤，治以和解健胃、温中化饮。

二诊：2020 年 11 月 16 日。胃脘堵闷，咽痒，偶咳，咳白痰，微恶寒，早起口苦；苔白，脉细。

老师辨治：

偶咳，微恶寒，当为表证（太阳）。

早起口苦，咽痒，当为半表半里阳证（少阳）。

胃脘堵闷，苔白，脉细，当为里虚饮停（太阴）。

辨六经为太阳少阳太阴合病，辨方证为小柴胡合半夏厚朴加橘杷汤证。

处方：

柴胡 12g	黄芩 10g	姜半夏 15g	党参 10g
炙甘草 6g	厚朴 10g	茯苓 12g	紫苏梗 10g
炙枇杷叶 10g	陈皮 30g		

自加生姜 3 片、大枣 4 枚，7 剂。

按：予小柴胡合半夏厚朴加橘杷汤，解表利饮、和解健胃、止咳化痰。

三诊：2020 年 11 月 23 日。胃脘堵，喉中灼热，早起口苦，头痛，汗出微恶寒，咳轻，干咳阵作；苔白腻，脉细。

老师辨治：

头痛，汗出微恶寒，咳轻，干咳阵作，当为表虚证（太阳）。

口苦，喉中灼热，当为半表半里阳证（少阳）。

胃脘堵，苔白腻，脉细，当为里虚饮停（太阴）。

辨六经为太阳少阳太阴合病，辨方证为柴胡桂枝合半夏厚朴加桔杏汤证。

处方：

柴胡 12g	黄芩 10g	姜半夏 30g	党参 10g
炙甘草 6g	桂枝 10g	白芍 10g	桔梗 10g
厚朴 10g	茯苓 12g	紫苏子 10g	杏仁 10g

自加生姜 3 片、大枣 4 枚，7 剂。

按：予柴胡桂枝合半夏厚朴加桔杏汤，解表利饮、和解健胃、利咽喉、止咳化痰，在二诊方基础上合桂枝汤增强解表之力，姜半夏 30g 增强温化痰饮之力，另还含有桂枝加厚朴杏子汤方义。

结果：2023 年 12 月 8 日复诊，诉哮喘 3 年未犯。

医案二： 某男，6 岁。

既往哮喘病史。

初诊：2015 年 7 月 18 日。哮发于 2010 年 11 月，伴多动症，每年发 3～5 次，多发于 6 月，秋冬多发，多因感冒引发。本次发于 6 月 20 日，每周发一次，服汤药有效，近便秘（溏），4 日 1 行，周身皮肤如蛇皮，缘于 2010 年 11 月输液后，面部以鼻周明显，无咳无咳痰，皮肤痒，下肢明显；苔白前剥，脉细。

辨六经为太阳少阳阳明合病夹瘀，辨方证为大柴胡合桂枝茯苓丸去大黄加蛇蜕汤证。

处方：

柴胡 12g	黄芩 10g	姜半夏 15g	枳实 10g
白芍 10g	桂枝 10g	桃仁 10g	牡丹皮 10g
茯苓 12g	蛇蜕 5g		

自加生姜 3 片、大枣 4 枚，4 剂（日半剂）。

二诊：2015 年 8 月 8 日。哮无发作，但昨早喉中痰鸣，晚上思饮，大便日 1 行，蛇皮症减；苔白前剥，脉细。

上方加熟大黄 5g，4 剂（日半剂）。

三诊：2015 年 8 月 22 日。哮无发作，早起痰鸣减，大便日 1 行，晚上思饮；苔白脉细。

7 月 18 日方加茜草 10g，7 剂（日半剂）。

四诊：2015 年 9 月 12 日。9 月 6 日发作，哮轻，多动症亦有好转，入睡有汗出，大便日 1 行，早起喉中有痰鸣；苔白脉细。

辨六经为太阳少阳阳明合病夹瘀，辨方证为柴胡加龙骨牡蛎去铅丹合桂枝茯苓丸加䗪虫汤证。

处方：

柴胡 12g	黄芩 10g	姜半夏 15g	党参 10g
桂枝 10g	茯苓 15g	桃仁 10g	牡丹皮 10g
白芍 10g	生龙牡各 15g	蟅虫 5g	熟大黄 5g
炙甘草 6g			

自加生姜 3 片、大枣 4 枚，7 剂（日半剂）。

结果：哮喘基本痊愈，余有不适，随证治之。

按：初诊除哮喘发作外，仅有周身皮肤如蛇皮，皮肤痒，当为瘀血阻滞及表证，老师用桂枝茯苓丸加蛇蜕；虽有大便4日1行，并无口苦、咽干、目眩、胸胁苦满等半表半里证，为何又合大柴胡汤呢？

经方医学辨瘀、治瘀的前提是辨六经，六经不明，瘀血无从着落，患儿的六经辨证具体是什么呢？

患儿哮喘多年，虽服汤药仍反复发作，久病不愈，症状反应不典型。陈雁黎老师所著《胡希恕伤寒论带教笔记》中记录胡希恕先生言"今日来门诊看中医的患者，原发病很少，继发病和久病较多，其大多源自失治或误治，失治多变证，误治多坏病……坏病多在半表半里之少阳和厥阴，慢性病患者来看病时，多数已无麻黄汤证和大青龙汤……来诊者的承气汤证更少……大多数慢性病都羁留在半表半里的广大胸腹腔。"

冯老根据胡老经验在《中国百年百名中医临床家丛书·经方专家卷：胡希恕》中总结"哮喘病发虽在肺，痰饮瘀血为主因"，该患儿当为瘀血为主因的哮喘，而据胡老经验以瘀血为主因的哮喘证治，大柴胡汤合桂枝茯苓丸最为常用。

老师临证四诊信息采集详尽，但记录简练，一般多记录有诊断意义的阳性症状反应，而略去阴性的症状反应。但此案老师所记四诊信息，特别记录"无咳无咳痰"，想必所指当为排除以痰饮为主因，应是以瘀血为主因的哮喘。

此案，老师初诊处以大柴胡合桂枝茯苓丸去大黄加蛇蜕汤，二诊加熟大黄亦在化瘀血，三诊加茜草意在凉血祛瘀，四诊有盗汗，调方为柴胡加龙骨牡蛎去铅丹合桂枝茯苓丸加蟅虫汤，用小柴胡和解健胃，生龙牡强壮清热敛浮越，蟅虫强壮化瘀。终而方证相应，患儿哮喘得治。

【临证体会】

西医学对哮喘的定义为：支气管哮喘简称哮喘，是一种以慢性气道炎症和气道高反应性为特征的异质性疾病。其典型症状为发作性伴有哮鸣音的呼气性呼吸困难，可伴有气促、胸闷或咳嗽。

《伤寒论》与《金匮要略》只提及"喘"，而未提及"哮"，对喘证与哮证未作区分。后人将二者加以区分：两者均表现为呼吸急促困难，但"哮以声响名，喘以气息言"，即哮证喉间有哮鸣音，喘证喉间无哮鸣音，二者关系为"喘不兼哮，哮必兼喘"。不过，笔者认为《伤寒论》精简朴素，临床中并非绝对非此即彼。

"哮喘病发虽在肺，痰饮瘀血为主因"，冯世纶老师在《中国百年百名中医临床家丛书·经方专家卷：胡希恕》"治疗哮喘独特经验"章节指出："胡老认为，哮喘的主因是痰饮、瘀血（所谓宿根），诱因是外感、伤食、物理、化学、七情等其他刺激。即当外邪侵袭人体及外在或内在的因素刺激人体后，与体内的痰饮、瘀血相互搏结，阻塞肺气，使肺气上逆而引发哮喘。这就是外邪引动内邪，也即外因引动内因而发病。当然也存在单是瘀血，或单是痰饮阻肺而发病的情况。认识到这一病因病理，对于指导辨证治疗具有重要意义。因此，以痰饮、瘀血为纲，则对哮喘证治便了如指掌。"

医案一是以痰饮为主因的哮喘证治，医案二是以瘀血为主因的哮喘证治，两者均选用柴胡类方。从具体方证应用来看，前者以小柴胡汤或柴胡桂枝合半夏厚朴汤为主，治法为和解健胃、温中化饮；后者以大柴胡汤或柴胡加龙牡合桂枝茯苓丸为主，治法为和解攻里、清热祛瘀。细看两案方药，医案一的三诊和医案二的四诊都含有桂枝汤，且都具解表之功。

通过学习体会胡希恕先生及冯世纶老师辨治哮喘医案的经验可知，哮喘病证治需明辨痰饮、瘀血，更需明辨六经，若六经不明，痰饮、瘀血便无从着落。

（整理：杨雅阁，喻刚）

二十一、糖尿病足案

某男，61 岁。

初诊：2023 年 9 月 8 日。患者患糖尿病 20 年，右下足掌溃疡半年，诊断为糖尿病足。9 月 4 日检查发现双下肢动脉硬化斑块形成，双侧胫前动脉、左侧胫后动脉近闭塞，右侧胫后动脉中上段不规则狭窄。溃疡口流脓不明显，无痛，口干怕热，大便 2 日 1 行，小便如常，右趾足面皮肤黑；苔白，脉沉细，左细弦，右反关。

老师辨治：

患者足掌溃疡，溃疡口流脓不明显，当属肌表亏虚（太阳）。

口干怕热，当为里热（阳明）。

溃疡口流脓不明显，苔白，脉沉，当为湿在表、痰湿内停（太阴）。

足面皮肤黑，脉细，当为血虚血瘀。

辨六经为太阳阳明太阴合病夹湿夹瘀，辨方证为桂枝茯苓加豆归芪地蛭汤证。

处方：

桂枝 10g	白芍 10g	牡丹皮 10g	桃仁 10g
茯苓 15g	生黄芪 18g	当归 10g	生地炭 15g
赤小豆 15g	水蛭 6g		

7 剂。

按：予桂枝茯苓丸合赤豆当归散加芪地蛭汤，以固表祛湿、养血化瘀。方中黄芪固表生肌，生地炭凉血活血，水蛭强壮活血。

二诊：2023 年 9 月 13 日。足趾感到热，皮肤黑减，口干减，怕热，大便 2 日 1 行；苔白，舌边有齿痕，脉细弦，右反关。

老师辨治：

合用薏苡附子败酱散，以振奋机能、祛瘀排脓。

上方加生薏苡仁 30g、败酱草 30g、白附片 15g，7 剂。

三诊：2023 年 9 月 20 日。口微干，上热下寒，大便日 1 行；苔白，脉细数结。

老师辨治：

患者新增上热下寒，且仍口微干，苔白，脉细数结，久病足溃疡难愈，当为机能沉衰，故辨六经为少阴阳明太阴合病夹湿夹瘀，辨方证为桂枝合桂枝茯苓加芪附薏败归蛭汤证，以益气固表、强壮养血、祛瘀排脓。

处方：

生黄芪 18g	桂枝 18g	白芍 10g	炙甘草 6g
当归 10g	茯苓 15g	桃仁 10g	牡丹皮 10g
水蛭 6g	生薏苡仁 30g	败酱草 18g	白附片 24g

自加生姜 3 片、大枣 4 枚，7 剂。

四诊：2023 年 11 月 14 日。右足掌疮口收敛，右 5 趾溃疡，发黑，足面无知觉，手凉，汗出不明显；苔白，脉细弦数。

老师辨治：

手凉，汗出不明显，表证犹在（少阴）。

脉数，当为津虚有热（阳明）。

患者虽右足掌疮口收敛，但右 5 趾溃疡，发黑，脉细，仍是痰湿并津血亏虚俱在（太阴）。

辨六经为少阴阳明太阴合病夹湿夹瘀，辨方证为当归四逆去通草加姜芪茅鹿蛭薏败附汤证。

处方：

| 生黄芪 30g | 桂枝 10g | 白芍 10g | 炙甘草 6g |

| 当归 10g | 细辛 6g | 水蛭 6g | 生薏苡仁 30g |
| 败酱草 18g | 白附片 30g | 卫矛 10g | 鹿角霜 18g |

自加生姜 3 片、大枣 4 枚，7 剂。

按：方中加卫矛活血祛湿，鹿角霜强壮温阳，水蛭强壮祛瘀。

五诊：2023 年 11 月 22 日。足掌疮口收，右小趾有力，口中和。

上方增鹿角霜 30g，加黄酒 20mL，7 剂。

六诊：2023 年 11 月 29 日。右小趾皮肤好转，足掌中疮口收敛，干结，口中和；苔白，脉细弦。

老师辨治：

皮肤好转，疮口收敛，故微调处方，以桂枝加黄芪汤调和营卫，固表敛疮，当归、水蛭养血活血，薏苡附子败酱散祛湿托脓外出，另加白芥子利气祛痰，黄酒温通活血。

处方：

生黄芪 30g	桂枝 10g	白芍 10g	炙甘草 6g
当归 10g	水蛭 6g	生薏苡仁 30g	败酱草 18g
白附片 30g	卫矛 10g	鹿角霜 30g	白芥子 10g

自加生姜 3 片、大枣 4 枚、黄酒 20mL，7 剂。

七诊：2023 年 12 月 6 日。疮口收敛，小趾疮口稳定，手凉，足温，口中和，夜尿 2～3 次；苔白，脉细。

老师辨治：

疮口收敛，小趾疮口稳定，故去水蛭，加川芎活血行气，天花粉生津补虚安中。

上方去水蛭，加川芎 10g、天花粉 15g，7 剂。

八诊：2023 年 12 月 13 日。足掌疮口干结，右小趾皮肤正常，趾甲溃疡结痂，时有渗出，口中和，夜尿 2 次，不感心慌；苔白，脉细弦，稍数。

处方：

生黄芪 18g	桂枝 10g	炙甘草 6g	白芍 10g
茯苓 15g	白芥子 10g	鹿角霜 30g	白附片 24g
炮姜 10g	当归 10g	赤小豆 15g	生薏苡仁 30g
败酱草 18g			

自加大枣 4 枚、黄酒 20mL，7 剂。

按：因两诊皆有夜尿，故加炮姜，与茯苓一道，有肾着汤之意。

九诊：2023 年 12 月 18 日。右小趾晚上痛，他症不明显；苔白，脉细稍数。

1.上方 14 剂。

2.芒硝 60g   乳香 30g   没药 30g   苏木 15g

7 剂，外洗。

【临证体会】

冯世纶老师辨治糖尿病足医案，笔者之前已整理过类似病例，并撰写了《治糖尿病足案》的医案文章，有关糖尿病的发病机理以及糖尿病足的危害在文中已详细阐述。糖尿病足的治疗一直以来就是个难点，笔者身边就不乏因糖尿病足引起的坏疽而反复截肢的病例，这也表明糖尿病足病程长，属重大疾病，且在西医层面的治疗也是困难重重，不得已采用"丢车保帅"的做法，给患者及其家庭带来了无尽的负担和痛苦。

糖尿病患者不仅存在全身的代谢失常，还伴随着局部的微循环障碍，足部的组织长期得不到足够的气血滋养，从而出现麻木、变色、甚至溃烂坏死等情况。究其缘由，无外乎虚、湿、瘀等致病机制。

冯世纶老师多采用黄芪类方、防己类方解表固表、祛除表湿，桂枝类方调和营卫，改善循环，桂枝茯苓丸、当归芍药散、赤豆当归散并佐以水蛭、蟅虫、黄酒强壮活血，健胃利湿，将全身和局部的调理相结合，花费不大，但疗效显著，无论从身体还是心理方面，对于患者都是巨大的解脱。此案中老师加入鹿角霜及白芥子，应有借鉴阴疽阳和汤法的经验，以温阳散寒、强壮养血、祛湿排脓。

另外，对糖尿病足的辨六经为太阳病或少阴病是个难点，患者通常并无恶寒、汗出或者脉浮、身痛等典型的表证症状反应，这点可以借鉴日本汉方的经验，即当体表的体液分泌异常，包括如皮肤疮痈的流脓可视为汗出，并据此鉴别为表虚证。

（整理：杨雅阁，喻刚）

二十二、气短胸闷十年案

某女，52 岁。

初诊：2023 年 9 月 13 日。（2007 年 5 月车祸后）10 余年来气短，曾按肺结核治疗，肺功能差，每天吸氧，2011 年患结核性胸膜炎。

现症：气短胸闷，有时咳白痰，心跳快，汗出多，颈、前胸多，恶风寒，口干，纳差，感觉胃脘顶，大便如常，四逆；苔薄白，舌偏紫暗，脉细弦。

老师辨治：

患者汗出多，恶风寒，心跳快，为表虚证（太阳）。

四逆，气短胸闷，时咳白痰，纳差，胃脘顶，苔薄白，当为里虚寒饮停并水气冲逆（太阴）。

口干，当为饮郁化热（阳明）。

辨六经为太阳阳明太阴合病，辨方证为桂甘龙牡合苓苓饮加半夏汤证。

处方：

桂枝 10g	炙甘草 6g	生龙牡各 15g	姜半夏 30g
茯苓 15g	党参 10g	枳实 10g	陈皮 30g
苍术 15g			

自加生姜 3 片，7 剂。

二诊：2023 年 10 月 11 日。纳增，腿有力，感冒后咳白脓痰 1 周，眠差，汗出多，恶寒，胃脘顶减，口干，四逆不明显；苔薄白润，脉细弦。

老师辨治：

患者仍是有外邪里饮，兼有里热，故增量半夏温化痰饮，加生薏苡仁清热祛湿。

上方增姜半夏为50g，加生薏苡仁30g，7剂。

三诊：2023年10月18日。咳少，但动则喘，眠差，汗出多，恶寒，胃脘顶，口干；苔白，脉细弦。

老师辨治：

患者病机未变，仍为外邪里饮化热，辨方证为桂甘龙牡合茯苓饮去枳实加夏朴汤证，以厚朴易枳实，有半夏厚朴汤之意，旨在下气除满、祛湿化痰。

辨六经为太阳阳明太阴合病，辨方证为桂甘龙牡合茯苓饮去枳实加夏朴汤证。

处方：

姜半夏50g	桂枝15g	炙甘草6g	生龙牡各15g
党参10g	厚朴10g	茯苓15g	生白术18g
陈皮30g			

自加生姜3片，7剂。

四诊：2023年11月18日。咳痰少，气短，困乏，胃口好转，舌中痛，动易汗出，恶寒，胃脘顶已，眠差，舌干涩好转；苔白，脉细。

老师辨治：

患者胃脘顶已，胃口好转，胃虚改善。

汗出多，恶寒，仍有表虚证（太阳）。

咳痰少，气短，眠差，舌干涩苔白，当为痰饮内停（太阴）。

辨六经为太阳太阴合病，辨方证为苓甘五味姜辛夏杏加桂芥汤证。

处方：

茯苓15g	炙甘草6g	五味子15g	炮姜15g
细辛6g	姜半夏50g	杏仁10g	桂枝10g
白芥子10g			

14 剂。

按：方中白芥子温肺豁痰。

五诊：2023 年 11 月 22 日。气短胸闷明显好转，纳增，下肢增力，胃中热，头顶木，心慌汗出烦，偶有咳，晚上舌干，眠好转，但不能静下来；苔白欠均，脉细。

老师辨治：

因胃中热，心烦，晚上舌干，考虑饮郁化热，故加生薏苡仁清热祛湿。

上方加生薏苡仁 30g，7 剂。

六诊：2023 年 12 月 6 日。气短好转，但近口干，口苦，心烦汗出，右胁下不适，眠差，头蒙木，胃痛不明显；苔白舌暗红，脉细数弦。

老师辨治：

患者口苦，右胁下不适，心烦汗出，眠差，脉数，当为半表半里郁热（少阳）。

气短好转，头蒙木，苔白，为外邪里饮并水气冲逆（太阳、太阴）。

口干，舌暗红，脉细数弦，当辨为里热（阳明）。

辨六经为太阳少阳阳明太阴合病，辨方证为柴胡加龙骨牡蛎去铅黄加术膏汤证。

处方：

柴胡 12g	黄芩 10g	姜半夏 30g	党参 10g
炙甘草 6g	桂枝 15g	茯苓 15g	生龙牡各 15g
生白术 30g	生石膏 45g		

自加生姜 3 片、大枣 4 枚，7 剂。

七诊：2023 年 12 月 20 日。气短好转，仍口苦明显，心烦，右胁下不适减轻，头木，大便日 3 行，量少，尿道热；苔白剥，脉细弦稍数。

老师辨治：

口不干，故去生石膏；新增尿道热，加熟大黄清热利湿祛瘀。（胡老说过：

少量大黄走前阴，如果热得比较重，撒尿也痛得比较剧烈，可以稍加大黄，大黄不要多加。）

上方去石膏，加熟大黄 5g，7 剂。

【临证体会】

冯世纶老师此案为十年痼疾胸闷气短案，患者曾罹患结核性胸膜炎，肺功能差，每天吸氧。呼吸是一个人最基本的生命需求，十年来的呼吸困难，患者可谓饱受切肤之痛。

老师辨证施治，五诊之后，久病之患如枯木逢春，平淡之中见捷效。

此案的前五诊辨证均为表里合病，病机不越外邪里饮，或合并里热。粗看症状差别不大，但细思则轻重有别、主次有分。老师从细微之处明察秋毫，抽丝剥茧，随机应变，方证得调，方证相应，十年沉疴得愈。

胸闷多指呼吸费力或气不够用；气短多指呼吸短促、呼吸费力、语言难接续。两者有同有异，同者为呼吸困难，异者为感知表现存在差异。

胸闷气短涉及的经方：喘而胸闷的麻黄汤，脉促胸满的桂枝去芍药汤，胸满胁痛的小柴胡汤，咳而胸满的苓甘五味姜辛汤，胸痛短气的瓜蒌薤白白酒汤，气结胸满的枳实薤白桂枝汤，饮停短气的苓桂术甘汤，短气微饮的肾气丸，气满停食的茯苓饮等。另外，如柴胡疏肝散、逍遥丸、二陈汤等时方，也常针对具有上述症状的患者使用。胸闷气短的病机比较繁杂，有的是体表闭郁，有的是气机不畅，还有阳气不振，或者是痰饮作祟。在合并病中以外邪里饮多见，常涉及呼吸系统、心血管系统和消化系统，治法则以疏解肌表、温化痰饮、调畅气机或者提振机能为要。

临证之中，单纯的胸闷或者气短往往让人无从下手，所以还需细辨六经，详查三毒，分清主次，再辨方证。

（整理：喻刚，杨雅阁，李鸿彬）

二十三、儿童支原体肺炎案

某女，11 岁。

初诊：2023 年 11 月 28 日。患支原体肺炎 2 周，左肺下叶炎症。现症：一直咳嗽，咳黄痰，流黄涕，有时鼻塞，汗出不多，口中和，纳可，进食时有汗出，大便日 1 行或日行两次，肩骨及下肢疼痛，夜尿 3 次；苔白腻，脉弦滑数。

老师辨治：

患者汗出不多，进食有汗出、鼻塞、咳嗽、肩骨及下肢疼痛，当辨为表虚证（太阳）。

咳黄痰、流黄涕、夜尿 3 次、苔白腻、脉弦滑数，当辨为里有停饮（太阴）并郁而化热（阳明）。

辨六经为太阳阳明太阴合病，辨方证为桂枝合半夏厚朴去苏子加桔杏薏汤证。

处方：

桂枝 10g	白芍 10g	炙甘草 6g	姜半夏 30g
厚朴 10g	茯苓 12g	桔梗 10g	杏仁 10g
生薏苡仁 30g			

自加生姜 3 片、大枣 4 枚，6 剂。

二诊：2023 年 12 月 19 日。咳嗽已愈（上药服 12 剂），偶有咳嗽，眠差，夜尿为 0；苔白，脉细弦。

老师辨治：

患者汗出已止、咳嗽已愈、关节痛已消，表证已解。

仍偶有咳嗽、眠差、苔白、脉细弦，当辨为痰饮内停，因痰饮致眠差（太阴）。

辨六经为太阴病，辨方证为半夏厚朴加远菖术汤证。

处方：

姜半夏 15g	厚朴 10g	茯苓 15g	紫苏子 10g
远志 10g	石菖蒲 10g	生白术 15g	

7剂。

结果：患者服药后痊愈。

按：予半夏厚朴加远菖术汤，治以温中祛痰、安神定志，方中姜半夏已含生姜。

【临证体会】

冯世纶老师此案针对儿童肺炎支原体肺炎进行经方辨治，充分体现了中医经方应对感染性疾病的简便、效廉特点。近来，面对儿童肺炎支原体肺炎的治疗问题，老师说："不用抗菌药物，儿童肺炎支原体肺炎能否用中医经方治愈呢？可以的。"

2023年入秋以来，由于肺炎支原体的感染流行，儿童肺炎支原体肺炎发病率逐日攀升。关于西医学对儿童肺炎支原体肺炎的治疗，有相关指南具体推荐，这里不再赘述，其中包括首选药物大环内酯类抗菌药物阿奇霉素，耐药的替代方案为四环素类抗菌药物如米诺环素、多西环素，以及喹诺酮类抗菌药物如左氧氟沙星、莫西沙星等。

难道应对感染性疾病，除了选择抗病毒、抗细菌、抗真菌、抗支原体等对抗性的西医学治疗方案之外，就别无他法吗？应对感染性疾病，有没有抗生素之外的替代方案？

曾有师兄讲，学习"经方医学"要"倒空法器"，所谓"倒空法器"，其实也就是倒空我们内心的执念。律宗弘一法师李叔同说："一念放下，万般从容。"那么放下的是何物呢？应是执相。所谓"相"，即"住相"，上海复旦大学王德峰教授说"相就是对万事万物的高低贵贱之分"，相即执念，即思维意识中对万事万物的分别心。当下的现实世界，总有很多人觉得，不用抗菌药物，感染性疾病怎能痊愈？然而这就是"住相"。

唐代禅宗五祖弘忍为六祖慧能秘传《金刚经》佛法时，讲到"应无所住，而生其心"，惠能言下大悟，这里的"住"就是"住相"。《金刚经》言："凡所有相，皆是虚妄，若见诸相非相，即见如来。"对我们医者而言，学习经方医学亦是"明心见性"的过程。若要"明心见性"，须不可轻视任何人，也不可因为自己的认知局限而轻视任何事物。

感染性疾病的治疗，并非单纯抗感染那么简单，这里我们既要考虑外因，又要考虑内因。拿儿童肺炎支原体肺炎来说，外因为病原微生物肺炎支原体的感染，这其中还可能有混合感染如细菌、病毒（流感、新冠）等；内因为机体免疫功能异常免疫反应引起的肺炎，以及痰栓阻塞气道、胃肠功能不良等。

应对感染性疾病，不论西方医学或是东方医学，都有其各自的特点和优势，即"寸有所长，尺有所短"。

感染性疾病中西方医学思维的差别：西医学针对病原微生物，主要是对抗性思维，使用抗感染药物如抗生素、抗病毒药物等。然"道高一尺，魔高一丈"，加上过度用药、不合理用药等行为，病原微生物耐药性问题无可回避。中医治疗感染性疾病的思想与西医不同，不是赶尽杀绝，《黄帝内经》把病邪称为"邪客"，主要治疗策略是把这种"不速之客"驱除于体外，祛邪外出。黄帝曰："治之奈何？"伯高曰："补其不足，泻其有余，调其虚实，以通其道，而去其邪。"《伤寒论》中所讲"汗、吐、下、和"之治法，即是依据正邪交争之病位而定祛邪外出之法，病在表则用汗法，病在里则用吐下之法，病在半表半里则邪无出路而用和法。这其实就是内因与外因的辩证关系问题：内因决定外因，一个事物的发展、变化或结果是由其内部因素所决定的。过度关注病原微生物，其实只是想尽办法解决外因，而忽视了事物发展变化的决定因素是内因。

六祖惠能初见五祖弘忍曾说："人有南北之分，佛性本无南北。"那对于我们医学而言，"人有中西之分，医性本无中西"，我们不要把自己禁锢在西医的世界里，也不要把自己禁锢在中医的世界里，应该跳出两界之外，这样我们才能在面对疾苦时，"宜中则中，宜西则西"，才能从容面对，没有困惑。

（整理：杨雅阁，喻刚，杨滔）

二十四、尿括约肌痉挛案

某男，33 岁。

初诊：2023 年 9 月 18 日。患尿括约肌痉挛 2 年，导尿管留置 2 周，口干不思饮，手足心热汗出，流清涕，纳可，大便干结，2 日 1 行；苔白，脉细。

老师辨治：

患者流清涕，当为表证（太阳）。

大便干结，2 日 1 行，当辨为津虚而阳微结；口干不思饮，小便不利，苔白，当为水饮内停（太阴）。

手足心热汗出，口干，当为饮郁化热（阳明）。

辨六经为太阳阳明太阴合病，辨方证为五苓散加薏苡仁血余炭汤证。

处方：

桂枝 10g	茯苓 15g	猪苓 10g	泽泻 18g
生白术 60g	生薏苡仁 30g	血余炭 15g	

7 剂。

按： 方中重用生白术健胃生津通便，加生薏苡仁清热利湿，血余炭利尿祛瘀。

二诊：2023 年 10 月 7 日。导尿管已拔除（上周），流涕已，排尿较难，尿等待，夜尿 0 次，乏力，唇干，手足汗出减少，大便日 1 行，或日行 2 次；苔白，脉细。

老师辨治：

患者流涕已，表证已解。

排尿难，乏力，唇干，苔白，脉细，当为津虚饮停（太阴）。

唇干，手足汗出减少，里有微热（阳明）。

辨六经为太阴阳明合病，辨方证为肾着加薏苡仁血余炭汤证。

处方：

干姜 10g	生白术 60g	炙甘草 6g	茯苓 15g
生薏苡仁 30g	血余炭 10g		

7 剂。

三诊：2023 年 10 月 21 日。排尿好转，近来怕冷，后背、下肢明显，手足汗出减少，纳增，大便日 1～2 行，口微干；苔白，脉细。

老师辨治：

诸症好转，但怕冷明显，故上方加附子温中以振奋机能，易干姜为炮姜，恐干姜久服燥烈伤津。

辨六经为太阴阳明合病，辨方证为肾着加附子薏苡仁血余炭汤证。

处方：

炮姜 15g	生白术 60g	炙甘草 6g	茯苓 15g
白附片 24g	生薏苡仁 30g	血余炭 10g	

7 剂。

四诊：2023 年 11 月 18 日。服药后心慌，眠差，自感头皮血管跳，排尿不畅，等待无力，口微干，夜尿 2 次；苔白，脉细。

老师辨治：

患者心慌，眠差，自感头皮血管跳，为气上冲之象，当有表不解（太阳）。

排尿不畅，夜尿 2 次，苔白，脉细，久病，当为津血亏虚并里有停饮（太阴）。

口微干，里有微热（阳明）。

辨六经为太阳太阴阳明合病，辨方证为五苓散加豆归姜薏汤证。

处方：

桂枝 15g	茯苓 15g	猪苓 10g	泽泻 18g
生白术 60g	生薏苡仁 30g	炮姜 10g	赤小豆 15g
当归 10g			

7 剂。

按： 方中增加桂枝用量以降冲逆，加炮姜，有肾着汤方义，温中利饮，合赤豆当归散，养血祛湿。

五诊：2023 年 12 月 16 日。排尿通畅，夜尿 0～1 次，心慌减轻，头皮血管跳已，但近来心口心跳，口中和，无明显汗出，大便干结，日 1 行，恶闻杂音；苔白，脉细。

老师辨治：

患者排尿困难之主症已，虽心慌减轻，但又出现心口跳，仍为饮停心下，并水气上冲所致，大便仍干结，故辨六经为太阳太阴合病，辨方证为苓桂术甘加半夏汤证。

处方：

桂枝 15g	茯苓 18g	生白术 30g	炙甘草 6g
姜半夏 30g			

7 剂。

【临证体会】

笔者初看此案，并未引起重视。患者的西医诊断为尿括约肌痉挛，如果采用惯常的思维，对括约肌的痉挛，芍药甘草汤养血缓急、柔肌止痉，当为首选。可遍查老师五诊处方，并无此考量，方才重新仔细省看，斟酌思考。

五诊录入，按语写完，才体会到老师反反复复强调的"辨证思维"的妙处。笔者虽然"有是证，用是方"看似烂熟于胸，实际临证处方，往往干扰颇多。有西医的诊断思维，有专病专方的影响，有类方专药的执着，不是先入为主，就是简便讨巧，不细辨六经，不详查三毒，方证似是而非，加减轻慢，疗效不显，自是当然。

　　患者以排尿不畅接诊，但饮停之中，时而有表证，时而有里证。表证之中，初为流涕，后为水气上冲；里证之中，有寒有热，有轻有重。老师在五苓散、肾着汤、苓桂术甘汤三方中辨证细微，游刃有余，适时增减。虽然记录简略，但是其中已暗含六经、病机、方证、药证之辨，所以寥寥数味，就能疗效立现。

　　笔者初入经方之门，自诩学习刻苦，已有所得。老师每每叮嘱：先辨六经，继辨方证，力求方证相应。其中的话外之音则是：一门深入，勿要旁顾，不可取巧。此当是学习经方的终身之要。

（整理：喻刚，杨雅阁，李鸿彬）

二十五、乳腺癌骨转移案

某女，40岁。

初诊：2022年10月7日。去年12月确诊乳腺癌多发骨转移。现症：腰臀凉甚，眠差，入睡难，腹胀凉，大便日1行，溏，记忆力减退，上半身热，下半身凉，颏部色素沉着，手热足凉，纳可，服药后月经未行；苔白，舌边有齿痕，脉细。

老师辨治：

患者上半身热、手热，为上热。

腰臀凉、腹胀凉、便溏、下半身凉、足凉，为下寒。

脉细、记忆力减退、颏部色素沉着为血虚血瘀。

苔白，舌边有齿痕，腹胀，便溏，为饮停。

考虑为上热下寒之半表半里阴证并血虚水盛（厥阴）。

机体整体病理环境导致眠差、入睡难。

辨六经为厥阴病，辨方证为柴胡桂枝干姜合当归芍药散汤证。

处方：

柴胡 12g	黄芩 10g	天花粉 12g	生龙牡各 15g
桂枝 10g	炮姜 15g	当归 10g	白芍 10g
川芎 6g	苍术 10g	泽泻 10g	茯苓 15g
炙甘草 6g			

7剂。

二诊：2022 年 10 月 18 日。身热，诸症好转，眠好转，双手麻，腰痛，喉中有痰，腰沉，手足不凉；苔白，舌边有齿痕，脉细。

老师辨治：

患者处方有效，诸症好转，但仍身热、腰痛腰沉、眠差，依旧是寒热错杂之厥阴病。另手麻、脉细、喉中有痰、苔白、舌边有齿痕，当为血虚有饮所致，故维持上方不变，另加夏枯草增强清上热之效，兼针对乳癌软坚散结。

上方加夏枯草 15g，7 剂。

三诊：2022 年 11 月 1 日。颏下色素沉着减轻，喉中有痰，口中和，手足不凉，仍手足麻；苔白，舌暗，脉细。

10 月 7 日方加水蛭 6g，蜈蚣 2 条，7 剂。

按：加水蛭、蜈蚣强壮活血、消癥散结。

四诊：2022 年 11 月 11 日。手足热，仍手麻，周身痒，喉中痰明显减少，肩背及阴部有水疹，有时牙衄；苔白、舌暗，脉细。

老师辨治：

患者身痒、肩背及阴部有水疹，为湿在表，表不解（太阳）。

手足热、时有牙衄，当为里热（阳明）。

舌暗、手麻、脉细，为津血虚；喉中有痰，苔白，为痰饮为患（太阴）。

辨六经为太阳阳明太阴合病，辨方证为桂枝加荆防白豆归夏薏败汤证。

处方：

桂枝 10g	白芍 10g	炙甘草 6g	荆芥 10g
防风 10g	白蒺藜 15g	赤小豆 15g	当归 10g
生地黄炭 15g	生薏苡仁 30g	败酱草 18g	姜半夏 30g

自加生姜 3 片、大枣 4 枚，7 剂。

按：方中加薏苡仁、败酱草清热祛湿，当归、生地黄炭凉血活血，半夏化痰除饮，荆芥、防风强化解表。

五诊： 2022 年 11 月 18 日。皮肤痒已止，喉中痰减少 80%，牙龈已止，口中和，大便正常，手麻；苔白、舌暗，脉细。

老师辨治：

诸症减轻并缓解，仍喉中有痰（减 80%），结合手麻、苔白、舌暗、脉细，考虑血虚血瘀并痰饮内停，癥瘕积聚，当祛痰散结，化瘀消癥。

辨六经为太阴阳明合病，辨方证为二陈加豆归术白薏蒌慈蜈枯猫汤证。

处方：

姜半夏 60g	生薏苡仁 30g	瓜蒌 45g	当归 10g
赤小豆 15g	山慈菇 15g	蜈蚣 3 条	夏枯草 15g
猫爪草 15g	生白术 18g	白蒺藜 18g	陈皮 30g

7 剂。

六诊： 2022 年 11 月 23 日。喉中痰轻微，唯双手麻胀，口中和，汗出不多，记忆力差，脊椎痛，大便先干后溏；舌暗苔白，脉细弦稍数。

上方加桂枝 10g、牡丹皮 10g、广地龙 10g、白芍 10g，7 剂。

按： 上方合桂枝茯苓丸加地龙，增强活血化瘀之力。

七诊： 2023 年 1 月 31 日。停药后两周，月经来潮，足凉，乳腺刺痛，左腹跳动，双手胀，阴吹，大便成形，日 1 行，口中和，喉中痰已；苔白根腻，脉细。

老师辨治：

乳腺刺痛，当为病在半表半里（少阳）。

月经不调，手胀，阴吹，苔白、根腻，脉细，当为血虚血瘀饮停（太阴）。

辨六经为少阳太阴合病，辨方证为四逆合当归芍药去泽加夏薏桂丹汤证。

处方：

柴胡 12g	枳实 10g	白芍 10g	炙甘草 6g
当归 10g	川芎 6g	桂枝 10g	牡丹皮 10g
茯苓 15g	苍术 10g	姜半夏 60g	生薏苡仁 30g

7 剂。

八诊：2023年2月14日。乳腺痛减轻70%，左眼跳已，手胀，大便成形，喉中偶有痰，口中和；苔白舌暗，脉细。

上方增加桂枝用量至15g，7剂。

九诊：2023年2月21日。症状平稳，近来后背痛明显，汗出不多，喉中有痰，口中和；苔白，舌边有齿痕，脉细。

老师辨治：

因汗出不多，后背痛明显，故加大桂枝用量以解表邪，加合欢皮解郁并强化活血散瘀。

辨六经为少阳太阴合病，辨方证为四逆散合当归芍药去泽加桂丹桃夏薏合汤证。

处方：

柴胡 12g	枳实 10g	白芍 10g	炙甘草 6g
桂枝 18g	牡丹皮 10g	桃仁 10g	茯苓 15g
姜半夏 60g	生薏苡仁 30g	当归 10g	川芎 6g
苍术 15g	合欢皮 15g		

7剂。

十诊：2023年6月13日。腹腰凉，眠差，不易入睡，大便不成形，记忆力减退，后背痛已，月经提前了1周，经期时间短，喉中痰偶有，口中和；苔白微腻，脉细。

老师辨治：

患者经期时间短、脉细，记忆力减退，眠差，当为血虚；大便不成形，喉中痰偶有，腰腹凉，苔白微腻，为里虚寒饮停（太阴）。

辨六经为太阴病，辨方证为肾着合当归芍药加狗脊桑寄生附子汤证。

处方：

炮姜 10g	茯苓 15g	生白术 18g	炙甘草 6g
当归 10g	川芎 6g	白芍 10g	苍术 15g
泽泻 12g	狗脊 12g	桑寄生 30g	白附片 15g

7剂。

按：方中加入狗脊、桑寄生强健补虚，附子温阳提振机能。

十一诊：2023年11月17日。近来右胸刺痛，眠差，有白痰，双上肢麻，受风腹胀，吃大蒜后肛门痒，月经量少，口中和，喉中有痰；苔白腻，舌暗，脉细。

老师辨治：

患者右胸刺痛，当为半表半里阳证（少阳）。

月经量少、眠差、双上肢麻、舌暗、脉细，当为血虚血瘀；喉中有痰，苔白腻，受风腹胀，吃大蒜后肛门痒，为里虚寒饮停（太阴）。

辨六经为少阳太阴合病，辨方证为四逆合当归芍药加桂桃丹豆薏汤证。

处方：

柴胡12g	枳实10g	白芍10g	炙甘草6g
当归10g	川芎6g	茯苓15g	桂枝10g
牡丹皮10g	桃仁10g	赤小豆15g	泽泻15g
生白术30g	生薏苡仁30g		

7剂。

按：方中加赤小豆、薏苡仁旨在淡渗利饮。

【老师答疑解惑】

问：老师，这个患者，乳腺癌多发骨转移，一诊是柴胡桂枝干姜汤合当归芍药散，二诊加夏枯草，加夏枯草是为了软坚散结吗？

答：软坚，化痰，中医说的有些瘤子啊，认为是痰嘛。

问：八诊，增加桂枝用量至15g用意？

答：降冲逆。

问：九诊用四逆散，症状反应不明显啊？

答：背痛明显，背属于胸胁，四逆散证条文就一条，说得也不清楚，但是我们说四逆散治疗胸胁苦满，如小柴胡汤证类似的胸胁苦满，胸胁痛都属于苦满，苦满里头包括痛，用四逆散重点是治胸胁痛，没什么其他的。

问：五诊 2022 年 11 月 18 日，皮肤瘙痒已愈，喉中痰减少 80%，牙衄已，手麻。这个方证看了之后不明白，老师，您给我们讲讲？

答：这个写得比较简单，参考前面的情况，有胸胁方面的症状，然后考虑有痰，喉中有痰，着重于化痰，针对胸中之痰，瓜蒌宽胸理气化痰，这是从化痰角度着眼。其他症状不明显，就从化痰方面进行治疗，主要是这样。

问：主要是化痰散结？
答：对。

问：看您也用了蜈蚣，是取其化瘀消癥的作用吗？
答：有强壮的作用，强壮祛风，医经称为祛风（息风止痉），实际上它起到强壮化痰的作用。其他症状没有了，我们主要的进行强壮化痰治疗。

问：这个舌暗，考虑有瘀血吗？
答：考虑有瘀血、痰饮。

问：因血虚血瘀，所以合用赤豆当归散？
答：对。这个病就是有相应的证，偏向于某些方面，前面这些用药都是化痰的。有表皮痒，偏向太阳，用桂枝，加荆芥、防风。所以我们不是专门抗癌的，表证不明显了，解表的药就不用了，其他方面还是以化痰为主。

问：老师，这里面山慈菇、夏枯草、猫爪草的功效是什么？
答：化痰散结，因为其他症状不明显，用药并非专门抗癌。考虑癌属于痰结、痰饮，从痰上治。

问：老师，这些可以认为是治疗肿瘤的专药吗？

答：也不是专药。实际上我们从痰饮角度考虑，是热证还是寒证呢？基本上这些是寒性药，但是我们还用了其他温性的药，如半夏、当归等还是温性的，这属于上热下寒、阳明太阴合病，就这么治疗。

问：但是从症状反应看，没有明显的热象啊。

答：热象不明显，但要考虑之前有过牙衄，有时有热，属上热，有时不明显，谨慎使用清热的药，如生薏苡仁等，最多用个生地黄炭，我们很少用生地黄，它太碍胃了，过于寒凉，凉了以后碍胃。

问：老师，对这个患者的主要方证，柴胡类方运用较多。我们查阅经方的文献，发现乳腺癌相关的经方治疗中，"高效方证"以柴胡类方居多，您对此有什么经验认识呢？

答：所谓"高效"这个说法，我不太认同。你们老是提，什么叫高效呢？哪个用对了都有高效，柴胡桂枝干姜汤，你说它高效吗？用不对，根本就没效，怎么叫高效？没有什么高效不高效，用对了，才有效，用不对就没效。"高效方"这种说法不太确切，方用对证了，都是高效的。

我们退热用什么呢？桂枝汤、麻黄汤都有可能高效，但是我们治疗新冠肺炎时，理中汤、四逆汤等也可能高效，你不用，它就没效，用小柴胡汤就一定有效吗？根本就没效，怎么说高效呢？大青龙汤有效吗？小柴胡汤加生石膏使用较多，因为阳热症状常见，但这也不代表半表半里的病就多，能说它高效吗？但是如果出现汗出、发热、下利日数十行，你再用小柴胡汤有效吗？无效，那就不能说高效了，连有效都谈不上，还是要看辨证。所以"高效方"的提法有时候不太合适，哪个方对证了才高效，不对证就没效。

问：乳腺病常出现柴胡类方证，是考虑乳腺这个部位与胸胁、半表半里相关吗？

答：乳腺这个部位并非关键，主要看她的症状。乳腺做了手术以后，如果胸胁没有症状，反而有表证，你再用柴胡类方行吗？不行。这个时候，必须用桂枝，为什么呢？因为病还在表，表有湿邪，所以皮肤瘙痒。你用小柴胡汤，用这类方，行吗？同样一个人，时间不同，症状不同，用方就不同，必须根据症状来。所以很简单，说来说去，是根据症状反应决定，不是用专病专方。不能说乳腺癌就固定用几个方，我们对乳腺癌进行分类，有几种类型、几个方，讲一讲，临床可能遇到，讲一讲可以，但要是把这当作普遍规律，认为凡是乳腺癌就这几个类型，对吗？不对，还有很多其他类型，很多其他方，有在表的，有不在表的，不能都用一个方。

中医的理论很重要，经方的理论必须依据症状反应，没有辨病论治的概念，辨病论治与辨证论治相结合的说法也不对，不能结合，辨证论治就是辨证论治，不能与辨病论治相结合。尤其是现在的疾病，不能因为西医诊断为癌症，就都采用化痰治疗，不一定合适。

我们这次治疗重点在于解表，因为她还有痰，所以加了点化痰的药，如生薏苡仁可化痰，半夏也可化痰，但她以表证为主，还得先解表。所以像这个时候，半夏可以不用，解表是重点。如果你一味化痰，影响了解表，那就麻烦了，还不如不化痰，先直接解表治疗。等身上痒止住以后再化痰，这个时候表证不明显了，再重点化痰。同时治疗有时效果不太好，吃一大包药，效果不好，还不如先解表，表证消除后再重点化痰。

问： 虫类药，像地龙、水蛭、蜈蚣，如何运用？

答： 这类药主要是加强活血作用，有时可以使用。你看患者的症状，比如一侧疼痛、舌头暗，瘀血严重时，就加点这类药。像这个（患者）手麻，考虑有血瘀。

问： 这个患者手麻也是考虑血瘀导致的？

答： 可以这么考虑。

问： 加蜈蚣也是起到强壮活血的作用？

答： 对，患者体虚。活血的药有凉性的，也有热性的，要看具体情况。经方中也用蜈蚣、蝎子，强调"本草石之寒温，量疾病之浅深"，很简单，就是根据症状的寒热温凉来用药。经方写得很清楚，"本草石之寒温，量疾病之浅深"，就是这么回事。

问：是不是对肿瘤患者使用虫类药的情况多一些？

答：中医、西医、中西医结合都在探讨肿瘤治疗。对于活血药该怎么理解呢？往往会受西医影响，有人说这个（药）不行，吃了会使肿瘤转移加快，但依据不太充分。有些观点认为活血药不好，用了活血药肿瘤转移得更厉害，相关研究多不多，不太清楚，大样本数据情况也未知。有什么依据呢？没有严格的对照研究。

活血化瘀药会导致肿瘤转移加快，这只是一种观点，实际情况是不是这样呢？我们说临床中如果疼痛剧烈，瘀血严重，像"少腹急结，其人如狂"这种情况，你不活血行吗？必须活血。阳明瘀血，就需要用桃核承气汤！你不活血，病就治不好。你说用了活血药转移快，那你不活血，患者的疼痛怎么缓解？吃了药疼痛缓解了，能确定肿瘤转移加快了吗？不好确定。遇到这种情况就必须用活血药。所以我们中医经方是根据症状反应用药，该用活血药就用，不该用就不用，还是依据症状反应来定。

问：晚期癌症患者，除了辨证，如果当时癌痛非常厉害，从治标的角度，有没有专门止痛的药物？

答：止痛也没有特别特殊的药物，首先要分清寒热。寒性的疼痛，可以用附子、乌头等药物止痛，热性的疼痛，用生石膏、大黄治疗也能缓解。有瘀血，出现少腹急结，疼得厉害，这个时候桃核承气汤就能发挥作用。如果患者是一派虚寒，有四肢冰冷的这种疼痛，用大黄就不合适，用附子效果较好。

所以都说附子能止痛，从西医角度理解，说附子有麻醉作用，这样理解对一半，差一半，所以非常热的疼痛用附子有效吗？效果可能不好。但是这次新冠疫情中我们发现附子也能降温、退热，为什么呢？那是在太阳太阴合病的时候才行。

单纯的阳明病，单纯的太阳病，你用附子行吗？不行！所以《伤寒论》第388条说"吐利汗出，发热恶寒，四肢拘急，手足厥冷者，四逆汤主之"，这个时候用发汗的方法治疗发热行吗？用和解的方法治疗发热行吗？根本不行，只能用四逆汤！

虚证就从里证论治。这是经方的理论，医经没有这种理论。所以这次治疗新冠，退热还是经方起作用。医经总是采用清热解毒、辛凉解表的方法，患者吃了药，越来越热，还腹泻，直到身体乏力，西医就用激素急救，有的能抢救过来，有的就去世了。有些去世的患者，各种好药都用了，看似治疗没有错误，实际上从经方理论来看，就是错了。

患者体温很高，腹泻很严重，还用清热解毒的金银花、板蓝根等药物，吃了腹泻更严重，患者不死才怪呢！所以这是从理论上就没有正确认识。感冒一来就清热解毒，都用苦寒药物，这是不对的。

《伤寒论》已经告诉我们，"病发于阳，而反下之，热入因作结胸"，已经说得很清楚了，你看清热解毒类中成药很多都违反这一条。有表证的时候你还用下法，这就会造成类似导致患者死亡的结胸证啊！

【临证体会】

恶性肿瘤属于重大疾病，"冰冻三尺，非一日之寒"，其治疗也需逐诊随证施治，抽丝剥茧，改善患者生命质量，延长生存期，实现带瘤生存。

常有某书或某文章讲何方治疗何病，然而临证之中，疑难顽疾病程长，病情复杂多变，在病程的不同阶段症状反应各不相同，"有是证，用是方"，"证"变化了则"方"也需改变，并非某一个方或某几个方就能简单治愈。

我们学习冯老辨治恶性肿瘤的医案，发现大多诊次多，时间跨度长，老师依据症状反应随证治疗，患者服药后，症状减轻，生命质量提高，依从性良好。

现如今，与女性相关的乳腺疾病如"雨后春笋"般高发，乳腺结节、乳腺增生甚至乳腺癌已成"常见"态势，其中乳腺癌的发病率逐年增高，已位居妇女恶性肿瘤发病率和死亡率的首位。

乳腺疾病的高发与其他慢性病的成因大多相似，无外乎食饮、起居、情志、环境等因素导致。正如清代高锦庭《疡科心得集》所言：乳痈之不可治者，则有乳岩……初如豆大，渐若棋子，不红不肿，不疼不痒。或半年一年，或两载三载，渐长渐大。由此可见乳腺癌的形成"非一日之功"，若在乳房中出现结块之时，采取如中药、针刺、艾灸、热敷、按摩等多种方式，再辅以情志的调适，即可改善或截断病情，一旦乳腺癌形成，则成难治。

徐灵胎说："医者之学问，全在明伤寒之理，则万病皆通。"若能明伤寒之理，掌握经方医学通治之法，则可为恶性肿瘤患者带来一份生机。

恶性肿瘤患者多处于正虚邪盛的病理生理状态，而晚期肿瘤患者多机能沉衰，陷入阴证，且多有痰饮内停、瘀血阻滞，从而导致癥瘕积聚。治疗多需温阳振奋，祛痰湿、化瘀血，从而扶正祛邪、推陈致新、消癥散结。

乳腺癌除了具有恶性肿瘤患者病机的共性，还有其特殊性。女性乳腺疾病，临床常出现柴胡类方证，乳腺癌患者也是如此。从老师对此案的辨治过程所用方药即可看出。

笔者在临证中，也接诊了很多乳腺癌患者，有肿瘤晚期患者，有乳腺癌术后患者，有乳腺癌放化疗后患者，常遇到柴胡类方及合方方证，如小柴胡汤合当归芍药散、柴胡加龙骨牡蛎汤、柴胡桂枝干姜汤合当归芍药散、四逆散合当归芍药散合桂枝茯苓丸、大柴胡汤合桂枝茯苓丸等方证。但在临证时，不要把柴胡类方视为乳腺癌的"高效方证"，临证必须"依据症状反应，先辨六经，继辨方证"，不要被西医诊断影响经方的辨证施治。

冯老对笔者关于"高效方证"的批评指正发人深省：经方的理论必须依据症状反应，没有辨病论治的概念，辨病论治与辨证论治相结合的说法不对，不能结合，辨证论治就是辨证论治，不能与辨病论治相结合。

（整理：杨雅阁、喻刚、梁栋）

二十六、冠心病案

　　冯世纶老师对心绞痛患者辨证准确，选方精准，效果明显，笔者在学习过程中也受益良多。通过整理学习冯老冠心病辨治案，浅析冠心病常见方证的寒热虚实观。

　　某男，54 岁。
　　初诊：2023 年 7 月 31 日。患者患有冠心病，1 个月来喘气粗，胸闷，心区有时疼痛，流口水，手握不灵活，口干，大便每日 1 次，夜尿 3～4 次；舌苔白，舌淡暗，脉沉弦细。
　　老师辨治：
　　患者喘息、胸闷、心前区疼痛，当为水气冲逆、寒饮阻滞胸中所致（太阳、太阴）。
　　患者流口水、夜尿频、苔白、舌淡暗、脉沉弦细，当为里寒饮停（太阴）。
　　流口水而口干，当为饮停化热（阳明）。
　　辨六经为太阳太阴阳明合病，辨方证为五苓散加薏附姜汤证。
　　处方：

桂枝 10g	茯苓 15g	猪苓 10g	泽泻 18g
生白术 30g	炮姜 10g	生薏苡仁 30g	白附片 18g

7 剂。
　　按：加炮姜意在加强温中化饮之效，与白术、附子一起有附子理中汤之意，且与茯苓、白术一起有肾着汤之意。

二诊：2023 年 8 月 15 日。症减，夜尿 2 次，口干；舌苔白滑，舌淡暗，脉沉细。

老师辨治：

服药后患者症状减轻，方证对应，守方再进，加陈皮、半夏，有合二陈汤之意，强化祛饮作用。

上方加陈皮 30g、姜半夏 30g，7 剂。

三诊：2023 年 8 月 21 日。气粗减轻，偶有跳痛，前几天牙疼，头蒙，有时流口水，晚上口干，夜尿 1 次，偶有心区跳痛；舌苔白腻，脉细弦。

老师辨治：

症状减轻，但仍偶有心区跳痛，前几日牙痛，考虑为瘀血阻络，上方加小量大黄，意在化瘀。

上方加大黄 3g，7 剂。

四诊：2023 年 9 月 4 日。牙疼已，流口水已，有时胸前刺痛，晚上口干，头蒙，气粗不明显，仍感气不畅、气短，矢气多，夜尿 1 次；舌苔白，脉细弦。

老师辨治：

整体考虑仍为外邪里饮夹瘀，治以温中降逆利饮、化瘀通痹。

辨六经为太阳太阴阳明合病，辨方证为五苓散合桂枝茯苓加薏附汤证。

处方：

生薏苡仁 30g	白附片 24g	桂枝 10g	茯苓 15g
猪苓 10g	生白术 30g	泽泻 18g	白芍 10g
牡丹皮 10g	桃仁 10g		

7 剂。

五诊：2023 年 9 月 19 日。胸前闷，出气粗症状减轻，有时流口水，睡眠中流口水，晚上口干症状减轻，有时左侧睾丸静脉曲张疼；舌苔白腻，脉细弦。

上方增白附片至 30g，加炮姜 6g，7 剂。

冯世纶老师关于冠心病经方辨治医案颇丰，除本案外，另引两则老师辨治冠心病案以供学习体会。

某男，27 岁，患有冠心病、心肌梗死，行冠脉球囊扩张加支架植入术治疗后，仍有不适，遂求诊于老师，老师用薏苡附子散合橘枳姜加半夏汤治之。

某男，57 岁，因心绞痛隐痛求诊于冯老，老师用薏苡附子散合五苓散加豆归汤，二诊用了薏苡附子散合橘枳姜加半夏汤。方小而力专，效如桴鼓。

【临证体会】

冯世纶老师对心绞痛患者辨证准确，选方精准，效果明显，笔者在学习中感悟良多。试以冯老的案例浅析冠心病常见方证在八纲中的寒热虚实视角。

冠心病多属于中医胸痹心痛范畴，《金匮要略·胸痹心痛短气病脉证治第九》曰："夫脉当取太过不及，阳微阴弦，即胸痹而痛，所以然者，责其极虚也。今阳虚知在上焦，所以胸痹心痛者，以其阴弦故也。""平人无寒热，短气不足以息者，实也。"

胡老认为阳微为津虚，阴弦为寒湿，说明冠心病（胸痹心痛）多见邪实之证。此处之邪实属于有形之邪，符合西医学观点，多为痰饮瘀血阻滞而致胸痹。然而痰饮瘀血既是病因，也是病理产物，机体自身生理平衡被打破后才会形成病理产物进而致病或加重疾病。里寒则寒饮内生，饮聚则气血不畅，阻滞胸中表现为心绞痛。

本书所列冯老辨治心绞痛案，药物以温药为多见，较少使用寒凉药物，这是由患病机体的寒热虚实属性所决定的。"痛者得寒则剧，得温则减"，究其论治仍应从寒热虚实处入手。

西医学的进步和健康观念的普及，使得部分患者服用了过多药物。因药物杂乱，特别是活血化瘀中成药，不辨证自服者比比皆是。然而活血化瘀药多为凉药，长期服用或可致患者里寒加重，看似祛邪，实则对正气不利。在日常诊疗中，心血管疾病正虚者多见。正由于此，不经六经八纲辨证，而以心绞痛瘀血阻滞为定见，滥用活血化瘀药物而疗效不佳者，并不鲜见，甚则发作更频繁。

"寒热有常，而虚实无常"，临证时心绞痛患者寒热有时并不明显，而病理产物的"实"与人体正气的"虚"，反而更易显现。比如《金匮要略·胸痹心痛短气病脉证治第九》中提道："胸痹，心中痞气，气结在胸，胸满，胁下逆抢心，枳实薤白桂枝汤主之，人参汤亦主之。"心中痞指心中痞塞、气机不畅；气结在胸是说气结于胸中而胸满闷；胁下逆抢心是说自觉气自胁下而逆于心胸之感。枳实薤白桂枝汤降逆行气以消胀满，主治实证；人参汤是治因中气大虚，饮自下乘，而导致的气结胸满，主治虚证。此为以虚实鉴别。

具体病理产物本身并不具备特定的六经属性归属，但其作为有形之邪，产生原因及为病反应与患病机体的病位、病性、病情相关。因此，对于病理产物的治疗，除了关注病理产物本身的解决方式，也要积极应对病理产物所处的六经寒热虚实环境，痰湿当祛湿，但寒者温阳，热者清热。冠心病病机多为痰饮瘀血阻滞，但这依然是现象层面，并非本质，本质仍为痰饮瘀血背后的阴阳、表里、寒热、虚实。

【学生临证实践】

患者范某，男，74岁，以"心前区不适4个月"于2023年9月14日来诊。患者4个月前开始自觉心前区隐痛、酥麻不适，伴强烈搏动感，多于夜间睡眠时发作，持续十余分钟至数十分钟可缓解。

患者曾于2017年11月做冠脉造影，显示：冠脉三支病变。行冠脉旁路移植术治疗，左乳内动脉—前降支搭桥，主动脉根部—钝缘支—左室后支作序贯桥。

本次入院后查冠脉CTA：乳内动脉及大隐静脉桥血管通畅良好。西药治疗仍以硝酸酯类、β受体阻滞剂、他汀类、抗血小板积聚药物治疗。

现症：心前区不适，时有隐痛，心悸，汗出多，口唇干，纳可，入睡难，眠差多梦，二便如常；舌淡，苔白厚腻，脉沉细弦。

辨六经为太阳太阴阳明合病，辨方证为桂甘龙牡合炙甘草汤去阿胶生姜加苓术远菖欢炮姜汤证。

处方：

桂枝 18g	炙甘草 12g	生龙骨 15g	生牡蛎 15g
茯苓 15g	白术 15g	党参 15g	生地黄 15g
麦冬 15g	火麻仁 10g	远志 10g	石菖蒲 10g
合欢皮 15g	炮姜 6g	大枣 15g	

7剂。

按：患者心悸，汗出多，口唇干，眠差，苔白厚腻，脉沉细弦，当为表里合病，外邪里饮化热，以桂甘龙牡汤加苓、术解表利饮降冲逆，强壮清热敛浮越。患者口唇干，舌淡，为久病津血不足，以炙甘草汤补虚润燥，治虚劳不足，加炮姜合肾着汤之意，温中化饮。

服药 3 剂后查房问诊，患者自觉夜间心前区不适发作频次减少，时有隐痛且搏动感消失。1 周后复诊，未再觉心前区隐痛不适，心悸已，汗出已，眠可。原方续服一周。1 个月后电话随访，患者自诉症状缓解，无不适。

【结语】

随着心电图机的问世，以及冠脉造影、冠脉 CTA 的普及，冠心病的诊断可以非常精准且迅速。这在指导西医进行快速治疗的同时，也推动了中医学对冠心病的诊治探讨。

目前基本形成的共识认为，冠心病多有胸闷、胸痛，其病机为痰饮瘀血阻滞（寒湿痹阻胸阳致胸痹）。胡老验案有治以大柴胡汤合桂枝茯苓丸、瓜蒌薤白半夏汤等，冯老治以薏苡附子散合橘枳姜汤或五苓散等为多见。

年代的变迁，社会生活环境的改变，可能导致患者群"六经病证"的变化，进而导致"方证"的不同。无论目前冠心病患者为阴证或阳证，均需要方证相应。"辨方证是辨证的尖端"，无论选用何方，前提都应"先辨六经"，做好方向性辨证，明辨寒热虚实病情及痰饮瘀血病理因素，"继辨方证"。

（整理：史一帆，杨雅阁，喻刚）

二十七、膜性肾病案

某女，25岁。

初诊：2016年8月22日。9年前经肾穿活检病理诊断为膜性肾病，曾治愈。7月1日剖宫产，孕后尿蛋白（+++），产后发现甲状腺功能减退，口服优甲乐（左甲状腺素钠片）；下肢痒，足心热，口干，纳可，汗出多，怕热，大便如常；苔白，脉沉细。

老师辨治：

患者下肢痒，有表证（太阳）。

足心热，口干，汗出多，怕热，为里热（阳明）。

膜性肾病史，孕后尿蛋白+++，苔白，脉沉细，考虑津血虚并饮停（太阴）。

整体考虑外邪里热血虚夹饮。

辨六经为太阳阳明太阴合病，辨方证为越婢加术豆归汤证。

处方：

麻黄15g	苍术30g	炙甘草6g	生石膏45g
赤小豆15g	当归10g		

自加生姜3片、大枣4枚，7剂。

按： 方中越婢加术汤解表邪，清里热，利水饮，合赤豆当归散养血祛湿。

二诊：2016年8月28日。汗出减，足心热，怕热，烦躁，下肢痒不明显，眠差（5～6小时）。

老师辨治：

患者虽汗出减，下肢痒不明显，表证减，但仍足心热，怕热，烦躁，里热仍重，病机未变，六经不变，因有眠差，上方加茯苓利水宁心、安神助眠。

辨六经为太阳阳明太阴合病，辨方证为越婢加术豆归苓汤证。

上方加茯苓18g，7剂。

三诊：2016年9月26日。汗出少，足心热已，怕热已，烦躁已，下肢痒已，眠差（2～6h），大便日1行，小便欠畅；苔白，脉细。

老师辨治：

患者诸症减，眠差，小便欠畅，水停仍在，上方增麻黄，加半夏，增强解表祛饮之力。

辨六经为太阳阳明太阴合病，辨方证为越婢加术豆归苓夏汤证。

上方增麻黄为18g，加姜半夏30g。

四诊：2017年1月9日。足心有时热，左眼干涩，头胀，口干，汗出不多；苔白，脉细。

老师辨治：

患者足心有时热，左眼干涩，头胀，口干，汗出不多，苔白，仍为外邪里热血虚夹饮。

辨六经为太阳阳明太阴合病，辨方证为越婢加术豆归汤证。

处方：

麻黄18g	苍术30g	炙甘草6g	生石膏45g
赤小豆15g	当归10g		

自加生姜3片、大枣4枚，7剂。

五诊：2017年1月23日。尿蛋白++，足心无明显热感，仍眼干，头胀已，口干不明显，纳可；苔白，脉细。

老师辨治：

足心无明显热感，口干不明显，仍眼干，里热减；仍予越婢加术豆归汤，加车前子利水。

辨六经为太阳阳明太阴合病，辨方证为越婢加术豆归车汤证。

上方加车前子 15g，7 剂。

六诊：2017 年 4 月 9 日。昨查尿蛋白（++），潜血（±），管型（+）（发热时查），口干已，眼干已，自感无不适，口水多；苔白润，脉细弦。

老师辨治：

患者口干已，眼干已，里热减，但口水多，苔白润，水饮重，萆薢可利湿去浊、祛风除痹，五诊方去车前子加萆薢，意在利水药的替换，避免长期用同样利水药而致不良反应。

辨六经为太阳阳明太阴合病，辨方证为越婢加术豆归萆汤证。

1 月 9 日方加川萆薢 10g，7 剂。

七诊：2017 年 5 月 21 日。查尿常规：尿蛋白（++），潜血（+），比重1.030。鼻黄涕，食时恶心，今早眼胀；苔白，脉细。

老师辨治：

患者鼻流黄涕，今早眼胀，考虑仍为外邪里饮化热，患者食时恶心，以甘寒的白茅根易苦平的萆薢，利水除湿而不伤胃气。《神农本草经》记载白茅根：味甘寒，主治劳伤虚羸，补中益气，除瘀血，血闭，寒热，利小便。

辨六经为太阳阳明太阴合病，辨方证为越婢加术豆归茅汤证。

处方：

麻黄 18g	炙甘草 6g	苍术 30g	白茅根 15g
生石膏 45g	赤小豆 15g	当归 10g	

自加生姜 3 片、大枣 4 枚，7 剂。

八诊：2017 年 10 月 23 日。查尿常规：尿蛋白（++），隐血（−）。足不热，凉，排卵期腰痛，背疼，左上肢活动时有关节响，腰冷，早起眼胀已，食时恶心已，流涕已；苔白，脉细。

辨六经为少阴阳明太阴合病，辨方证为二加龙骨牡蛎去白薇加苓术苏知汤证。

处方：

桂枝 10g	白芍 10g	知母 12g	炙甘草 6g
苍术 15g	茯苓 15g	生龙牡各 15g	黄附片 18g
紫苏叶 6g			

自加生姜 3 片、大枣 4 枚，7 剂。

按：患者支节疼痛，腰痛、背疼、关节响，胡希恕先生讲"痹证始终离不开少阴"。老师辨方证为二加龙骨去白薇加苓术苏知汤证，用二加龙骨汤，去白薇加知母，二者虽均可清虚热，但知母消肿除痹痛，方中苓、术利水，苏叶、桂枝联用加强解表之力。

九诊：2017 年 11 月 18 日。尿蛋白（+++），近三四天鼻中生疮，左颌下淋巴肿，腰痛已，背疼已，背冷已，口中和，口唇胀；苔白中厚，脉细。

老师辨治：

鼻中生疮，左颌下淋巴肿，口唇胀，蛋白尿，苔白中厚，当为外邪里饮化热，里热重，用白虎汤去粳米以清解阳明里热，加桔梗并知母清热消肿，加苍术以利饮；患者用麻黄、桂枝日久，恐麻、桂燥热伤津，以荆、防、苏叶温和解表。

辨六经为太阳阳明太阴合病，辨方证为白虎去粳米加荆防苏桔术汤证。

处方：

紫苏叶 10g	荆芥 10g	防风 10g	生石膏 45g
桔梗 10g	炙甘草 6g	苍术 15g	知母 12g

7 剂。

十诊：2018 年 4 月 2 日。尿蛋白（+～++），促甲状腺激素 5.230μIU/mL，停服优甲乐，近背疼，乏力，太息，易出汗，太阳穴胀，口中和，纳多；苔白，脉细弦。

老师辨治：

尿蛋白减少，治疗有效，继以越婢加术汤为主方解表利水清热，加甘平之葛根以解肌除背疼，加桂枝降冲逆除太阳穴胀，加防己利水。

辨六经为太阳阳明太阴合病，辨方证为越婢加术葛桂防汤证。

处方：

| 麻黄 10g | 葛根 15g | 桂枝 10g | 炙甘草 6g |
| 苍术 30g | 生石膏 45g | 防己 10g | |

自加生姜 3 片、大枣 4 枚，7 剂。

按：后随访患者知，患者产头胎后出现蛋白尿，并有甲状腺功能减退，开始口服优甲乐，至此诊时停服。

十一诊：2018 年 9 月 10 日。尿蛋白（＋），月经量少，色鲜红，背疼已，但受风感冒，背凉汗出，太阳穴胀不明显，口干，足冷，大便如常；苔白，脉细。

老师辨治：

患者受风感冒，背凉汗出，当为表证（太阳）。

口干，当为里热（阳明）。

足冷，苔白，经量少，脉细，当为里虚寒（太阴）。

辨六经为太阳阳明太阴合病，辨方证为越婢加术豆归葛桂防汤证。

上方加赤小豆 15g、当归 10g，7 剂。

按：上方加当归、赤小豆以养血利湿。

十二诊：2018 年 10 月 15 日。昨查尿蛋白（＋），月经量如常，足凉，后背汗出不明显，乏力，口干，夜尿 1 次；苔白，脉细。

老师辨治：

经量如常，故上方去赤豆当归散，后背汗出不明显，表证减，故去葛根、桂枝，仅以越婢加术汤原方解表邪利水湿清里热。

辨六经为太阳阳明太阴合病，辨方证为越婢加术汤证。

处方：

| 麻黄 12g | 炙甘草 6g | 苍术 30g | 生石膏 45g |

自加生姜 3 片、大枣 4 枚，7 剂。

十三诊：2019 年 3 月 25 日。查尿蛋白（±），左鼻流涕，扁桃体化脓无症状，口干，尿如常，活动汗出，纳可，夜尿 1 次；苔白根腻，脉沉细数。

老师辨治：

依据症状反应，证候仍属外邪里饮化热，新增左鼻流涕，扁桃体化脓，故加生薏苡仁清热除湿排脓。

辨六经为太阳阳明太阴合病，辨方证为越婢加术薏汤证。

处方：

麻黄 18g   苍术 30g   炙甘草 6g   生石膏 45g

生薏苡仁 30g

自加生姜 3 片、大枣 4 枚，7 剂。

十四诊：2019 年 8 月 26 日。查尿蛋白（±），发落多，眠可，面痤，左鼻塞，口中和，汗出不多；苔白，脉细。

老师辨治：

汗出不多，面痤，左鼻塞，苔白，发落多，仍为外邪里饮化热；发落多，汗出但不多，为失精家；考虑久病津虚汗出乏源，为虚弱浮热，取二加龙骨牡蛎汤强壮解表清热敛浮越，加苓、术利水。

辨六经为少阴阳明太阴合病，辨方证为二加龙骨牡蛎加苓术汤证。

处方：

桂枝 10g   茯苓 15g   苍术 15g   白芍 10g

生龙牡各 15g   白薇 12g   炙甘草 6g   白附片 15g

自加生姜 3 片、大枣 4 枚，7 剂。

十五诊：2019 年 11 月 4 日。尿蛋白（-），面痤少，左鼻塞，口中和；苔白，脉细。

老师辨治：

表证已，蛋白尿转阴，唯有面痤、鼻塞，苔白，脉细，当属饮停化热。

辨六经为阳明太阴合病，辨方证为薏苡附子败酱散加桔草汤证。

处方：

生薏苡仁 30g　　　败酱草 30g　　　桔梗 10g　　　炙甘草 6g

白附片 15g

7 剂。

按：薏苡仁、败酱草清热祛瘀排脓消肿，加附子以振奋鼓舞正气，而利于痈脓排出。

十六诊：2020 年 11 月 2 日。1 月来咽疼，鼻痤，汗出不多，大便日 1 行，月经量少，纳可，经行足凉；苔白根腻，脉细数。

老师辨治：

患者咽痛，鼻痤，脉数，半表半里郁热（少阳）、里热（阳明）兼有。

经量少，经行足凉，脉细，当属血虚；苔白根腻，当为湿（太阴）。

辨六经为少阳阳明太阴合病，辨方证为小柴胡加桔膏豆归地汤证。

处方：

柴胡 12g　　　黄芩 10g　　　姜半夏 30g　　　党参 10g

炙甘草 6g　　　桔梗 10g　　　生石膏 45g　　　赤小豆 15g

当归 10g　　　生地炭 15g

自加生姜 3 片、大枣 4 枚，6 剂。

按：小柴胡汤加桔梗、生石膏，和解清热。因面痤日久，加赤小豆、当归、生地炭养血凉血、清热祛湿。

十七诊：2020 年 12 月 7 日。月经量少，3～4 天即净，口干，有轻度鼻塞，大便日 2～3 行，尿蛋白（-）；苔白根腻，脉细。

辨六经为少阳太阴合病，辨方证为四逆散合当归芍药散加焦三仙汤证。

处方：

柴胡 12g　　　枳实 10g　　　白芍 10g　　　炙甘草 6g

当归 10g　　　川芎 10g　　　茯苓 12g　　　苍术 10g

泽泻 10g　　　焦三仙各 10g

7 剂。

十八诊：2022 年 4 月 22 日。生育二胎后，患甲亢（甲状腺功能亢进，下同），口服赛治，肾功能又见异常，心慌，汗出不多，晚上下半身热，烦躁，易饥，食多，发落多，大便日 2～3 行，小便可，月经如常；苔白、舌左有瘀点，脉细数。

老师辨治：

患者生育二胎后，患甲亢，汗出不多，晚上下半身热，烦躁。内分泌系统疾病多见半表半里证，患者无机能沉衰之象，考虑半表半里阳证（少阳）。

汗出但不多，心慌，考虑外邪里饮并水气冲逆（太阳、太阴）。

易饥，食多，当有里热（阳明）。

辨六经为太阳少阳阳明太阴合病，辨方证为柴胡加龙骨牡蛎去铅黄加术膏汤证。

处方：

柴胡 12g	黄芩 10g	姜半夏 15g	党参 10g
炙甘草 6g	桂枝 15g	茯苓 15g	苍术 10g
生龙牡各 15g	生石膏 45g		

自加生姜 3 片、大枣 4 枚，7 剂。

按：治以和解半表半里、解表降逆、利水清热。

十九诊：2022 年 7 月 8 日。下肢热，大便日 1 行；苔白边剥，脉细滑。

辨六经为阳明太阴合病，辨方证为猪苓汤去阿胶滑石加豆归薏血箭肤汤证。

处方：

猪苓 10g	泽泻 15g	茯苓 12g	生薏苡仁 30g
赤小豆 15g	当归 10g	血余炭 10g	鬼箭羽 10g
地肤子 10g			

7 剂。

二十诊：2023 年 3 月 10 日：蛋白（+++），潜血（+），大便不成形日 1 行，咽干，月经后期 12 天，纳可，足凉；苔白剥，脉细弦。

老师辨治：

咽干，便溏，月经后期，足凉，为上热下寒。

蛋白（+++），潜血（+），脉细，苔白剥，为血虚水盛。

辨六经为厥阴病，辨方证为柴胡桂枝干姜合当归芍药散汤证。

处方：

柴胡 12g	黄芩 10g	天花粉 12g	生龙牡各 15g
桂枝 10g	炮姜 15g	当归 10g	白芍 10g
川芎 6g	苍术 10g	泽泻 12g	茯苓 15g
炙甘草 6g			

7 剂。

二十一诊：2023 年 7 月 14 日。经前面痤，大便如常，汗出不多；苔白，脉细。

老师辨治：

经前面痤，汗出不多，苔白，脉细，当属外邪里饮并血虚里热。

辨六经为太阳阳明太阴合病，辨方证为越婢加术豆归薏汤证。

处方：

麻黄 10g	炙甘草 6g	苍术 18g	生石膏 45g
生薏苡仁 30g	赤小豆 15g	当归 10g	

自加生姜 3 片、大枣 4 枚，7 剂。

按：治以解表利水、养血利湿清热。

二十二诊：2023 年 10 月 14 日。9 月 10 日查尿蛋白（++），卧后足凉，发落多，月经前痤少，口中和，月经如常；苔白，脉细。

辨六经为厥阴病，辨方证为柴胡桂枝干姜合当归芍药散汤证。

处方：

柴胡 12g	黄芩 10g	天花粉 12g	生龙牡各 15g
桂枝 10g	炮姜 15g	当归 10g	白芍 10g
川芎 6g	生白术 15g	泽泻 12g	茯苓 12g

炙甘草 6g

7 剂。

【老师答疑解惑】

问：老师，患者初诊汗出多、口干、蛋白尿，辨六经为太阳阳明太阴合病，为什么不是五苓散证？而是越婢加术汤证呢？

答：下肢痒，有表证；足心热，口干，汗出多，怕热，有里热；所以这是表里合病，太阳阳明合病，这个比较明显，胡老经常用越婢加术汤，所以这是首选，基本上是太阳阳明合病，就是这样，这个很简单，不管是肾小球肾炎，还是膜性肾病，都一样。她这个病持续了好长时间，尿蛋白一直有，俩加号的时候，非要二胎，我说"你别要，你先保命吧"，后来尿蛋白消了，要了个二胎，结果有二胎以后出现了甲亢，肾炎又复发了。

问：老师，三诊时患者诸症均好转，为什么还要增麻黄量，加姜半夏呢？

答：加强解表和利尿的作用，我认为她病在表，而不是针对肾炎。增加解表的作用，用越婢加术汤的话，麻黄可以按照 18g 的量给，15g 我嫌用量小，后来给她用到 18g，出汗不多，15g 小了嘛，用到原量 18g。

问：她睡眠不好，用麻黄不影响吗？

答：有的人吃了麻黄睡得好，有的人睡不好，不一样，这个需具体对待。

问：老师，六诊的时候，为什么五诊方去车前子，加萆薢？对这两个药，我们经方应用有什么区别呢？

答：这些差不多，换换药，大方向不换，基本上对照这一个法，对于太阳阳明合病和解表利水。这俩药没什么区别，车前子利尿，萆薢利尿，换换药的意思，这俩可以通用，来一趟不容易，不能让她老吃一个药，因为外国有用小柴胡汤出现不良反应的死亡事件，有是证，用是方，老吃一个方，出现毒性，就换一个药，可以有些变化，不至于老吃一个药，造成不良反应，有点这么个意思。就是有时候，利水利不动了，老不见效，换换药，这都可以。

【临证体会】

膜性肾病为自身免疫性肾小球疾病，西医治疗主要是应用糖皮质激素和（或）免疫抑制剂，同时对症采取利尿治疗，长期应用激素和免疫抑制剂，其不良反应无可回避。中医经方医学为膜性肾病患者的治疗，打开了另一扇门。

此案是老师诊治 7 年的慢性肾炎案，患者 16 岁时被诊为"膜性肾病"，治疗后曾一度控制良好，25 岁时头胎产后复发，有蛋白尿，患者除服用老师经方外，未取他法治之，经 3 年的经方治疗，蛋白尿转阴，达到临床缓解的效果。

头胎产后合并甲状腺功能减退，服用优甲乐（左甲状腺素片），二胎产后合并甲状腺功能亢进，服用赛治（甲巯咪唑片）。2023 年 12 月 2 日随访患者，赛治口服 1/4 片，逐步减量并准备停药。

7 年来的诊治过程，从整体病程看，分三个阶段，第一阶段从初诊 2016 年 8 月 22 日到十四诊 2019 年 8 月 26 日，第二阶段自十五诊 2019 年 11 月 4 日至十七诊 2020 年 12 月 7 日，第三阶段为自十八诊 2022 年 4 月 22 日至二十二诊 2023 年 10 月 14 日。

第一阶段为肾病蛋白尿并甲状腺功能减退，虽然历经 3 年，但整体病机呈现外邪里饮化热，老师处方均为越婢加术汤，因久病津血虚，合赤豆当归散以养血祛湿，每诊根据表里、寒热、虚实以及气血津液的变化，调整麻黄、苍术用量，在众多利水药中，如茯苓、薏苡仁、车前子、萆薢、白茅根、防己等，每诊酌加一味以加强利水，并适当替换调整，避免长期用同一种利水药而出现耐药或不良反应，处方变化虽看似细微，但谨遵仲景法，常中有变，变中有定，患者终得好转，尿蛋白转阴。其间有两诊处方为二加龙骨牡蛎汤的加减变化，但仍为外邪里饮化热的病机，因症状有变，故而方证有变，可知并非专病专方思想，而是谨守病机，随证治之。

第二阶段自十五诊 2019 年 11 月 4 日至十七诊 2020 年 12 月 7 日，这期间，患者蛋白尿为阴性，为面痤、鼻塞、月经量少等症状的辨治处理。

第三阶段自十八诊 2022 年 4 月 22 日至今，为生育二胎后，肾病蛋白尿复发，并有甲状腺功能亢进，肾功能又见异常，又见蛋白尿，此期间，肾病虽复发，但病机则与之前大不同，机体所见症状反应，病位多在半表半里，老师处方多为柴胡加龙骨牡蛎汤或柴胡桂枝干姜汤合当归芍药散。

老师诊余，常谈及此案："之前家乡的一个女肾炎患者，开始的时候，症状不典型，吃越婢加术汤啊，有效，后来非得要孩子，刚开始要二孩嘛，她想要，我说'你是要命咧？你还是要二孩咧？蛋白两个加号'，后来好了，好了以后，还真是生了一个，后来又出现了甲亢，肾炎又犯了，犯了以后，越婢加术汤证没了，柴胡桂枝干姜汤证出来了，时间长了，下寒也厉害，证不是在表了，以半表半里为主了，所以现在吃柴胡桂枝干姜汤的时候多了，所以中医不是辨病论治，确实是这样，辨病论治没效，都用越婢加术汤不行的，有用肾着汤的、柴胡桂枝干姜汤的，都有可能，五苓散、真武汤都有可能。"

关于膜性肾病的经方辨治，刘宝利教授颇有经验。刘宝利教授曾跟随冯世纶老师学习经方，深刻领会六经八纲临证体系，善用经方治疗特发性膜性肾病，通过临床研究，基于中医六经八纲体系，刘宝利教授团队辨特发性膜性肾病，认为属于水肿病范畴，本病病性属阴，病位在表及里，辨六经属少阴太阴合病，温阳解表是辨治的重要原则，用药以麻黄附子细辛汤合肾着汤为主方，随证加减，以麻黄附子细辛汤解少阴表邪，肾着汤温太阴里寒，疗效较好。

（整理：杨雅阁，杨丹丹，喻刚，梁栋，杨滔）

二十八、焦虑惊恐案

某男，14岁。

初诊：2023年10月21日。3月遇狗受惊吓后焦虑。怕事、恐惧、汗出不多，口中和，眠可，思睡，服药后好转，常感目胀，大量饮水后眼冒金星，呕吐，每发于上午或运动后，夜尿0次，怕热，易心烦；苔白，舌淡暗边有齿印，脉细弦。

老师辨治：

患者汗出不多，常目胀，大量饮水则眼冒金星，呕吐，舌有齿痕，苔白，为外邪里寒饮停（太阳、太阴）。

怕热，易心烦，考虑里热（阳明）。

辨六经为太阳阳明太阴合病，辨方证为风引汤去寒滑赤白紫加夏苓术泽汤证。

处方：

桂枝 15g	炙甘草 6g	生龙牡各 15g	姜半夏 60g
茯苓 15g	生白术 30g	泽泻 18g	生石膏 45g
大黄 6g	炮姜 10g		

7剂。

按：证属外邪里饮化热，患者有焦虑、怕事、恐惧等精神症状，老师辨方证为风引汤去寒滑赤白紫加夏苓术泽汤证，因患者水饮重，故于风引汤中加茯苓、白术、泽泻、半夏利水逐饮，有五苓散之意。

二诊：2023 年 11 月 18 日。恐惧好一半，仍多虑多疑，昨天下午呕吐一次，较轻，昨天头痛，眼冒金星半小时，目胀，口中和，较怕冷，大便日 1 行；苔白、脉细弦。

老师辨治：

患者精神症状明显减轻，方证相应，但仍有多虑多疑，呕吐、眼冒金星、目胀，为水气冲逆所致，上方增量桂枝以增强降冲逆。

上方增桂枝至 18g。

【老师答疑解惑】

问：老师，这个患者考虑有痰饮吗？

答：中医说这个痰饮和瘀血啊，有时候不太清楚，综合来看吧，辨它的寒热、病位啊，辨它的病位，它的病位是在里，有阳明热，狂躁，是在阳明里了，出现这种精神不正常，但是有的不是单纯的阳明里热，时间长了以后，有慢性的，不但有里热，还有里寒，变复杂了，看症状表现，有的还有表证，不一样。

问（患儿父亲）：之前也看过别的大夫，但是吃完这次药，比原来的效果好。

答：对，比较对证了。

问：老师，这个患者用风引汤去寒滑赤白紫加夏苓术泽汤，您常开的风引汤，是桂枝甘草龙骨牡蛎汤加大黄、炮姜、半夏、生石膏、紫石英，大黄、炮姜温下祛瘀，半夏逐饮，生石膏清阳明里热，紫石英在这里面具体什么作用呢？

答：紫石英是强壮的，强壮镇静，风引汤里生石膏、寒水石、滑石都是凉药，这药太凉了，风引汤证有里虚寒了，又用了大黄和干姜，还有紫石英、赤石脂，所以互相制约，赤石脂、白石脂都是止泻的，大黄泻的作用就少了，起活血的作用，紫石英就是强壮的，在妇科经常用紫石英，是暖宫的，什么叫暖宫啊，就是温阳强壮，跟附子一样，鹿茸……肉苁蓉、附子、肉桂、狗脊，都是一类的，这药实际可以补、温、强壮，是温阳的。

问：那为什么不用寒水石、滑石、赤石脂、白石脂呢？

答：这不是真正的风引汤，风引汤治癫痫、狂犬病，狂犬病是没法治，现在狂犬病不打疫苗肯定死，古代是不是都这样，不知道了，这个药有效吗？不知道，估计有一定的效果，要不不会流传下来，现在狂犬病咱们也看不到，也没实践过，如果真是狂犬病，那风引汤，这几块石头恐怕都得用，咱们用的是桂枝甘草龙骨牡蛎加生石膏、大黄、炮姜、茯苓、白术、半夏，我们加半夏强调祛饮祛痰。

恐惧，《伤寒论》就是桂枝去芍药加蜀漆牡蛎龙骨救逆汤，与这个方近似。桂枝甘草龙骨牡蛎汤、桂枝加龙骨牡蛎汤、桂枝去芍药加蜀漆牡蛎龙骨救逆汤，都是一类的，本来是表证，应该发汗的，但是用火逼的办法，古代是地下热了以后，烫烫的，让人躺下去，出一身大汗，就是蒸啊，等于现在的水蒸，出大汗，以为能好，出了大汗以后，人体虚了，不但不好，还容易出现精神症状，阳明里热的症状，像谵语、呼喊、乱叫，这种一般是阳明里热了，引邪入里嘛，桂枝甘草龙骨牡蛎汤证、桂枝加龙骨牡蛎汤证都是这一类的。

《金匮要略》叫"失精家"，"失精家"就是说伤精伤得太厉害了，伤精厉害以后，表还没有解，呈现什么症状啊，出盗汗，老不止，太阳阳明合病。这个现象啊，不光见于不良的治疗，一般慢性病发热以后，经常见到桂枝甘草龙骨牡蛎汤证，有些小孩的鼻炎，发高热以后，不管怎么着治啊，退热了，但一到晚上就一身汗，白天闹情绪，吃饭也不好，家长认为孩子淘气，不治了，实际上他是没好，是桂枝甘草龙骨牡蛎汤证，所以这就是说主要是太阳阳明合病。需要强壮的时候，紫石英可以加可以不加，问题在于出汗，自汗、盗汗，把汗止住以后再说。

【临证体会】

焦虑症，有一个突出的症状，就是惊恐发作，恐惧害怕、惶惶不安、疑神疑鬼，伴随症状复杂多样，或心悸胸闷，或呼吸急促，或大汗淋漓，或头晕脑胀，或眼冒金星，或肢麻颤抖等。

很多人在一生中都至少会经历一次惊恐发作。虽然惊恐发作，并不代表身体有器质性疾病，但这种痛苦的经历，若久而不消，影响正常的学习、工作、生活，将永无宁日。

焦虑症多为神经精神类疾病，胡希恕先生在讲《伤寒论》第107条时说："精神失常呀、神经症用龙骨、牡蛎机会最多，尤其人这个烦惊呀、胸腹跳呀，用的机会最多了，铅丹与龙牡一样，有镇静的作用。"经方医学中龙骨、牡蛎强壮清热敛浮越，龙牡之用重在敛神定志而止胸腹悸动。

《伤寒论》关于龙骨、牡蛎类方证有柴胡加龙骨牡蛎汤、桂枝加龙骨牡蛎汤、桂枝甘草龙骨牡蛎汤、桂枝去芍药加蜀漆牡蛎龙骨救逆汤等证。柴胡桂枝干姜汤原方有牡蛎无龙骨，而胡希恕先生及冯世纶老师根据临床经验，常将龙骨、牡蛎同用。《金匮要略》附方风引汤是桂枝甘草龙骨牡蛎汤的加味方。

以上诸方中均有桂枝甘草龙骨牡蛎汤的药物组成，诸方证均为外邪里热，表不解并兼阳明里热。其中，桂枝加龙骨牡蛎汤证为"失精家"津虚营卫不和之证；桂枝去芍药加蜀漆牡蛎龙骨救逆汤则是痰饮重而见发狂之证。柴胡加龙骨牡蛎汤及柴胡桂枝干姜汤两证，在外邪里热的基础上，兼见半表半里证，两者的区别在于前者属阳证，后者属阴证。（柴胡加龙骨牡蛎汤原方无甘草，而冯世纶老师认为是后世传抄过程中漏掉了，老师临床用柴胡加龙骨牡蛎汤时常加甘草）

柴胡加龙骨牡蛎汤证属太阳少阳阳明合病夹饮夹瘀。方中小柴胡汤和解半表半里；桂枝甘草龙骨牡蛎汤解表降冲逆、清里热；茯苓、白术利水化饮；大黄活血化瘀。柴胡桂枝干姜汤证属厥阴病，方中柴胡、黄芩和解半表半里；桂枝甘草龙骨牡蛎汤降冲逆、清上热；天花粉养津液、清上热；甘草、干姜温下寒、健胃生津液以复其阳气。诸药同用，共奏和解半表半里、强壮清上温下之功。

柴胡加龙骨牡蛎汤证无机能沉衰之象，仅见气血郁滞不畅，多夹饮夹瘀。而柴胡桂枝干姜汤证机能沉衰，津虚血亏，水饮不化，多呈血虚水盛之态，临床其方多与当归芍药散合方应用。

风引汤原方是在桂枝甘草龙骨牡蛎汤的基础上加用大黄、干姜、生石膏、紫石英、寒水石、滑石、赤石脂、白石脂。依据病情分析，该方证属太阳阳明太阴合病。方中桂枝、甘草解表降冲逆；龙骨、牡蛎强壮清热、敛浮越之阳气；大黄、干姜同用，温下活血；生石膏、寒水石、滑石清阳明里热；紫石英、赤石脂、白石脂温下固涩、镇心安神。桂枝甘草龙骨牡蛎汤证属太阳阳明合病，风引汤证属太阳阳明太阴合病夹瘀，不但有外邪里热，还有下寒、瘀血，为外邪里热下寒夹瘀之证。冯世纶老师在临床常用风引汤加减，灵活变通。如用风引汤去寒水石、滑石、赤石脂、白石脂，加半夏，或再加茯苓、白术，以达解表降冲逆、清里热敛浮越、温下活血祛痰饮之效。方药虽简，但诸法并施，功效非凡。

从《伤寒论》第 112 条、118 条、107 条、147 条原文及《金匮要略·血痹虚劳病脉证并治第六》第 8 条、《金匮要略·中风历节病脉证并治第五》附方原文可知，外邪里热者多有烦躁之症；外邪里热且痰饮重者可见惊狂之象；外邪里热夹饮并兼半表半里证则见胸满烦惊之症；而外邪里热下寒夹饮夹瘀则可见惊痫瘛疭之症。

（整理：梁栋，龚升乾，喻刚，杨雅阁）

二十九、抽动症案

某男，17 岁。

初诊：2023 年 9 月 12 日。有过敏性鼻炎史。5 年来左面抽动，少腹抽动，眨眼频繁，紧张时喉中有声，口中和，纳可，大便日行 1 次；苔白，脉细。

老师辨治：

除抽动症状以外，无明显其他辨别指征，犹如胡老在《金匮要略·水气病脉证并治第十四》章节所讲，若四肢微微动摇，为水、气相击上冲之象。

患者有过敏性鼻炎病史，左面抽动，少腹抽动，眨眼频繁，紧张时喉中有声，口中和，苔白，脉细，当为外邪里饮，水、气相击上冲（太阳、太阴）。

辨六经为太阳太阴合病，辨方证为苓桂术甘加夏远菖汤证。

处方：

桂枝 24g	茯苓 18g	生白术 30g	炙甘草 6g
姜半夏 30g	远志 10g	石菖蒲 10g	

7 剂。

按： 方中苓桂术甘汤降冲逆、利水饮，半夏、远志、菖蒲燥湿逐水，安神定志。

二诊：2023 年 9 月 19 日。症状好转，少腹抽动显效，上周鼻流涕多，鼻塞，口中和；苔白，脉细。

老师辨治：

患者鼻塞、流涕，其证在表（太阳）。

流涕多，苔白，脉细，当为里虚饮停（太阴）。

少腹抽动，当为水气相击上冲。

辨六经为太阳太阴合病，辨方证为苓桂术甘加夏远菖桔白夷汤证。

上方加桔梗 10g、白蒺藜 15g、辛夷 10g，7 剂。

按：加桔梗、白蒺藜、辛夷通窍解表。

三诊：2023 年 10 月 10 日。鼻塞，流涕仍重，左面抽动频繁，口干，汗出不多；苔白腻，脉细弦。

老师辨治：

患者鼻塞，流涕，汗出不多，苔白腻，面部抽动，仍为外邪里饮（太阳、太阴）。

口干，当为水饮化热（阳明）。

辨六经为太阳阳明太阴合病，辨方证为大青龙减麻黄加桔薏败术夏汤证。

处方：

麻黄 10g	桂枝 10g	杏仁 10g	炙甘草 6g
桔梗 10g	生薏苡仁 30g	败酱草 18g	生白术 18g
生石膏 45g	姜半夏 30g		

自加生姜 3 片、大枣 4 枚，7 剂。

按：方中大青龙汤减麻黄解表清热，薏苡仁、败酱草、桔梗、半夏并白术清热祛痰，利湿排脓。

四诊：2023 年 10 月 17 日。鼻塞已愈，仍左面抽动频繁，口中和，有时眠差，大便如常，汗出较多；苔白腻，脉细弦。

老师辨治：

患者汗出较多，眠差，当为表虚不固、里热逼津外泄（太阳、阳明）。

面部抽动，苔白腻，有里饮（太阴），并水气相击上冲。

辨六经为太阳阳明太阴合病，辨方证为风引汤去寒滑赤白紫加夏苓术桔汤证。

处方：

桂枝 18g	炙甘草 6g	生龙牡各 15g	姜半夏 30g
大黄 5g	炮姜 10g	生石膏 45g	茯苓 15g
生白术 15g	桔梗 10g		

7 剂。

按：方中桂甘龙牡汤并增量桂枝降冲逆，另加生石膏清里热，半夏、茯苓、白术祛痰利饮，大黄、炮姜温下祛瘀。

五诊：2023年10月24日。抽动减轻，眠好转，汗出减少，大便日行1次；苔白腻，脉细弦。

老师辨治：

四诊有效，抽动症状改善，故守方，增量大黄、炮姜，加强温下祛瘀功效。

上方增大黄6g、炮姜15g，去桔梗，7剂。

【老师答疑解惑】

问：老师，这个抽动症患者初诊除了抽动症状，其他症状反应不明显，辨方证为苓桂术甘汤加半夏、远志、菖蒲证，考虑水气病、水气冲逆，那这个辨证您如何考虑呢？

答：初诊时鼻子没堵，二诊时鼻子堵了，有外邪里饮，没有热，我们用苓桂术甘汤，加了半夏，这是根据症状加的。他有过敏性鼻炎史，当时来的时候好像鼻子不太堵，从二诊开始鼻流清涕了，多了鼻塞症状，头一次来没有鼻塞，我们用苓桂术甘汤加半夏、远志、菖蒲，按外邪里饮治呗！二诊加了桔梗、白蒺藜、生薏苡仁，没给他用麻黄，因为麻黄是有兴奋性的。

问：二诊加白蒺藜，表证瘙痒多用白蒺藜，患者并无瘙痒，白蒺藜在这里起解表作用吗？白蒺藜可以看作解表药吗？白蒺藜性味辛、苦、微温，临床如何用好白蒺藜这味药呢？

答：后世称白蒺藜有祛风作用，也有解表的功效。白蒺藜、刺蒺藜、沙蒺藜功效近似，多少有点强壮作用，主要是祛风解表止痒。还有辛夷，二诊没给他用麻黄，到了第三诊给他用麻黄了，鼻塞得厉害，不用麻黄不行了，用大青龙汤减麻黄加生薏苡仁、桔梗这一类的药。第四诊鼻塞好了，又是有抽动症状，又不用麻黄了，用了风引汤。他有外邪里饮，痰饮又重，表面上没多少热，但是他有气上冲啊！所以抽动还是因为水饮在表嘛，解表是必须的，有桂枝、茯苓啊，解表的同时祛水饮，因为病症比较顽固，我们就用了风引汤。

问：老师，四诊用风引汤，老师说过风引汤用大黄，起活血祛瘀的作用，再一个就是大黄和干姜一块用，起一个温下的作用，患者大便如常，这个患者考虑有瘀血吗？

答：大黄起活血的作用，还有一个大黄附子汤，大黄、附子一块用是起通下、温通的作用，大黄、干姜一起用也都是起温通的作用。时间长了，应该考虑有瘀血，大黄就是祛瘀的，这个方子我们对其适应证不太理解，是在用的过程当中逐渐体会的，这种一侧的症状，疼痛也好，抽动也好，我们就考虑有瘀血，不通嘛，有瘀血考虑用大黄。

【临证体会】

抽动症是一种以肌肉抽动为主要表现的神经精神疾病，抽动分为运动性抽动和发声性抽动，表现为不自主、无目的、突然的、快速的、反复的、刻板的动作或发声。该病症好发于儿童和青少年，男性明显多于女性。

抽动症的确切病因和发病机制尚不完全清楚，部分抽动症的孩子还常伴有强迫症、多动症、学习困难、情绪障碍等其他心理行为问题。西医多选用硫必利、舒必利、阿立哌唑、可乐定等抗精神病药物，抑制中脑边缘系统多巴胺能神经功能亢进，从而产生安定、镇静的作用，但是服用该类药物可有嗜睡、头昏、乏力、便秘等多种不良反应，且可能会对肝肾功能产生潜在不良影响，常为患者以及患者家长所诟病。

该病的治疗在中医范围内也是一个难点。过去笔者从"重镇安神"的角度，多选用龙骨牡蛎类方治疗，如柴胡加龙骨牡蛎汤、桂枝加龙骨牡蛎汤等，也吸取时方的"肝风内动"之说，选用张锡纯先生的镇肝熄风汤，疗效均差强人意。

冯老此则医案为笔者解决抽动症这一难题提供了另外的思路，也就是胡希恕先生所说的从"水、气相击上冲"的病机入手，外邪兼有里饮，六经辨证围绕太阳、太阴展开。《伤寒论》中外邪里饮的典型方如苓桂术甘汤、真武汤、防己茯苓汤等，其条文中均有因水液代谢异常及水气冲逆所导致的肢体震颤的描述，如"身为振振摇者""振振欲擗地""四肢聂聂动"等，治法则是解表平冲、利饮逐水。

此案的前后五诊中，冯老多增量桂枝以降冲逆，联用半夏、茯苓、白术等利水饮，另随证选用远志、菖蒲安神定志，龙骨、牡蛎强壮清热敛浮越，大黄、炮姜温下祛瘀，仍是主要遵循经方理论，秉持"有是证，用是方"的思想。

（整理：喻刚，梁栋，杨雅阁）

三十、新冠后遗症频出案

某女，33岁。

初诊：2023年9月29日。感染新冠后患者出现头沉、头晕、头疼、乏力、呼吸困难，自感胃中有停水，身上冷热不均，尾椎、踝、腰等部位刺痛，汗出多，恶寒，有时口干，有时心慌气短，晚上手僵硬，尿量少，偶有刺痛，有时胃酸灼热，大便如常；苔白根腻，脉细弦沉。

辨六经为太阳太阴阳明合病，辨方证为五苓散合茯苓饮加半夏汤证。

处方：

桂枝 10g	茯苓 15g	猪苓 10g	泽泻 15g
生白术 15g	姜半夏 30g	党参 10g	陈皮 30g
枳实 10g			

白加生姜3片，7剂。

二诊：药后10天，头疼、头晕、乏力、气喘明显好转，但出现反酸，胃中停水减轻，身冷，腰及踝疼，汗出减少，有时心慌，尿量少好转，仍有微刺痛，有时胃灼热，口中和；苔白根腻，脉细。

辨六经为太阳太阴阳明合病，辨方证为五苓散合茯苓饮加夏薏汤证。

上方增桂枝至15g，加生薏苡仁30g，7剂。

【老师答疑解惑】

问：请教老师五苓散的用法用量的应用经验。

答：五苓散，因为《伤寒论》记载的剂量是做药面的，我们一般是根据病情折算。桂枝一般用 10g，耳鸣、头晕、头重时我们就加大剂量，看情况而定呗，其他的没什么特殊。大便干时生白术剂量就大些，大便稀时泽泻用量就小些，大便干时泽泻量就用大些，看病情调整。有时典型的五苓散证，见汗出、恶风、口干、小便不利，是外邪里饮的症状，有口干时，用一般剂量就行了，大便干时生白术多用点，大便稀时泽泻少用点，根据病情来定。

问：最近几次，有些患者，您为什么用川草薢替代猪苓？

答：猪苓，现在价格这么贵，何必用它，尤其是自费的患者，我们就不用它了，用川草薢代替，或者干脆不用，用生薏苡仁即可。这个人没有用生薏苡仁，因为寒比较重，你看泽泻用 15g，没用 18g。根据病情，不用猪苓就是因为价格太高。困难时期的时候，茯苓缺乏，茯苓可以代食物嘛，茯苓饼，有些人开了药充饥，饿了嘛，他吃点药代饭的，但是猪苓呢，猪苓怎么代替茯苓，没法代，有的就用猪苓，因为茯苓常缺货，而代用猪苓，那时猪苓便宜。现在不知道怎么猪苓贵了。

问：老师，没有口干，五苓散中猪苓、泽泻怎么用呢？

答：没有口干，猪苓、泽泻就可以不用了。五苓散证是太阳阳明太阴合病，如果没有热，那就是苓桂术甘汤证这一类的，《伤寒论》第 73 条说："伤寒汗出而渴者，五苓散主之；不渴者，茯苓甘草汤主之。"它就是说有里热的要用，没里热的不用了。

【此案辨证学生思路】

老师此案，初诊患者自感胃中有停水，且苔白根腻，脉弦沉，当思为饮；

那么是否成立呢？还得回到患者当前脉症寻找依据。

饮停体表，导致骨骼、肌肉等组织受压，故而出现尾椎、踝、腰、头等处疼痛，饮停四肢，则屈伸不利，甚者僵硬；由于饮停，肌腠致密，自身的温度高于外界，故犹如风寒来袭而身感冷热不均，甚则恶寒为重；虽得汗出，但限于自身良能不足，故体表之饮未得解除。此系集中反应在表的太过之证，则辨为表阳证，即太阳病之所在。

水气凌心，则心慌气短；饮之甚者，便会影响胸廓肌乃至膈筋膜的舒展，从而出现呼吸困难；水气行于清窍，则头晕、头沉；饮趋于外、趋于上（里上），则下津不足，故而尿少而涩（或偶痛）。此皆集中反应在里的不及之证，故辨为里阴证，即太阴病的内涵。

汗出虽为太阳之证，但量多，且口干，当思饮郁生热，此系集中反应在里的太过之证，细辨为里阳热证，即阳明病之意；此热而不实，且轻且微。

前述论证，水饮为患可以成立。饮停的本质是胃虚，饮停津阻，气血不能濡养周身，故而乏力，脉道不能充盈，故而脉细；胃酸灼热，亦为饮停郁而化热之证。

综述辨刻下六经为：太阳太阴阳明合病。

身痛、口干、汗出、小便不利（身上冷热不均，尾椎、踝、腰等刺痛，汗出多，恶寒，有时口干，晚上手僵硬，尿量少，偶有刺痛），为五苓散的指征；据胃虚饮停，水气停滞（自感胃中有停水，有时心慌气短，乏力，脉细弦沉）辨为外台茯苓饮加半夏证；头沉、头晕，呼吸困难，心慌气短，为苓桂术甘汤证，五苓散证已经暗合，无须再次重叠，且患者饮停为甚，故去甘草，以防壅水；虽有里阳热证，但前述热而不甚，且是水郁生热，方中猪苓、泽泻足矣，故先投石问路，据证进退，再决加减。

二诊，患者服药后，虽汗出减，头痛好转，但仍身冷，腰及踝痛，表证犹在；头晕、乏力、气喘好转，说明水气上冲势减；小便不利改善，说明胃虚好转，结合前述，考虑津液开始正常输布；胃中仍灼热、反酸，时心慌，苔白根腻，为水饮化热。证虽有改善，但病依存；故六经仍辨为太阳太阴阳明合病；所以仍处五苓散合茯苓饮加半夏，重用桂枝以降冲逆（以初诊 10g 增至 15g），加薏苡仁以清热祛湿。

【临证体会】

新冠后遗症呈现出不同的临床症状，按照经方的理论，此案病理内环境为外邪里饮化热，六经辨证属于太阳太阴阳明合病。水饮为患，饮动而不居，诸症杂出，夹气上冲则头晕头蒙，凌于心则心悸心慌，犯于肺则咳嗽气短，水饮内停多小便不利。

上述医案引出这样一个话题：方证与症状之间是否存在稳定的对应关系？答案显而易见是否定的。患者首诊汗出多、口干、小便不利，辨为五苓散证，似乎证据相对充足，二诊汗出减、口中和、小便不利好转，仍可辨为五苓散证；众所周知，茯苓饮为"气满不能食"，临床的典型症状是纳差、腹胀，患者两诊信息中均未包含这两个典型症状，如何能确定为茯苓饮方证？

初学经方，认识肤浅，觉得证好像就是一组有关联的症状。背条文，辨症状，按图索骥，日本汉方派大体就是这个发展路径，注重经方对应的症状，而脱离经方理论的体系，于是产生正反两向的结果，既开阔了方证的适应范围，也多了许多的失治和误治。

再学经方，证就是证据，也就是对临床证据加以整理之后，寻找与之最为对应的方剂。例如体质分类，主证、兼证、类证之分，方人与药证等，从症状、体征、疾病谱、体质多个维度进行思维和判断，以期找到方证之间的最优解。

重学经方，证就是病机，是对病因、病性、病位、病势等病理要素的揭示，辨证论治实质上是对方与证病机的提取和契合。无论患者临床症状如何五花八门，只要病机相同，则治则相同，方药相同。于是乎只要是病机对应，有汗无汗都可以用桂枝汤调和营卫，尿多尿少都可以用五苓散化气行水。

一番轮回，总结了所有经方学习者的必经之路：从"看山是山"到"看山不是山"再到"看山还是山"，大道虽至简，求索有迂回。

（整理：彭鸿杨，喻刚，梁栋，杨雅阁）

三十一、肺源性心脏病并呼吸衰竭案

此医案为冯世纶老师于 2023 年 10 月 29 日在福建云霄县中医院 ICU 病房会诊病例，我们将具体病例情况及老师诊治情况整理记录如下。

某男，85 岁，以"反复咳嗽气喘 7 年余"为主诉入院。

7 年余前，患者每于受寒感冒或气候变化时，便反复出现咳嗽咳痰，痰白量少，伴气喘气促，秋冬季节易发，病情反复发作，每年累计发作 3 个月左右。多次就诊于本院。

诊断为：①Ⅰ型呼吸衰竭。②慢性阻塞性肺疾病伴急性下呼吸道感染。③慢性肺源性心脏病。④慢性心功能不全。⑤肺结节。⑥胸腔积液。⑦低蛋白血症。⑧肠道功能紊乱⑨左侧腹股沟疝术后。

经无创呼吸机辅助呼吸（每日八小时以上），以及抗感染、平喘化痰等对症治疗后，病情好转。

2023 年 10 月 29 日，冯世纶老师至 ICU 会诊。

现症：多汗，怕冷，动则喘，动即汗出，盗汗，喜温水，饮冷不适，口干且稍苦，纳可，爱发脾气，心悸，眼模糊，脚稍肿，有腹水，大便不干但难排，小便困难，眠不深，多梦；脉浮弦。

辨六经为太阳阳明太阴合病，辨方证为桂甘龙牡合茯苓饮合五苓散加半夏汤证。

处方：

桂枝 10g	炙甘草 6g	生龙牡各 15g	茯苓 15g

| 生白术 60g | 党参 10g | 泽泻 18g | 猪苓 10g |
| 陈皮 30g | 枳实 10g | 姜半夏 30g | 生姜 3 片 |

7 剂。

服药 7 剂后，11 月 6 日，患者精神状态转好，仍爱发脾气，怕冷如前，动则喘稍减，汗稍减，双踝肿减轻，口干减轻，口不苦，盗汗减少，纳佳，腹不胀，但觉矢气稍多，大便溏易排，小便稍畅。

11 月 9 日，患者怕冷减轻，口干已无，口苦消失，盗汗已止，睡眠可，梦减少，动则喘减不明显，动则汗出减少，心悸已愈，无腹胀，便意频繁，便时难出，便后仍有控制不住自出少量大便，带气体，大便溏，双踝肿已消，尿等待减轻。

【老师答疑解惑】

大家讨论得挺好，实际上大家的讨论都有一定的依据。诊断为少阴病，少阴表证，是虚证，有饮，有口苦口干，有半表半里证，从辨证的角度来说，这种思路还是对的。问题就是说，怎么看待这几个证。

有汗出和微汗出，不一样。这个患者总体来说，中医叫其虚劳。所以西医诊断一定要明确，患者住了 ICU，患有慢性阻塞性肺疾病、肺气肿，已到最后阶段，再慢一步就是肺性脑病了。所以咱们给他长期吸氧，确实是在延长他的生命。要是没有吸氧，这肺性脑病早就出现了。所以以后还得注意观察有没有肺性脑病。

患者精神不正常，还爱发脾气。普通的发脾气，当然可以理解，但如果经常发脾气，思维不对头了，可能是有肺性脑病了，因为长期的缺氧，就会造成肺性脑病，所以要监测一下他的氧分压，二氧化碳分压也监测一下。所以这个患者确实处在最后阶段了，咱们给他用呼吸机就是延长他的寿命。当然，加上一些中医治疗，效果会更好一点。

这就涉及咱们的治疗了，治疗我们还是根据症状反应，不受西医诊断的影响。肺气肿、慢性阻塞性肺疾病，不一定就是虚证，有时也出现实证，就是看怎么看待了。

大柴胡汤或者小柴胡汤，五苓散，真武汤，李成贵提出的柴桂姜合归芍散，各种各样的，看着都像，但是具体方证治疗是不一样的。但是根据症状来辨证，它们很近似，难就难在这里。

因为这个患者，你一看，望诊，别人都穿得那么薄，他穿两层皮棉袄，里头一层，外头还有一层。面色也㿠白，所以一看就是个虚寒证，这就是通过望诊我们看到的。

再一个就是他汗出，特点是汗出多，为什么汗出多？因为他里热重啊，所以这可能是阳证的情况多。微汗出，头汗出，微恶寒，这就是阴证了，有上热，但是下寒得厉害，这个难点就难在这里。有些人看他有口苦，这个口苦真是不好辨，口苦可能是有点热，口苦不厉害，也可能是口干，他说成口苦了，但是有口干，肯定是上热，所以有口干，如果辨为少阳病、或者辨为厥阴病，都有依据，关键就是在这个汗出。汗出多，一吃饭就出汗，他这种机体的力量还是表现为亢奋，没怎么衰退，所以辨成个阳证也可以，上热比较厉害，所以辨证对错，还得吃了药以后看，才能知道。

所以最初我看这个患者，出汗多，盗汗也有，他的里热还比较明显。盗汗就是因为表虚不固，里热明显，里热就是阳明里热或者少阳半表半里的热和厥阴的上热，都有可能，所以出盗汗，自汗多，上热还是比较明显的。这个上热是阳证、是阴证，是少阳病还是厥阴病，这就要细辨了，所以也是不好辨。

再一个不好辨的，要注意到的就是小便不利，他脚踝有点肿，他瘦瘦的，浮肿还没有到尿不出来的程度，但是一看他的脚踝，一按有凹陷性水肿，所以他有水饮，这个要关注，属于外邪里饮。像这种情况，我们一般辨他为太阳阳明太阴合病，所以用桂甘龙牡合茯苓饮、五苓散之类的，也是对证的。这里头的阳证和阴证，确实是不好辨。

不过从这个患者的大便难拉，它提示我们，病程都七年了，这就属于阳微结的概念。阳微结是大便硬，津液伤了，大便不通。吃了药以后干扰了（红参类），如果不吃药，大便是不是硬呢？所以得要考虑。

《伤寒论》第148条说的阳微结，有头汗出，有微恶寒，他恶寒得很厉害，他这里有表证，表证是比较轻的，里热重，下寒比较重，所以出现了大便硬，是阳微结的现象，这是属于厥阴病了。但是他又有水饮，外邪里饮的症状，要根治他的里饮，我们说有五苓散、归芍散，归芍散也有利尿的作用，这样考虑，治他的里饮，也能兼顾到。

所以这里如果辨证是太阳阳明太阴合病，那用桂枝甘草龙骨牡蛎汤、茯苓饮、五苓散就行，这是偏阳证的。如果我们说是厥阴病，那用柴胡桂枝干姜汤合当归芍药散就可以。这两个就目前治疗来看，因为他有头汗出，微恶寒，出汗出得多，我还是偏向于桂甘龙牡合茯苓饮、五苓散合方，就是白术用大量。

这样吧，你看，解表固表，治疗盗汗，桂枝甘草龙骨牡蛎汤它本身就可以，加上茯苓、泽泻、猪苓，清清里热，清清上热，然后用党参、白术、茯苓利湿，桂枝解表，所以这样，解表利湿清热，能够兼顾到，目前可能比较对证一点，用桂枝甘草龙骨牡蛎汤合茯苓饮、五苓散，吃3剂，试试看。

白术多一点，用60g，因为他恶寒得厉害，是出汗出的，出汗多，偏于阳证，少阴病的出汗没那么多。因为第148条特意讲，少阴不得有汗，他是汗出多，是阳亢奋的状态。

《伤寒论》第20条，太阳病，发汗，遂漏不止，因为出了大汗，津液伤了，陷于阴证。陷于阴证，津液伤了，出汗就不多了，用桂枝加附子汤，出汗不多。有汗出，大量汗出，还是阳证的可能性大。

如果口苦得厉害，那当然是柴胡桂枝干姜汤合当归芍药散比较合适，他早上起来有一点口苦，我们按口干对待，这样比较合理。他有外邪里饮，有表虚不固，有自汗盗汗，这时清上热，主要是让他少出汗，轻微解表、清热，解表固表，用桂枝甘草龙骨牡蛎汤，它是起这个作用。

这样的患者，尽量少吃别的药，尽量吃汤药，方证对应，没这个证，就不用这个药，尽量减少用药。到底对不对，就吃这个药，不对你得改，对了就行，其他药一干扰，可能就不清楚了。

家里的鹿茸粉就不吃了，鹿茸粉有强壮温补的作用，他有盗汗，吃这个就不好了。

他这个出汗多，不光是表虚，而且有里热。他这个恶寒怎么来的？因为出汗出得太多了，津液伤到了，所以手脚冰凉。如果他不出汗了，那手脚就不凉，但是你怎么让他不出汗啊，你得找个合适的方，就得对证了，怎么形成的？太阳阳明合病嘛，当然他还有里饮，大便不痛快，小便也不利，所以得健胃，补中吧，用茯苓饮。

（整理：李成贵，王萍，张晨耀，杨雅阁）

三十二、乳腺增生案

某女，37 岁。

初诊：2017 年 2 月 22 日。患者患有乳腺增生，子宫切除术后右侧腋下有小淋巴结，双侧有副乳，近触之痛，口干，纳可，眠差，多梦，思睡，怕冷，大便如常；苔白，脉细。

学生跟诊辨证思路：

患者乳腺增生，右侧腋下小淋巴结，双侧副乳，近触之痛，为病在半表半里。

口干，为上热。

思睡、怕冷、苔白、脉细，似为津虚下寒。

当为上热下寒之半表半里阴证（厥阴），辨方证是否为柴胡桂枝干姜汤证？

老师辨治：

辨六经为少阳阳明合病，辨方证为小柴胡加膏漏王汤证。

处方：

柴胡 12g	黄芩 10g	姜半夏 15g	党参 10g
炙甘草 6g	生石膏 45g	漏芦 10g	王不留行 10g

自加生姜 3 片、大枣 4 枚，7 剂。

按：老师并未考虑半表半里阴证，依然考虑为阳证，辨六经为少阳阳明合病，用小柴胡汤和解半表半里、健胃生津，生石膏清热解凝，加漏芦、王不留行，消肿散结、活血通经。

二诊：2017 年 3 月 15 日。服药 1 周后乳腺痛减，继服两周，今痛胀已消，余夜眠梦多，昼间尤显疲倦，口干减轻，手足温，工作生活繁重，性易急躁，夜尿 0 ～ 1 次，大便调，子宫切除术后 5 年；舌红苔薄白，脉细。

老师辨治：

二诊患者服药 3 周后，乳腺痛胀已消，诉夜眠梦多、昼间疲倦、性易急躁，依然从少阳阳明合病考虑，兼顾太阴以祛饮，处方柴胡加龙骨牡蛎去铅黄加术膏汤。

辨六经为少阳阳明太阴合病，辨方证为柴胡加龙骨牡蛎去铅黄加术膏汤证。

处方：

柴胡 12g	黄芩 10g	姜半夏 15g	党参 10g
炙甘草 6g	桂枝 10g	茯苓 15g	苍术 15g
生龙牡各 15g	生石膏 45g		

自加生姜 3 片、大枣 4 枚，7 剂。

三诊：2017 年 4 月 5 日。乳腺痛已消，结节亦摸不清，疲劳减轻，服药后口干，眠多梦；苔白，脉细。

老师辨治：

三诊反馈效亦彰，患者为慢性病，有方有守，二诊方去生石膏加麦冬补虚润燥。

上方去生石膏，加麦冬 15g，7 剂。

【临证体会】

冯世纶老师对乳腺病的辨治，多用柴胡剂。此案方仍为柴胡剂，而且是胡老擅用的小柴胡汤加生石膏和柴胡加龙骨牡蛎汤化裁，关于此两方的应用经验论述颇多，此文不再赘述。

乳腺病多见柴胡类方证，虽柴胡类方证为半表半里证，但阳证、阴证则处方各不同。学习整理此案，思考问题有二：

1.病性阴阳辨识如何掌握？

2.学习经方医学不可拘泥于文字，要用心体会，与禅宗"不立文字，教外别传"有何相通之处？

中国传统文化区别于西方文化最显著之处，当为阴阳辨证观。阴阳属性不是绝对的，而是相对的。就中医经方医学的阳证与阴证而言，也没有截然分明的界限。笔者曾在2024年3月仲景书院聆听首都医科大学耿建国教授讲座时，请教关于"临证阴阳辨识的体会"，耿教授回答"用直觉去感悟"。耿教授并没有用文字给予我明确回答，但却又是一个临床家多年临床经验的体会。

禅宗有偈颂曰："达摩西来一字无，全凭心意用功夫。若要纸上寻佛法，笔尖蘸干洞庭湖。"这其实是在提醒我们学习不要拘泥于文字，否则就容易着相，会执迷而不悟。

《黄帝内经》中关于此点论述已然详细，即《素问·八正神明论》中"粗守形"与"上守神"的医者临证境界。关于"粗守形"和"上守神"的理解，岐伯对黄帝的回答是"请言形。形乎形，目冥冥，问其所病，索之于经，慧然在前。按之不得，不知其情，故曰形""请言神。神乎神，耳不闻，目明心开而志先，慧然独悟，口弗能言，俱视独见，适若昏，昭然独明，若风吹云，故曰神"。

关于"粗守形"与"上守神"的解读，胥荣东主任医师言："在《素问·八正神明论》中关于'粗守形'与'上守神'，也就是'术'与'道'的不同境界。"《拨开迷雾学中医——重归中医经典思维》作者王伟老师亦有自己的深刻体会，"粗守形"即"问其所病，索之于经"，而"上守神"则为"慧然独悟，口弗能言"。

笔者理解"粗守形"则是依赖于具体的可见可知的症状反应，确定治疗的一方一法一术。而临床更多的是充满着不确定性、不可见不可知，那我们该如何去考虑呢？只有用心去体悟，用一颗满怀生命情感的心去感知患者的气血盛衰、能量循环流通。

《黄帝内经》曰"善诊者，察色按脉，先别阴阳"，这里的阴阳辨识，并未提及问诊，而主要是望诊和切诊。火神派祖师郑钦安先生的阴阳辨诀中阴证要点为："但见舌青，满口津液，脉息无神，其人安静，唇口淡白……一切诸症，一概不究"，郑钦安先生关于阴阳辨识深得《内经》要旨。

"形而上"的如如不动的真理，是难以用文字命名表达的，必须用心去体悟。

跟师日久，笔者一直在思考一个问题，师承到底要学习的是什么呢？仅仅是为了学习老师临证经验的一法一术一方一针吗？师徒之间的至高境界应该是世尊释迦牟尼佛与弟子摩诃迦叶尊者佛法相传的"拈花一笑，以心印心"。跟师日久，耳濡目染，用心体会学习老师临证的恭敬心、慈悲心，对经方医学的坚守心，这才是师承学习的关键所在，而这一切"尽在不言中"，日久则可"心有灵犀一点通"，所谓"心法要诀"难以用语言文字表述。

（整理：杨雅阁，龚升乾，季云润）

三十三、纳差眠差背痛案

某女，12 岁。

初诊：2024 年 5 月 4 日。患者纳差，眠差，后背酸或抽痛，怕冷，汗出不多，恶寒，易累；苔白根腻，脉细。

学生跟诊辨治思路：

患者一诊虽有后背酸或抽痛、汗出，但却无欲从表解之势，故排除表证。

汗虽出，但不多，且结合刻下余症（纳差、眠差、怕冷、恶寒、易累、苔白、根腻、脉细），为一派沉衰不及之象，故辨为阴证。

根腻为饮为湿，集中反应于里则纳差；里寒则温煦无力，故身恶寒、怕冷、疲倦易乏（易累）、眠差。

综上，辨为里阴证（太阴）。

老师辨治：

辨六经为太阴病，辨方证为肾着汤合四逆汤。

处方：

炮姜 15g　　　　茯苓 12g　　　　生白术 15g　　　　炙甘草 6g

黑顺片（先煎）24g，7 剂。

二诊：2024 年 5 月 18 日。反馈如下：纳差、眠差好转，背痛已，怕冷已，乏力好转，近面痤明显。

老师辨治：

二诊纳差、眠差、乏力好转，背痛、怕冷已，但新增面痤（近面痤明显），形成上热下寒之势（厥阴）。

辨六经为厥阴病，辨方证为柴胡桂枝干姜合当归芍药散加薏仁汤。

处方：

柴胡 12g	黄芩 10g	天花粉 12g	生龙牡各 15g
桂枝 10g	炮姜 10g	当归 10g	白芍 10g
川芎 6g	生白术 18g	泽泻 12g	茯苓 12g
炙甘草 6g	生薏苡仁 30g		

7剂。

三诊：2024年6月8日，纳差及眠差好转，但上周患急性肠胃炎，吐泻，近易惊吓、盗汗，偶有痤起；苔白，脉细弦。

老师辨治：

依据症状反应，当属外邪里饮化热证。

辨六经为太阳阳明太阴合病，辨方证为桂枝甘草龙骨牡蛎加夏苓术汤。

处方：

桂枝 10g	炙甘草 6g	生龙牡各 15g	姜半夏 30g
茯苓 15g	生白术 15g		

7剂。

【临证体会】

现今社会，生活节奏加快，压力倍增；内卷，不仅在成人之间处处彰显，在学生之间亦较流行；由此产生的焦虑、抑郁、失眠、多梦、纳差等现象并不少见。

时医多拘泥于焦、郁的征象，辨为肝郁、或气结、或气滞血瘀，多予疏肝理气、或活血化瘀之品，但效果参差不齐、不尽如人意；而经方则是依据患者刻下的脉症反应，寻求一般性的规律反映，经由辨六经、析八纲、断方证等步骤以求得方证相应的缜密推敲过程，所以药仅寥寥几味，看似无奇，但效果非凡，常出人意料！

此案前后三诊，每诊处方皆有不同；经方不是拘因守方，而是据证进退；在跟诊的过程中，老师反复强调："经方的六经是以症状反应命名的证。""治病最终要落实到方证上，而辨方证主要依据症状反应。"故有道是："证变法变方亦变！"笔者总结为："有其证，用其方；有其症，用其药；症之出入，药之加减；症之偏颇，量之变化！"

"量变"一词，大家并不陌生，但却总在意药物的剂量变化；以桂枝汤为例，把桂枝由三两变为五两，则为桂枝加桂汤；把芍药由三两变为六两，则为桂枝加芍药汤，却疏忽了在辨为证反应阴阳质变的同时，需衡量寒热虚实的偏颇以及程度；如此案第一诊，为什么老师辨为了太阴病，在选择肾着汤的基础上还要加附子呢？又比如黄疸，湿热蕴结于里的阳明病，湿大于热，当用何方？热大于湿，又当用何方？你是否细心体会了呢？这也是甄别方证的要点之一。知其要者，一言而终；不知其要者，流散无穷！

引"症状反应"内涵

《伤寒论》所称"随证治之"，即指依据症状反应辨证治病。人患病是因外邪（风寒暑湿燥火）、内邪（五脏六腑虚损）与人体正气相互作用的结果，病后出现的症状即称之为症状反应。症状反应主要指自觉症状和他觉症状，还包括病后舌质、舌苔、脉象的变化，亦包括病后的病理产物如痰饮、水湿、宿食、瘀血等症状。见冯世纶教授《经方辨证依据症状反应》

（整理：彭鸿杨，杨雅阁）

三十四、卵巢囊肿及月经不调案

医案一：某女，30 岁，乳腺增生，卵巢囊肿。

初诊：2016 年 1 月 30 日。卵巢囊肿，月经血块多 1 年，经前后痤，脱发，情绪不好，烦，经前乳房肿胀，乳腺增生，右侧乳腺有结节，口中和，怕冷，四逆，纳可，食辛辣、牛羊肉，少腹坠胀，大便可；苔白唇裂，脉细。

老师辨治：

患者经前乳房肿胀，乳腺增生，右侧乳腺有结节，当为病在半表半里。

经前后痤，脱发，情绪不好，烦，为上热。

怕冷，四逆，少腹坠胀，为下寒。

月经血块多，苔白唇裂，脉细，当为血虚血瘀水盛。

整体考虑半表半里阴证并血虚水盛（厥阴）。

辨六经为厥阴病，辨方证为柴胡桂枝干姜合当归芍药散加赤豆汤。

处方：

柴胡 12g	黄芩 10g	天花粉 12g	生龙牡各 15g
桂枝 10g	干姜 10g	当归 10g	白芍 10g
川芎 6g	苍术 10g	茯苓 12g	泽泻 15g
炙甘草 6g	赤小豆 15g		

7 剂。

二诊：2016 年 4 月 16 日。上药未服（上次看后出现腹泻，故未服药），症大致如前，痤少，大便偏干。

上方去苍术，加生白术 18g，7 剂。

三诊：2016 年 12 月 7 日。近 2 个月来经前、中、后乳房胀痛，月经后期一周余，血块，色尚可，经前腰痛，烦躁，易怒，口中和，四逆，服高丽参后有缓解，但新生面痤，二便调；舌淡苔薄白。

老师辨治：

三诊时患者经期乳房胀痛明显，考虑半表半里的阳证，故从少阳入手，处方为四逆散合当归芍药桂枝茯苓加桔王汤，和解少阳，养血活血并利水祛湿。

辨六经为少阳太阴合病，辨方证为四逆散合当归芍药桂枝茯苓加桔王汤证。

处方：

柴胡 12g	枳实 10g	白芍 10g	炙甘草 6g
当归 10g	川芎 6g	泽泻 18g	苍术 15g
茯苓 15g	桂枝 10g	牡丹皮 10g	桃仁 10g
桔梗 10g	王不留行 10g		

7 剂。

四诊：2017 年 2 月 22 日。经期乳房胀痛减，仍痛经，血块多，腹痛不甚，腰痛已不明显，烦躁减，四逆，口中和，面痤减；苔白，脉细。

老师辨治：

四诊乳房胀痛减，面痤减，余症仍在，故上方减桔梗，加漏芦清热散结，赤小豆强化利水。

上方去桔梗，加漏芦 10g、赤小豆 15g，7 剂。

结果：服药后，乳房胀痛及痛经已。

医案二：某女，44 岁，乳腺结节，卵巢囊肿，宫颈囊肿。

初诊：2017 年 4 月 22 日。面色暗无华，两颧颊部褐斑，眶周暗，头晕头痛，双目干涩疼痛，有时胀，口干，手足温，间有凉意，纳可，嗳气频，多梦，眠中时有不自主抽搐，月经周期准，经行欠畅，月经量少，色黑如咖啡，夜尿 0 次，大便可，近感冒头痛，鼻中痒，喷嚏，目眦痒；舌淡暗苔微腻浮黄，脉细。

老师辨治：

患者感冒头痛鼻中痒，喷嚏，目眦痒，头痛，当有表证（太阳）。

乳腺增生，双目干涩疼痛有时胀，当为病在半表半里（少阳）。

头晕，嗳气频，苔微腻，为里虚饮停并水气冲逆（太阴、太阳）。

口干，苔浮黄，当为饮停化热（阳明）。

面色暗无华，两颧颊部褐斑，眶周暗，经行欠畅，月经量少，色黑，舌淡暗，脉细，当为血虚血瘀。

辨六经为太阳少阳阳明太阴合病，辨方证为四逆散合当归芍药桂枝茯苓加荆豆汤证。

处方：

柴胡 12g	白芍 10g	枳实 10g	炙甘草 6g
当归 10g	川芎 6g	茯苓 12g	泽泻 15g
苍术 10g	赤小豆 15g	荆芥 10g	桂枝 10g
牡丹皮 10g	桃仁 10g		

7 剂。

按：治以辛温解表、和解少阳、温中养血祛瘀、祛湿利水。

二诊：2017 年 4 月 28 日。头痛已，头晕轻，视物欠清，目干涩，嗳气已，有时心悸，易鼻塞，喷嚏，面黑干较重，口干，微苦，大便黏日 1 行，四逆，白天尿频；苔白腻，脉细。

老师辨治：

二诊头痛已，表证减，头晕轻，视物欠清，目干涩，有时心悸，易鼻塞，喷嚏，面黑干较重，口干，微苦，大便黏，日 1 行，四逆，白天尿频，苔白腻，脉细，考虑为上热下寒并血虚水盛。

辨六经为厥阴病，辨方证为柴胡桂枝干姜合当归芍药散汤证。

处方：

柴胡 12g	黄芩 10g	天花粉 12g	生龙牡各 15g

桂枝 10g	干姜 10g	当归 10g	川芎 6g
白芍 10g	泽泻 15g	茯苓 12g	苍术 10g
炙甘草 6g			

7剂。

三诊：2017年7月3日。面干，月经量少，纳少，口干，大便日1行偏干，时足凉，腰痛；苔白，脉细。

老师辨治：

三诊诸症减但仍在，故守方，仅增苍术健胃利湿。

上方增苍术为15g，7剂。

结果：服药后，月经量增加，经行畅，眠可，二便如常；面色暗、褐斑，继予柴胡桂枝干姜汤合当归芍药散治之。

【临证体会】

女性生殖系统疾病多见柴胡证，多有血虚水盛，并多见血瘀证，在学习整理冯世纶老师治疗乳腺病及月经病诸多医案中，常见如下合方：四逆散合当归芍药散合桂枝茯苓丸、柴胡桂枝干姜汤合当归芍药散、小柴胡汤合当归芍药散等。而与西医学相对应的卵巢囊肿、多囊卵巢综合征等，若为实证，则多呈现四逆散合当归芍药散合桂枝茯苓丸证、大柴胡汤合桂枝茯苓丸证。

本文中，冯老两则妇人杂病医案的治疗，前后数诊均有柴胡证，若当下为实证，则取四逆散合当归芍药散合桂枝茯苓丸；当下为虚证，则取柴胡桂枝干姜汤合当归芍药散；随证治之，需依据当下之症状反应。

笔者学习老师临证经验，在临床中，结合具体实际病例体会并应用老师治疗此类病证的经方辨治经验。

2024年8月22日，31岁的多囊卵巢女患者，给我们送了锦旗表示感谢，自诉服用中药后，人舒服多了，整个人都变得神采奕奕，前后两次妇科彩超，变化很大，治疗前彩超（2024年6月29日）提示双侧卵巢多囊样改变、宫颈多发纳氏囊肿、盆腔积液；治疗后彩超（2024年8月17日）提示双侧卵巢多囊样改变、宫颈多发纳氏囊肿、盆腔积液均消失。

初诊：2024年6月17日科室张小珂大夫电话与我沟通，患者有多囊卵巢，症如下：间断非经期出血20天，泌乳，头晕，乏力，心悸，汗出，口干，大便2～3日1行。因此患者与我们颇熟，因故未能面诊患者，考虑后予柴胡桂枝干姜汤合当归芍药散，以观其效。

张大夫问为何不用温经汤？我回复也许是第一感觉（乳腺及月经病，多见柴胡类方证，口干考虑上热，大便不畅考虑下寒之阳微结，余症提示为津血亏虚致机能不足）。然患者服药即吐，不吃不吐，一吃就吐，方不对证。6月29日，外院查彩超提示双侧卵巢多囊样表现等（双侧卵巢内可及多个小无回声，直径2mm～9mm，可显示12个以上）。

2024年7月4日患者至门诊面诊，非经期出血已止，但精神差，心烦，余症仍在，舌淡暗，苔白腻，脉细弱，初步印象考虑机能不及的虚证，为什么用柴胡桂枝干姜汤合当归芍药散后服药即吐呢？遂结合腹诊：腹硬满，胁下痞硬，脐周压痛，少腹压痛。《金匮要略》说："病者腹满，按之不痛者为虚，痛者为实。"根据腹证，患者明显是实证，正邪交争有力，非机能不足之阴证。应该是大柴胡汤合桂枝茯苓丸证或四逆散合桂枝茯苓丸合当归芍药散证，依据学习老师临证经验，考虑选择四逆散合桂枝茯苓丸合当归芍药散，患者服用后效果非常好，症状缓解，共服药2周，后于8月17日复查彩超，提示双侧卵巢多囊样表现、宫颈囊肿、盆腔积液消除。再次腹诊：腹软，无压痛，胁下痞硬不明显。

关于柴胡类方的腹诊，王宁元老师在《伤寒派腹诊基本方法与经方应用》中论述："胸胁苦满是决定少阳病胸胁苦满型的一个重要症状，实证时表现比较显著，虚证时表现比较轻微，也就是说在大柴胡汤证里可能表现得最为显著，而在小柴胡汤证里表现是中等的程度，而在柴胡桂枝干姜汤证里表现得比较轻微。所以对于胸胁苦满甚至腹部胀满的病例，腹诊时的胸胁苦满以及腹力、腹直肌拘挛程度的评估为选用具体的柴胡剂提供了一种选择方式。从临床上来说，是有道理的，有效果的。按照汉方医学腹诊学的研究，大柴胡汤、柴胡加龙骨牡蛎汤、四逆散、小柴胡汤、柴胡桂枝汤、柴胡桂枝干姜汤，都属于柴胡剂系列，其症状可能都有胸胁苦满，但是大柴胡汤证的胸胁苦满最为显著，依次较显著，中等显著，一直到柴胡桂枝干姜汤证最为轻微；腹部的抵抗程度，大柴胡汤证最为强烈，依次变弱，到柴胡桂枝干姜汤证就是腹力最低、最软。"

患者前后用药虽均是柴胡剂，但初诊服药即吐，复诊调整后，药后病除，差别甚大。何以故？前者为柴胡桂枝干姜汤合当归芍药散，为补虚扶正为主；后者为四逆散合桂枝茯苓丸合当归芍药散，攻邪为主。方向不同，则服药后机体反应不同，效果不同。

故而临证需四诊合参，不可仅凭想象推理，冯老反复强调临证须：四诊合参，依据症状反应，先辨六经，继辨方证。

经方之路，我辈后学须"勤学而审问"，并"慎思而笃行"。

（整理：杨雅阁，喻刚，季云润）

三十五、面痤的临证经验

痤疮是毛囊皮脂腺单位的一种慢性炎性皮肤病，临床表现以好发于面部的粉刺、丘疹、脓疱、结节等多形性皮损为特点。痤疮的发生主要与皮脂分泌过多、毛囊皮脂腺导管堵塞、细菌感染和炎性反应等因素密切相关。

中医经方认为痤疮有什么特点呢？在整理学习冯世纶老师辨治面痤医案中，我们记录分析冯老五则面痤医案，通过老师答疑解惑，学习总结老师的临证经验。

医案一：某男，23岁。

初诊：2024年7月17日。头面、前胸、后背有痤疮9年，曾被诊断为重度囊肿型痤疮。

现症：头面、前胸、后背痤疮，汗出不多，怕热，遗精后痤疮明显，头皮痒，身上无瘙痒，怕热，口气重，纳可，大便日1～2次，脚凉；苔白腻，脉细弦数。

老师辨治：

患者口气重，脉数，当为上有热。

脚凉，大便日1～2次，当为下有寒。

头皮痒，苔白腻，脉细弦，当有水湿。

脉细，为血虚。

汗出不多，身无瘙痒，知病位不在表，故综合来看，为上热下寒并血虚有湿（厥阴）。

辨六经为厥阴病，辨方证为甘草泻心汤加豆归地膏汤证。

处方：

炙甘草 12g	黄连 5g	黄芩 10g	炮姜 10g
党参 10g	姜半夏 15g	赤小豆 15g	当归 10g
生地黄炭 15g	生石膏 45g		

自加大枣 4 枚，7 剂。

二诊：2024 年 7 月 31 日。痤疮整体好转，时有脓点，头皮身上痒，口中和，食凉胃不适或腹泻，手心热，足凉；苔白腻，根厚，脉细。

老师辨治：

二诊仍为上热下寒，但食凉胃不适或腹泻，上热已不重，故去生石膏，减黄连，因痤疮时有脓点，故加生薏苡仁、败酱草清热祛瘀排脓；苔白腻，根厚，故增半夏，另加紫花地丁清热解毒，凉血消肿。

辨六经为厥阴病，辨方证为甘草泻心加薏酱豆归丁汤证。

处方：

炙甘草 12g	黄连 3g	黄芩 10g	炮姜 10g
党参 10g	姜半夏 30g	生薏苡仁 30g	败酱草 18g
赤小豆 15g	当归 10g	紫花地丁 10g	

自加大枣 4 枚，7 剂。

三诊：2024 年 8 月 9 日。面痤续减，头皮痒减，口中和，大便正常，手心热，身体凉，脚凉减轻；苔白，脉细。

老师辨治：

三诊诸症续减，加生地黄炭养血凉血。

上方加生地黄炭 15g，7 剂。

结果：服药后，面痤渐愈。

医案二：某女，62 岁。

初诊：2023 年 12 月 18 日。有甲状腺肿，甲功正常，切除部分甲状腺，面部、后背持续长痤疮，疼痒，易腹泻日2～3次，口微干，出汗不多，盗汗；苔白，脉细。

老师辨治：

患者面部、后背持续长痤疮，痛痒，口微干，出汗不多，盗汗，易腹泻，日2～3次，苔白，脉细，辨证既有上热，又有下寒，予甘草泻心汤合赤豆当归散加薏苡仁、败酱草、地黄炭。

辨六经为厥阴病，辨方证为甘草泻心加豆归薏酱地汤证。

处方：

炙甘草12g	黄芩6g	黄连5g	炮姜10g
党参10g	姜半夏15g	赤小豆15g	当归10g
生薏苡仁30g	败酱草18g	生地黄炭10g	

自加大枣4枚，7剂。

二诊：2024年1月8日。甲状腺肿减，咽微痛，面痤减，有时盗汗，大便日1行；苔白，脉细。

老师辨治：

二诊甲状腺肿减，咽微痛，面痤减，予上方增姜半夏并加桔梗利湿排脓利咽。

上方增姜半夏30g，加桔梗10g，7剂。

按： 此案后续诊治情况不详，记录在此，用以学习老师辨治思路。

医案三： 某女，48岁。

初诊：2023年11月14日。患者自9月起只能睡2小时，醒后睡不着，吃西药睡3～4小时，月经自9月后未到，面痤，易汗出，怕热，服佐匹克隆后早起口苦，纳差，食后心下堵，大便正常，饮水即小便，夜尿1～2次；苔白，脉沉细。

学生跟诊辨治思路：

患者失眠2个月，单凭入睡难一症难辨六经，必须结合整体考虑。

面痤、易汗出、怕热、早起口苦，提示上热明显。

又见纳差，食后心下堵，饮水即小便，夜尿 1～2 次，月经 2 月未行，苔白脉细，为下寒且血虚水盛。

故辨六经为厥阴病，辨方证为柴胡桂枝干姜合当归芍药散汤证。

老师辨治：

辨六经为厥阴病，辨方证为柴胡桂枝干姜合当归芍药散汤证。

处方：

柴胡 12g	黄芩 10g	天花粉 12g	生龙牡各 15g
桂枝 10g	炮姜 10g	当归 10g	白芍 10g
川芎 6g	生白术 18g	泽泻 18g	茯苓 15g
炙甘草 6g			

7 剂。

二诊：2023 年 12 月 5 日。诸症明显好转，痤无新起，汗出不明显，晨起口苦已，纳增，心下堵已，眠好转，易醒，醒后入睡困难减轻，大便微溏，日 2 行；苔白，脉细。

老师辨治：

二诊时整体症状好转，大便微溏日 2 行，仍为厥阴病，上方增炮姜，强化温下寒。

上方增炮姜 15g，7 剂。

三诊：2023 年 12 月 26 日。痤无新起，眠好转，醒后能入睡，怕热不明显，12 月 13 日月经至，少腹坠，腰酸，药后大便正常，夜尿减少，1～2 次；苔白，脉细。

老师辨治：

三诊面痤未再新起，睡眠好转，病机不变，故处方不变，微调药量。

辨六经为厥阴病，辨方证为柴胡桂枝干姜合当归芍药散汤证。

处方：

柴胡 12g	黄芩 10g	天花粉 12g	生龙牡各 15g
桂枝 12g	炮姜 15g	当归 10g	白芍 15g

川芎 10g	生白术 30g	泽泻 15g	茯苓 15g
炙甘草 6g			

7 剂。

医案四： 某女，24 岁。

初诊：2024 年 6 月 15 日。面痤、焦虑持续 1 年左右，晚上胃脘疼，眠差，发落多，手足心汗出，四逆，月经周期正常，量多、痛经，有血块，纳差，饮食易噎，口中和，大便如常；苔白，脉细。

老师辨治：

此患者面痤、焦虑 1 年，同时伴有眠差，发落多、手足心汗出为上热之证。

四逆，痛经，月经量多有血块，纳差，苔白，脉细，为下寒并血虚水盛。

辨六经为厥阴病，辨方证为柴胡桂枝干姜合当归芍药散汤证。

处方：

柴胡 12g	黄芩 10g	天花粉 12g	生龙牡各 15g
桂枝 10g	干姜 10g	当归 10g	白芍 10g
川芎 6g	生白术 18g	泽泻 15g	茯苓 15g
炙甘草 6g			

7 剂。

二诊：2024 年 8 月 16 日。面痤减，胃脘疼已，痛经减，纳增，唇色改善，脱发多；苔白，脉细。

老师辨治：

二诊症状面痤明显减轻，胃疼已，痛经减，唇色也改善，但辨六经仍在厥阴，辨方证为柴胡桂枝干姜汤合当归芍药散方证，在上方基础去川芎，加生地炭养血凉血，沙苑子温经止痛。

上方去川芎，加生地黄炭 15g、沙苑子 15g，7 剂。

结果：服药后，面痤愈。

医案五：某男，13 岁。

初诊 2023 年 7 月 8 日：双侧甲状腺癌颈淋巴结转移，6 月 13 号行甲状腺癌全切术，没有做放化疗，面痤，怕热，时盗汗，口中和，纳可，大便干，日 1 次；苔白舌尖微向左，脉细。

老师辨治：

患者面痤，怕热，有时盗汗，为外邪里热（太阳、阳明）。

大便干，苔白，舌尖微向左，考虑痰饮内停并津虚；痰饮不化，津生乏源，故而大便干；痰饮阻络，故而舌尖微向左，当为里阴证（太阴）。

辨六经为太阳阳明太阴合病，辨方证为桂甘龙牡加薏败夏术枯汤证。

处方：

桂枝 10g	炙甘草 6g	生龙牡各 15g	姜半夏 30g
生白术 30g	生薏苡仁 30g	败酱草 18g	夏枯草 10g

7 剂。

按：治以解表清里、祛湿排脓、健胃生津通便，加夏枯草清热消肿散结。

二诊：2023 年 8 月 12 日：颜面痤疮显减，盗汗已，怕热已，自觉无不适，口干，大便调；苔白，脉细。

老师辨治：

二诊面痤显减，盗汗已，怕热已，表证不显，仍有湿热。

口干，当为里热（阳明）。

面痤，苔白，脉细，当为里虚有湿（太阴）。

辨六经为阳明太阴合病，辨方证为薏苡败酱散加夏术枯藻草汤证。

处方：

姜半夏 30g	生白术 30g	生薏苡仁 30g	败酱草 18g
夏枯草 15g	炙甘草 6g	海藻 12g	

7 剂。

按：治以清热排脓、健胃祛湿，加夏枯草、海藻清热消肿、软坚散结。

结果：后随访观察，颜面痤疮痊愈。

【老师答疑解惑】

问：老师，第一个案例，患者面痤严重，吃了西药，还吃了一段时间中药，有金银花、牡蛎、鳖甲，脸上起火疖子，爆脓痘，为什么没加生薏苡仁和败酱草？

答：这个首先辨六经，时方派论其因，一看这个病是什么，心火、肺火、相火都旺，为什么用鳖甲，潜阳呀，滋阴潜阳、清热解毒宣肺这一套理论，有时越加，痤疮越多，为什么？有肺热清肺热，找几个清肺热的药，桑白皮什么的，时间长了相火旺，那黄柏、知母这一类的上了，然后又清热解毒，苦参什么这些，用金银花的也不少，他辨证也非常仔细，考虑这么长时间不好，是不是肾阴虚了？肾虚了滋阴，滋阴还得无阳不长呀，用了黄柏、知母、鳖甲，还得用点阳药，肉桂、附子又来了，考虑得有道理吧，有道理，按他的理论来说，都是这种思维。

我们中医，对于痤疮、痘，时方派多考虑肺热、心火、相火，几个人辨证都不会一样，脏腑辨证不好统一，都有理，这是医经时方派这么考虑，我们经方派很简单，先辨六经，上热为主，但是有下寒吗？有时不明显，我们根据临床用药。用苦寒的药越用越厉害，为什么？因为下寒有的明显，有的不明显，大便1～2次，还是有下寒的，有时足凉，有的能叙述出来，有的叙述不出来，所以这个下寒的症状，有的不明显，有的很明显，非常典型的就是有四逆，但是临床不典型的我们也要考虑到，因为我们经过几次治疗以后，单纯清热绝对不行，按照经方思，是什么？是上热下寒，这个下寒，是里的下寒？还是半表半里的下寒？半表半里的上热下寒多，也有里的上热下寒，薏苡附子败酱散证那不就是里证太阴阳明合病吗。我们从八纲辨证比较简单，好掌握，就是说这么长时间了，脓包什么，留下的疤瘌、痕迹挺多的，以半表半里上热下寒为主，我们首选甘草泻心汤，如果热得厉害，再加生石膏，加重清上热的，黄连、黄芩就有了，因为黄连是燥的，吃了以后大便干。

问：那么首诊时患者脸上有脓点，可以加生薏苡仁、败酱草吗？

答：可以加，我们首先辨六经以后，这类方子也可以加紫花地丁、蒲公英这一类的，因为它清上热，需要强壮，我们用赤小豆、当归，时间长了需要强壮，温下寒的药都有强壮的作用。

问：为什么选择甘草泻心汤？

答：甘草泻心汤证为上热下寒证，我们经常看到有些化脓，不属于薏苡附子败酱散证一类的，不属于里证，而属于半表半里证，所以选择甘草泻心汤了，柴胡桂枝干姜汤也行，那是更虚寒了，虚寒更厉害了。

问：那这位患者用柴桂姜汤合当归芍药散可以吗？

答：那还差一点，他这个热厉害，你看我们还加生地炭和生石膏。

【临证体会】

通过以上五则案例，学习老师的经方临证经验，经方治疗面痤不是注重病因（发病的原因），而是注重症状反应，即人体正邪交争祛邪外出时产生的全身整体反应。

经方认为面部的痤疮病灶在面部、在皮肤，但病位未必在表。面痤虽为局部症状反应，但治疗时还要结合伴随的全身症状，先辨六经、继辨方证，做到方证对应，治愈痤疮。

其实，经方的方证相应说，实质也是强调辨证的整体观念，方须与证相应，证以方名，方以证立，方随证转，临床上重视抓主证，但更要注重患者的整体症状反应予以辨证，有是证用是方、有是证用是药，无是证则去是药，不可一叶遮目。

面部痤疮也好、身上的痤疮也好，与内分泌失调有关，病程长，多数短期不能治愈，且容易复发，因此在以药物治疗的同时，冯老常嘱咐患者要注意生活规律，多吃水果等，吃含维生素的食物，如青辣椒。

如此看来，对面痤并没有专门的方药，不是专病专方，而是和其他一般疾病一样，先辨六经，继辨方证，求得方证对应治愈疾病！

正如胡希恕先生所讲，中医的辨证施治，其主要精神，是于患病人体一般的规律反应的基础上，讲求疾病的通治方法。

皮肤病的经方论治，在整个经方理论体系中是个难点，仲景师并未在《伤寒论》《金匮要略》设置专题予以论述，仅在《金匮要略》中疮痈、百合等篇中偶有提及，其中的辨证思路、选方技巧和用药规律隐藏在众多条文和方证之中，也就是蕴含在以八纲为核心的六经辨证之中，正确的四诊采集、八纲分析、六经明确，再加上兼夹因素的考量决定了治疗的方向，方证的选择既考验医者对于条文的理解，也得益于众多医家的临床实践经验。

通过学习冯老的五则医案，笔者有如下心得体会：

首先是病灶和病位的关系。痤疮病灶在肌肤体表，而病位则初起在表，如果病程长，则波及半表半里和里，或是诸病位同病，六经的辨证和方证的选择需综合考量，不可偏废，更不可"依皮治皮"。上述五个医案总结，虽同为面痤，但是六经辨证则以半表半里或里为主，说明痤疮的问题以内部矛盾为主，面痤只是外在表现，也就是胡希恕先生常说的要区分现象和本质的关系。

然后是整体和局部的关系。痤疮类的皮肤病，既有整个机体的病理反应，也有局部的皮损指征，两者有主有次，或表现统一，或时有矛盾，当有所取舍。从上述医案来看，冯老入手仍是以整体辨证为主，局部辨证为辅，在甘草泻心汤、柴胡桂枝干姜汤、薏苡附子败酱散、赤豆当归散、桂甘龙牡汤等主方的基础上酌情合方或加减，依据皮损的表现、病程的长短，和气血、调寒热、祛"三毒"。由此看来，以面痤为"主诉"的患者，其解决之道不在"主诉"，而在"主证"。

再则面痤类的皮肤病具有不同于内科疾病特殊性，对于局部皮损的表现细节要详审思量，尤其是针对部分全身症状缺乏的患者。如病程的长短，痤疮部位的形态、色泽、渗液的多少以及瘙痒的程度都应该在考虑之列。如依据痤疮的凹凸辨阴阳、瘙痒的轻重辨表里、皮损的色泽辨寒热、渗液的多少辨水湿等。

最后，当今痤疮的盛行与生活习性息息相关。形寒饮冷、点灯熬油、嗜食辛辣、五心烦乱等皆是面痤之源，单纯的中医治疗，如果不辅以调神摄心，终归是病去复来，"无颜见江东父老"，每每诊余，冯老常对患者反复叮嘱养成良好生活习性。

（整理：苗志学，喻刚，杨雅阁）

三十六、汗出恶风身肿案

某女，54 岁。

初诊：2015 年 9 月 21 日就诊。后背项颈肿 1 周，乏力，心前区不适，大汗，汗出多，恶风，服五灵胶囊有小效，身冷早起手肿胀，左面肿，目睁无力，思睡，头晕，膝下肿凉感，口中和，唇干，大便溏，日 3 行，小便少，夜尿 2 行；苔白舌暗，脉沉细。

老师辨治：

患者汗出多、恶风，表虚证（太阳）。

面肿、身肿、肢肿、手肿，小便少，夜尿 2 行，为水饮内停；乏力，目睁无力，思睡，大便溏，日 3 行，苔白舌暗，脉沉细，为里虚；里虚饮停，当为里阴证（太阴）。

头晕，心前区不适，为水气上冲。

整体呈现为水气病，水气在表，水气在皮肤中，并有水气冲逆而头晕、心前区不适，故予防己黄芪合苓桂术甘汤，治以益气固表、降逆利水。

辨六经为太阳太阴合病，辨方证为防己黄芪合苓桂术甘汤证。

处方：

防己 10g	黄芪 15g	桂枝 10g	苍术 10g
茯苓 15g	炙甘草 6g		

自备生姜 3 片、大枣 4 枚，7 剂。

2015 年 9 月 25 日患者微信反馈："您好，我的情况基本好了，今天就不去看冯老门诊了，方便的时候跟冯老说一声，冯老用药如神，有这样的老一

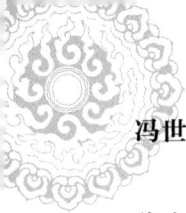

代中医专家，患者有福喽！基本好了，还有一点点胸背心前不适、左侧颈部肿感，排尿增多了，接触风的时候感觉皮肤很舒服。"

【临证体会】

经方的学习，在跟师临证中，通过老师医案的整理，进而回顾学习经典条文，反复咀嚼，方会有些许心领神会。

冯老此则医案，为防己黄芪合苓桂术甘汤的治验，细看方证亦是防己黄芪汤合防己茯苓汤，此案患者主要表现为汗出、恶风、身肿。初学经方一谈到"汗出恶风"，就会联想到桂枝汤，而不是防己黄芪汤？那么见"汗出恶风"者，防己黄芪汤证与桂枝汤证如何鉴别呢？这仍然要回到胡希恕先生及冯世纶老师对方证条文的解读和应用中寻找答案。

防己黄芪汤证是"风水""风湿"，显而易见，"风水"和"风湿"是一个概念的不同表述而已，换而言之为"表虚水（湿）停证"，防己黄芪汤为益气解表、固表利水湿。

胡希恕先生说："那么什么叫表虚？就是正气不充于表，也就是说是皮肤这个地方太虚啦，按照现在的这个生理的话说呢，就是皮肤营养不好、营养不良，而根据古人这种最正确的观点呢，你哪地方虚哪来病，所以病之所凑，其气必虚嘛。"

冯世纶老师说："桂枝汤大家都知道，它有发汗止汗的功效，能调和营卫。黄芪呢，我们受后世李时珍的影响，认为黄芪是补气之长，只注重其补气作用，而忽略了它解表的作用。其实黄芪是解表固表之药，与桂枝属于一类，它相较于桂枝，更擅长治疗虚证。桂枝是如何解表的呢？它与生姜、大枣、甘草等协同作用，温胃健胃以滋生津液，卫气充足后便能抗邪外出，人体有了抵抗力，邪气就无法再侵入，从而达到发汗止汗的效果。

桂枝有此作用，桂枝汤能发汗解表解热，黄芪也有类似作用，二者区别何在？黄芪所主之证比桂枝汤证更怕风，因为黄芪比桂枝汤更具补益之力，更能补中益气，作用更强。它与人参不同，人参主要是补胃，没有固表作用，黄芪既能健胃生津液，又有固表作用，通过健胃生津液来发汗解表。

　　黄芪，《神农本草经》记载其可治疗疮肿，疮疡、水肿。为何如此？因其有补中益气、解表利水的功效，并非像李时珍所说以补气为主。在经方中，这里的补气实则指健胃解表固表的作用。黄芪证与桂枝汤证相比，临床表现中汗出恶风更为明显，桂枝汤证表现为汗出恶风，而加用黄芪，表明汗出恶风的症状更为突出。

　　黄芪还有解肌利尿的作用，这与桂枝不同，桂枝在排脓方面效果不佳，黄芪则能排脓、利湿、利水肿，防己黄芪汤就用于治疗在表的水肿，黄芪有利水排脓的作用，比桂枝多了这一功效。"

　　防己黄芪汤与桂枝汤两证皆有汗出、恶风、脉浮的表现，同样病在表，均属太阳表虚证。但仔细研读条文，桂枝汤证突出头痛、发热症状，其背后病机为精气虚，不足以将邪气祛于表外，因此需要健胃生津液以充实肌表；而防己黄芪汤证则突出身重症状，其背后病机为肌表亏虚且水湿内停，故而需益气固表以利水湿。

　　理解了防己黄芪汤与桂枝汤后，接下来学习防己茯苓汤就相对容易些。防己茯苓汤原文为"皮水为病，四肢肿，水气在皮肤中，四肢聂聂动者，防己茯苓汤主之"。此处的"皮水"应为"在表之停水"，与"表虚水（湿）停证"的"风水""风湿"，其含义相同。此条文中明显仅有"四肢聂聂动者"这一特殊表现，需要另外解读。

　　胡希恕先生说："四肢聂聂动是什么意思？是有水气在皮肤里，如果再有气上冲，水气相击，就会微微动，聂聂动就是微动的一种状态。如果只有水，没有气上冲，它不会动。所以桂枝配合茯苓，能治疗筋惕肉𥆧、肉跳，桂枝与茯苓结合在一起就能治疗这种情形，桂枝能治气上冲，茯苓可祛水。那么这个方子（防己茯苓汤）也是这个道理，它是以桂枝甘草为基础的方子。"

（整理：杨雅阁，喻刚，杨丹丹，季云润）

三十七、心血管疾病医案三则

医案一： 某男，39 岁。

初诊：2017 年 11 月 17 日。患者自述心口闷疼，服用速效救心丸后得以缓解。经医院检查，发现有冠脉斑块，血脂高，有时心慌，口干，容易汗出，手热足凉，大小便正常，面部有痤疮，颏部有疱疹；舌苔白，脉沉细弦。

老师辨治：

患者存在冠脉斑块，且心口闷疼，此为胸痹病。初诊时心口闷疼、足凉，苔白，脉沉细弦，是痰饮内停痹阻胸中（太阴）。

口干、颏部疱疹、手热，应为饮停化热（阳明）。

易汗出、心慌，是由外邪里热并水气冲逆所致（太阳）。

辨六经为太阳阳明太阴合病，辨方证为瓜蒌薤白半夏合橘枳姜加苓桂汤证。

处方：

瓜蒌 45g	薤白 10g	姜半夏 15g	枳实 10g
陈皮 30g	桂枝 10g	茯苓 12g	

自加生姜 3 片、黄酒 20mL，7 剂。

二诊：2017 年 11 月 24 日。患者自述心口疼已消失，有时会闷，天冷时加重，睡眠差，心慌减轻，口干减轻，汗出仍然较多，手热足凉不明显，颏部疼痛已消失；舌苔白，脉细弦。

老师辨治：

二诊时患者诸症减轻，但有时胸闷，天冷加重，仍属阳微阴弦，痰湿痹阻胸阳，故而在上方基础上增加半夏、茯苓、薤白的用量，以温中祛痰、通阳除痹。

上方增姜半夏 30g、茯苓 15g、薤白 15g，7 剂。

三诊：2017 年 12 月 22 日。患者自述近段时间无心口疼，心慌已消失，偶尔胸闷，口干不明显，身热不明显，力气增加，大便偏溏，每日 1 ~ 2 次，面部痤疮已消失，有时眼干；舌苔白，脉细弦。

老师辨治：

三诊时疗效显著，方证对应，继续守方治疗。

二诊方，7 剂。

结果：患者服药后未再出现心口闷疼症状。

医案二： 某男，60 岁。

2024 年 2 月 3 日。患者被诊断为不稳定型心绞痛，冠状动脉粥样硬化性心脏病，陈旧性心肌梗死，2018 年植入冠状动脉支架，高血压 3 级，尿酸、血糖、血脂高。

现症：患者自述胸闷气短已有 1 个月，伴有头晕，容易醒来，气短，胸闷，右手麻木，口中和，但有异味，食欲尚可，大便不畅且不规律，1 ~ 2 日排便 1 次，夜尿 1 次，进食易呛易咳 1 年余，右足跟痛；苔白，脉弦细尺大。

辨六经为太阳阳明太阴合病，辨方证为瓜蒌薤白半夏合橘枳姜加桂汤证。

处方：

瓜蒌 45g	薤白 10g	姜半夏 50g	桂枝 10g
陈皮 30g	枳实 10g		

自加生姜 3 片、白酒 20mL，7 剂。

结果：服药后症状减轻，随后随证治疗。

【老师答疑解惑】

问： 老师，此案的辨证思路是什么？

答： 胸闷、气短、头晕，这属于外邪里饮。教科书讲胸痹是因痰饮阻滞，这是从病因学角度而言。但从症状表现来说，是外邪里饮，这在《伤寒论》中，第 28 条桂枝去桂加茯苓白术汤就开始论述这个问题。

病的表现类似桂枝汤证，已经发汗，复下之，仍有头项强痛，为何如此？因为表证未解，病情总不好。我们的老祖宗经过反复的实验，碰了好多壁，为什么不好呢？这不是表证吗？发热不是属于表证中的桂枝汤证吗？结果用桂枝汤却不见效，后来发现有饮邪，不加上祛饮的药物不行，后来采用什么方法呢？去桂加茯苓白术，这就是第 28 条的内容。

去桂并非不能解表，有人说不能去桂枝，去了桂枝就不能解表了，实际上那一条中有生姜。后来的几条，如苓桂术甘汤、苓桂枣甘汤，都还有桂枝。为何呢？当表证有上冲症状时用桂枝，没有上冲症状时可以不用桂枝，用生姜解表即可。所以在头晕、咳嗽的时候，若有上冲的感觉，我们就加桂枝。这个病例也是如此，有头晕、气短，这种气短是水饮造成的。这种水饮为何往上冲？因为表不解，上虚了，发过汗以后上虚了，从《伤寒论》第 15 条开始讲，"太阳病下之后，其气上冲者，可与桂枝汤，方用前法，若不上冲者，不得与之"，这说的是什么呢？强调有表证时可以用桂枝，有上冲症状且有表证时，讲的就是这个情况。所以用桂枝治疗心悸、气短、胸闷，大家都熟知苓桂术甘汤，胸闷、头晕、起则头眩、振振欲擗地，这些都是水饮所致，表不解，外邪里饮。

心脏病也是同样道理，我们不是辨病论治，而是辨证论治。胸闷气短，心脏血管堵塞，采用放冠脉支架等方法，我们即使不放支架，同样能治好。里饮严重时，有的是饮邪郁而化热，需要清热，但这种清热不能用大苦大寒之药，就用一点偏凉性的化痰药，如生薏苡仁、瓜蒌，这些药物宽胸理气化痰，且不太寒凉，用这类化痰药清阳明里热即可。《金匮要略》中有瓜蒌薤白剂、枳实薤白桂枝汤一类的方剂，张仲景没有把它们凑在一块，要是凑在一块写多好呀，比如把瓜蒌薤白剂、橘枳姜汤组成一个方子不好吗？他没有，而是一个一个地给你讲解，瓜蒌薤白半夏汤、枳实薤白桂枝汤、橘枳姜汤，都给你列出来，这里面是有区别的。

问：我们是否考虑大柴胡汤合桂枝茯苓丸？

答：没有半表半里的证候，所以先辨六经，经方的理论是先辨六经才正确，辨六经时没有口苦、咽干等半表半里的症状。

问：能否考虑苓桂术甘汤合桂枝茯苓丸，考虑瘀血因素？

答：主要不是瘀血，主要是外邪里饮，有一点化热。

医案三：某男，71岁。

初诊：2024年7月1日。患者有冠心病史，后又患肺癌，6月14日住院，诊断为不稳定性心绞痛，冠状动脉粥样硬化，陈旧性心梗，冠脉支架植入术后，阵发性心房颤动，消化道出血。

现症：患者自述近期胸闷，憋气，咳嗽严重，不易咳出，汗出不多，痰少，怕冷，口中和，偶尔有口苦，食欲尚可，大便正常，存在贫血，血红蛋白60g/L，输血后升至90g/L；舌苔白中厚，舌色暗，脉细弦。

老师辨治：

患者有冠心病、陈旧性心肌梗死，现患不稳定性心绞痛。

胸闷、憋气、咳重、怕冷、苔白中厚，为里虚寒，痰饮内停（太阴）。

偶有口苦，应为饮停化热（阳明）。

辨六经为阳明太阴合病，辨方证为薏苡附子散合瓜蒌薤白半夏合橘枳姜汤证。

处方：

| 生薏苡仁30g | 白附片24g | 瓜蒌45g | 薤白10g |
| 姜半夏60g | 枳实10g | 陈皮30g | |

自加生姜3片，7剂。

二诊：2024年7月8日。患者自述胸闷及咳嗽减轻，怕冷症状减轻，口苦消失，出现口干，吞酸；舌苔白，舌色淡，脉细弦结。

老师辨治：

二诊时诸症减轻，出现口干吞酸，因此在上方基础上加桂枝平冲降逆，加茯苓淡渗利湿，有枳实薤白桂枝汤合二陈汤之意，因为有吞酸症状，所以加乌贼骨、浙贝母中和胃酸以护胃。

上方加桂枝 15g、茯苓 15g、乌贼骨 10g、浙贝母 10g，7 剂。

结果：服药后诸症减轻，随后随证治疗。

【老师答疑解惑】

问：老师，这个患者用薏苡附子散的指征是什么？

答：这属于胸痹。患者胸闷，憋气，咳嗽较少，怕冷，口中和，有时口苦，基本属于寒湿痹。胸痹就是闭塞不通，我们学习时知道有痰有饮，胸中有痰有饮，有热证也有寒证。他这个热证不明显，所以以寒痹为主，有点口苦，说明多少有一点化热。我们就用薏苡附子散，加了瓜蒌，从益气化痰方面着手。瓜蒌薤白半夏汤、橘枳姜汤，这是治疗偏于寒证的，属于寒痹，属于胸痹中的寒湿类型，所以以薏苡附子散为主。

患者还有点咳嗽，加强了化痰力量。瓜蒌薤白剂偏于治疗热痰，也是阳明太阴合病，总体来说是阳明太阴合病，以太阴为主，因为是寒湿痹嘛。橘枳姜汤证也偏于寒证，患者的症状不是太突出。不管是冠心病还是肺癌，总的来说是有痰，只能从化痰方面着手。是热痰还是寒痰，只能根据他的病情来判断。

【临证体会】

从冯老多年对心血管疾病的诊疗经验来看，现代的心血管疾病和治法并非仅局限于《金匮要略·胸痹心痛短气病脉证治第九》所论述的病机和方药。其病因、病机、临床表现非常复杂，有单纯的"阳微阴弦"，更多的则是表里合病、寒热错杂、虚实夹杂或兼夹痰饮瘀血等。治疗方剂有瓜蒌薤白剂，有附子类方，也有桂枝类方及柴胡类方等，并且多见合方方证。

　　另外，从冯老的医案中可以看出，并非出现胸闷、心痛、短气就一定选用《金匮要略·胸痹心痛短气病脉证治第九》所论及的方证；反之，没有胸闷、心痛、短气，也未必就不是此类方证。心血管疾病在临床可能合并呼吸道、消化道的疾病，甚至部分主诉与心血管病看似没有关联，例如咽堵、肢体疼麻、胃部不适、胆区疼痛等，这与心脏放射性疼痛的特点有关。

　　《金匮要略·胸痹心痛短气病脉证治第九》有条理、有顺序地论述了胸痹病的辨治，其核心病机是"阳微阴弦"，胡老总结为"阳虚在上，阴寒在下，阴寒乘着阳虚往上攻，从而造成胸痹心痛"。瓜蒌薤白三方证，为阳虚阴寒但程度不重，所以仅用薤白、白酒温通散结，瓜蒌、半夏宽中除饮；而至薏苡附子散、乌头赤石脂丸时，则是阳虚阴寒逐渐加重，需要用附子、乌头、干姜、蜀椒之类辛温大热之药，才能祛寒除痹于顷刻间，挽狂澜于既倒。因为是"阳微阴弦"，冯老强调，即使有热，也不可用大苦大寒的药物，只能用不太凉的化痰药，例如瓜蒌、薏苡仁，言下之意，更不能采用苦寒清热之法。归根结底，还是《伤寒论》中的那句经典："病痰饮者，当以温药和之。"

　　对于心血管疾病，中医疗效确切，如果辅以身心调理，则可达到长治久安的效果。西医学通行的做法是予以冠脉支架和搭桥术，患者需终身服用"双抗"类药物等。著名心脏病专家，有着"中国冠脉支架之父"之称的胡大一教授，原本是全国推广心脏支架力度最大的医生。然而在 2020 年央视新闻专访中，胡教授却发出了反对心脏支架滥用的激烈声音，"支架是个金属异物"，胡大一教授说："放在血管里是个隐患，它怎么可能预防心梗？"胡大一教授认为，预防心梗更多需要依靠摒弃不健康的生活方式，"把烟戒掉、适度运动、吃得健康"。对于高血压、糖尿病、血脂异常等危险因素需要控制得当，"这才是预防的措施，而不是支架"。

　　　　　　　　　　　　　　　　　（整理：喻刚，杨雅阁，季云润，苗志学）

三十八、肝癌并肺炎案

某男，58岁。

初诊日期为2024年1月24日。患者于2016年患乙型肝炎，平素嗜酒，10天前饮酒后出现咯血症状，在高唐县医院检查发现肝脏有实性团块，肝功能异常，甲胎蛋白及癌胚抗原增高。

现症：患者自述右胁隐痛，食欲尚可，口干，饮水后症状缓解，咳嗽，咳出白痰、灰痰，大便正常，小便黄，饮水多则小便颜色变浅；舌苔白中厚，舌尖左歪，脉细弦，有肝掌。

学生跟诊辨证思路：

患者现右胁隐痛，口干，脉细弦，当属半表半里阳证（少阳）。

咳嗽咳痰，苔白中厚，脉细弦，为痰饮内停；舌尖左歪，可能是津虚失养；证属里虚痰饮（太阴）。

小便黄，饮水多则不明显，考虑为津亏不足。

辨六经为少阳太阴合病，应治以和解半表半里、健胃生津祛痰饮，老师会选用何方呢？

老师辨治：

辨六经为少阳太阴合病，辨方证为四逆散合茯苓饮加半夏汤证。

处方：

柴胡 12g	枳实 10g	白芍 10g	炙甘草 6g
姜半夏 60g	党参 10g	陈皮 30g	茯苓 15g
生白术 30g			

自加生姜 3 片，7 剂。

二诊：2024 年 1 月 31 日。患者自述右胁隐痛消失，咳嗽，咳痰容易咳出，小便黄，饮水后症状好转；舌苔白，脉细弦。

学生跟诊辨证思路：

服用上药后右胁隐痛消失，咳嗽好转，痰易咳出，小便黄，饮水后好转，说明方证对应，辨六经仍为少阳太阴合病，是否效不更方？且看老师如何处方。

老师辨治：

上方加丹参 18g、茵陈 15g，7 剂。

三诊：2024 年 2 月 21 日。查肝功能（－），胆红素正常，小便黄已，右胁痛不明显，咳痰少，口干轻，大便 3 日 1 行；苔白，舌质较暗，脉细。

学生跟诊辨证思路：

三诊肝功能（－），胆红素正常，小便黄已，但结合整体症状，虽右胁痛不明显，但半表半里证未罢（少阳）。

咳痰少，口干轻，大便 3 日 1 行，当为里虚痰饮（太阴）。

苔白，舌质较暗，脉细，为血虚血瘀。

辨六经为少阳太阴合病，辨方证是否仍为四逆散合茯苓饮加半夏汤证？

老师辨治：

辨六经为少阳太阴合病，辨方证为小柴胡合赤豆当归散加茵丹术橘汤证。

处方：

柴胡 12g	黄芩 10g	姜半夏 30g	党参 10g
炙甘草 6g	当归 10g	赤小豆 15g	茵陈 15g
丹参 30g	生白术 50g	陈皮 30g	

加生姜 3 片、大枣 4 枚，7 剂。

四诊：2024 年 3 月 13 日。患者肝功能尚可，咳嗽减轻，痰白黏稠且发咸，夜尿 4～5 行，无汗出，近一周出现牙痛，右胁后有酸麻胀痛之感，久坐时症状加剧，有时口干，大便 1～2 日 1 行，饮凉则泻，纳眠可；苔白润，脉细。

学生跟诊辨证思路：

从四诊情况看，患者右胁后酸麻胀痛，久坐甚，有时口干，提示半表半里阳证仍在（少阳）。

咳嗽持续减轻，痰白黏稠发咸，夜尿4～5行，大便1～2日1行，饮凉则泻，苔白润，脉细，此当为里虚寒、痰饮内停（太阴）。

因痰饮重且里虚寒甚，考虑是否需加温中补虚之品，且看老师处方。

老师辨治：

上方去茵陈，加桔梗10g、炮姜10g，7剂。

五诊：2024年4月10日。2024年4月6日北京某三甲医院诊断为肺炎、肝细胞癌。患者清明节期间感冒，咳嗽增多，痰少，有时带血，有时腹泻，右胁后疼痛，口干，咽干，痰易咳出，纳差，大便1～2日1行，夜尿4～5行；舌苔白，脉细。

学生跟诊辨证思路：

五诊时医院诊断为肺炎、肝细胞癌，医院的诊断可视为望诊的延伸，属于病情信息范畴。

此时患者因感冒致使咳嗽加重，有表证当先解表。现患者咳多，痰少，有时带血，表明外有表邪不解（太阳），里有痰饮内停（太阴）。

右胁后仍疼痛，咽干，提示半表半里阳证仍未消除（少阳）。

纳差，有时腹泻，大便1～2日1行，夜尿4～5行，苔白，脉细，此当为里虚寒证（太阴）。

口干，当为水饮化热（阳明）。

治疗应解表利饮，同时和解半表半里，清热并健胃行气化痰。

故辨六经为太阳少阳阳明太阴合病，辨方证为小柴胡汤合茵陈五苓散证？

老师辨治：

辨六经为太阳少阳阳明太阴合病，辨方证为柴胡五苓散去猪苓加豆归薏丹茵汤证。

处方：

柴胡12g	黄芩10g	姜半夏30g	党参10g

炙甘草 6g	茵陈 15g	丹参 30g	当归 10g
赤小豆 15g	桂枝 10g	生白术 50g	泽泻 12g
生薏苡仁 30g			

自加生姜 3 片、大枣 4 枚，7 剂。

六诊：2024 年 5 月 15 日。患者肝癌现采用分子靶向治疗，患有免疫性肺炎，4 月 13 日住院 1 个月。现症见：咳少，白痰少，口干轻，偶有早起口干，胁痛已，纳可，汗出少，恶风，活动后易心慌气短，大便每日 1 ~ 2 行，夜尿 2 ~ 3 行；舌苔白腻，中部薄，脉细弦数。

老师辨治：

辨六经为太阳少阳阳明太阴合病，辨方证为柴胡五苓散去猪加丹薏杷茵汤证。

处方：

柴胡 12g	黄芩 10g	姜半夏 30g	党参 10g
炙甘草 6g	茵陈 15g	丹参 30g	桂枝 10g
茯苓 15g	生白术 60g	生薏苡仁 30g	泽泻 15g
炙枇杷叶 10g			

自加生姜 3 片、大枣 4 枚，7 剂。

七诊：2024 年 6 月 6 日。患者服用上方 1 剂药后出现发热，现热已退，口中和，吸氧，咳嗽不多，咳痰少，半夜易醒，汗出情况一般，纳可，大便日 1 ~ 2 行，夜尿 2 ~ 3 行；舌苔白润。

老师辨治：

辨六经为太阳阳明太阴合病，辨方证为茵陈五苓散加豆归丹汤证。

处方：

桂枝 10g	茯苓 12g	猪苓 10g	泽泻 15g
生白术 30g	茵陈 15g	丹参 18g	赤小豆 15g
当归 10g			

7 剂。

后续：观其脉证，知犯何逆，随证治之。

按： 纵观整体治疗过程，患者就诊 5 个月来，病情及症状虽不断变化，但背后的病机始终以半表半里证为主。老师以和解少阳为主的治法，方随证转，随证治之，并叮嘱患者随时根据病情结合西医学诊治。患者本人拒绝手术，后采取肿瘤分子靶向治疗，同时坚定求诊于老师，借助中医经方之力。服用中药后症减，给患者增加了信心。

【老师答疑解惑】

问： 请教老师初诊此案的辨证思路？

答： 首先辨六经，六经病位在哪儿？不在表吧，里有症状吧，咳嗽白痰，在里头，主要病位在半表半里，右胁疼，是明显的半表半里证，是阳证还是阴证？从精神状态判断是个阳证，口干，还有咳嗽，这是伴随症状，由肿块、疼痛引起，病主要在半表半里，有咳嗽吐痰，里有水饮，胃有饮，是少阳、太阴合病，用哪个方好？四逆散合茯苓饮，茯苓饮也治疗咳嗽，小便黄少，提示有饮，我们辨六经为少阳太阴合病，辨方证为四逆散合茯苓饮证。

问： 患者舌尖左偏、有肝掌，辨证怎么考虑？

答： 这个患者脑部有没有问题不好说，如此记录，舌尖歪，有无脑转移不清楚，如实记录。舌尖歪好多是脑血栓、脑梗形成的，有可能他自己不知道。

问： 舌尖偏，是否考虑用活血药？

答： 不一定，有时也可不管它。舌尖歪，有的是脑血栓形成多年了，这个症状不明显，不用理会，看患者当前的症状。

问： 肝功能异常，转氨酶高，您一般用茵陈、丹参，怎么理解？

答： 肝功能损伤，有热象的用茵陈，可以加茵陈、丹参。就他目前情况而言，仅有口干、吐黄痰，重在化痰化饮，茵陈可用可不用，确诊为肝癌，主要把握大方向。

【临证体会】

记录整理冯老此案，虽然只是患者病程治疗的其中一个阶段，预后未知，结果固然重要，但结果只是过程的延续，重要的是走好当下每一步，学习经方亦是如此，当下的方证相应，即是明日的云卷云舒。治疗恶性疾病本就困难重重，娑婆世界尽是缺憾，只要能给迷茫绝望的患者带来信心，便足矣。

中医临证关键在于辨证施治，有是证即用是方，虽不必拘泥于西医学病名，甚或受脏腑概念的限制，但也需借鉴西医学检查所见，形成综合整体的辨治思路。对于慢性肝病的治疗，尤其是肝硬化、肝癌，冯老在日常诊疗中多结合西医学检查，患者带来的化验报告都会仔细查阅。西医学检验检查是中医四诊的延续，同时也是检验中医疗效的方法。

肝癌的治疗难度巨大，非一般慢性肝病可比，虽然中医治疗有效，但对于疑难复杂重大疾病，中医既不可妄自菲薄，也不可妄自尊大，须与西医学相互协同。

肝癌多是在肝硬化基础上发展而来，不仅有肿块肆意生长转移，可能同时还有腹水、消化道出血、脾功能亢进所致的血细胞减少、感染等诸多复杂问题，西医学在治疗时难以统筹兼顾，但西医学治疗肝癌的技术手段和疗效是无可非议的，若更进一步在西医学治疗的同时，联合中医经方辨证施治，则相得益彰。

临床上，慢性肝病病程长，多迁延难愈，从六经辨证而言：病位多在半表半里，从阳则为少阳病，从阴则为厥阴病，且多兼有瘀血、水饮之毒。

笔者在学习胡希恕先生及冯世纶老师临证经验的同时，在临床管理肝癌患者的治疗中，亦有实践体验：如肝癌介入栓塞术后发热患者，多见小柴胡加石膏汤证；肝硬化、肝癌并发上消化道出血患者，多见大黄黄连泻心汤或附子泻心汤证；肝硬化、肝癌并发腹水患者，多见小柴胡合茵陈五苓散汤或小柴胡合茯苓导水汤证；肝硬化并发门脉血栓患者，多见大柴胡汤合桂枝茯苓丸（合下瘀血汤）或大黄䗪虫丸证；肝硬化并发门脉高压性胃病患者，多见小柴胡合茯苓饮汤证。

（整理：苗志学，杨雅阁，喻刚）

附篇1　走近胡希恕（胡希恕学术思想简介）

本文是根据当代经方家冯世纶教授于 2024 年 9 月 19 日在深圳举办的 2024 国际经方大会（冯世纶学术经验传承学习班）上的讲座录音整理的文稿。

各位同学，各位仲景学说爱好者，早上好！非常高兴也非常感动，今天有机会到咱们深圳参加这个学术活动。非常感谢会议主办者南京中医药大学黄煌教授和会议筹办者为我们创造了这么一个好的学习环境，组织这次学术会议。非常感谢来自全国各地，还有国际同学、经方爱好者来传经送宝，感谢你们，谢谢大家！

现在是经方热，经方是咱们祖国医学的瑰宝，也受到了国际上的中医爱好者的热爱。今天我在这里给大家讲一讲关于经方的学习，我的老师胡希恕先生对经方的一些研究成果和经验。

此时播放缅怀胡希恕先生的专题片《满江红·忆恩师》。

这是胡老的学生陈雁黎大师兄，他写了一首《满江红·忆恩师》词，用以纪念胡希恕老师的，缅怀胡老。他今天也来了，明天可能大家就见到了。

今天我就集中给大伙先谈一谈关于胡希恕先生的一些学术要点。

讲的题目是：《走近胡希恕》。介绍胡希恕学术的精要，一些要点。

我们今天缅怀胡希恕先生，是因为胡希恕先生对经方的研究做出了突出的贡献，带领我们进入了读懂《伤寒论》的新时代。2010 年我们成立了胡希恕名家研究室，刚才视频里有这么个镜头，北京市中医药管理局给挂牌，2010

年成立了胡希恕名家研究室，现在改成了胡希恕"三名"传承工作室，近几年相继在国内外建立了基地、分站，像沧州基地、昌平中医院分站、中日友好医院分站、加拿大基地等，我大概统计了一下，现在有 29 个。胡希恕先生的学术得到国内外的认可，这是在广西贺州建立的一个基地，这是法国来的一个学习班，这个小伙子中国名叫小虎，他组班来中国学习，现在在云南。我们胡希恕传承团队经常组织一些活动，2017 年在南阳医圣祠举办了一个活动，立了一个纪念碑，碑文是由季之恺先生书写的《经方永昌颂》。

　　这里要说，我们感受到了，我们现在处在一个觉醒年代，即中医处在一个觉醒年代。我们中国曾经被比作"东方的睡狮"，那么是什么时候开始觉醒的呢？这个电视剧告诉我们是在 20 世纪初，认识到治国强国的关键是什么呢？强国的理论！你看 1921 年建党，其后抗日战争胜利，中华人民共和国成立，睡狮觉醒了，成为世界强国。同一时期的中医也像沉睡的狮子一样，在中医理论上开始觉醒，尤其是在读懂《伤寒论》上开始觉醒。这里头觉醒的一些标志性的代表人物，我们说应该提到的是唤醒中医的代表人物，是章太炎先生，他高举起了呼唤中医觉醒的大旗。

　　我们要了解一下章太炎先生，他原先是学经学的，师从于俞曲园。但是当时的国情是什么？我们的国家是国破山河碎，他不得已参加革命救亡运动，他三次入狱，命运多舛，用他自己的话说，"五八之际，婴戚于天，负羁东窜，延命海隅"。正是青壮年的时候，40 岁的时候触犯天条，在国内没法生活，流亡到日本 7 年，这虽然是个坏事，但是却成就了一代中医大师。

　　他曾目睹了他的老师俞曲园写的《废医论》，为什么写《废医论》？他看到中医存在的一些糟粕必须去掉，而且他在日本阅读了大量的中医善本经典，收获颇丰，认识到中医是祖国医学的瑰宝，他在日本发表了《医术评议》，在他的全集里有记录。回国以后又逢"西医东渐"，中医被认为不科学，废止中医的思潮风起，中医处于消亡之境地，这时候章太炎挺身而起，扛起了救亡中医大旗，高声疾呼，唤醒中医，他对中医做出了一个正确的评价：你们说中医不科学，我认为中医是科学的。他原文是这样写的："中国医药，来自实验，信而有征，皆合乎科学。"你看他民族自信心十足，中医是科学的，你们说中医不科学这是不对的，同时也看到了中医存在的不足与糟粕，是怎么形成的？

这是因为"中间历受劫难"。

中医虽然是科学的，但是中间受到了一些劫难，指的是什么劫难？"阴阳家言，掺入五行之说，又受理学家玄空推论"，他批判了魏晋南北朝时期何晏、王弼等这些唯心主义者，只强调事物的外因，不强调事物的内因，说得病了就光由事物的外因决定，讲这个五运六气。他民族自信心十足，他说中医是科学的，但存在着不足，这就是正确对待中医的一个态度。所以要肯定中医是科学的，但是中医要发展，要去掉、消除这些劫难，消除这些糟粕，所以他高呼中医科学，高呼要去除中医中的糟粕，一生不遗余力呼吁中医的觉醒。

同时举旗的还有鲁迅、俞樾，就是他的老师，还有章次公，中医界人士呼喊呐喊，去除中医中的糟粕。鲁迅以文学作品为中医呐喊，大伙都知道的《药》，这个"人血馒头"都知道吧！还有一个给他爸爸看病的一个中医，小说里头叫"陈莲河"，给他爸爸开的药里头，其中有一个药引子是原配蟋蟀一对，鲁迅在小说里头说的这个人是当时浙江的名医，他的名字实际叫什么？叫作何廉臣。为什么写成陈莲河？说他这个人可恶，名字应该倒过来念，你让人家找原配蟋蟀，上哪儿找去，他是掩盖自己的医术无能，治不好病，可恶不可恶！所以鲁迅呐喊这是中医的糟粕，应该去除掉的。呐喊的还有谁啊！还有鲁迅、章太炎的老师俞樾写了《废医论》，为什么写《废医论》呢？因"苏州医好以瓜果入药，未有能起病者，累遭母、妻、长子之丧，发愤作《废医论》"，是批判中医中的糟粕。实际上批判中医糟粕的大有人在，稍微举一下，像清代的何梦瑶、曹赤电，近代的章次公、干祖望、王祥徵、胡希恕，高呼要去除中医的糟粕。

我们说中医觉醒的标志是什么？有两个，第一个是看清中医是科学的。有些人说中医不科学，批判中医，说中医不科学，这是不对的，我们说中医是科学的。第二个是看到中医存在的问题，这也是非常重要的，有些人也提出了你们中医用阴阳五行，就说这是反中医，实际上这不是反中医，其实是批判中医，想让中医进步，看到它的糟粕，这是两个觉醒的标志。所以我们这里头要讲胡希恕先生是觉醒者之一。

走近胡希恕，我们看到的是什么？胡希恕先生是中医理论觉醒者之一，他高举起了八面大旗。

我们先看一看第一面大旗：仲景书本与《内经》无关。

我们说，这是胡希恕先生唤醒中医而觉醒的声音。大伙都知道吧，这个地方都去过吧，北京的雍和宫，胡希恕就住在东边小平房里，那是在一个叫后永康胡同的小平房。1966 年冬，我听胡希恕先生在星期天给我们讲课，听到胡老一句觉醒的话——"仲景书本与《内经》无关"，就是在这时候听到的。这里要说一下，老师这里用仲景书，不用《伤寒论》，在这里它有一定的意义。这是说什么呢？是说在汉朝时代，代表经方著作的书名不叫《伤寒论》，而是张仲景根据《汤液经法》整理成的书，叫《论广汤液》。所以，这一学术观点打破了一切中医理论皆来源于《内经》的误读传统。因为我是中医学院毕业的，考试都是说一切理论来源于《内经》，张仲景依据《内经》撰写的《伤寒论》，我学的基础就是这个说法，所以他一讲，我就感到非常震惊。但是当时没有那么觉醒，现在逐渐的，不光是震惊了，而是觉醒了，明确了经方是原创思维理论体系，是与《内经》显著不同的理论体系。张仲景不是根据《内经》撰写的《伤寒论》，仲景书不属于《内经》理论体系，这是觉醒的认识。实际上，持这一学术观点的并不是胡希恕一人，像章太炎就说过："《伤寒论》的六经不同于《内经》的十二经脉之含义，王叔和对《伤寒论》传经，强引《内经》一日传一经，误也，因仲景并无是言。"山田正珍说："盖《伤寒论》以六经言之，古来医家相传之说……仲景氏亦不得已而袭用其旧名，实则非经络之谓也。"

上面章太炎的观点，钱超尘教授对章太炎这一观点非常推崇，几次写大篇文章在《中华中医药杂志》发表，特别赞同章太炎这一观点；日本的喜多村直宽也说："本经（是指《伤寒论》），无六经字面，所谓三阴三阳，不过加以表里寒热虚实之义，故非经络脏腑相配之谓也。"意思是三阴三阳不是指经络脏腑，而是八纲。还有陆渊雷说："太阳、阳明等六经之名，其源甚古，而其意义所指，递有不同，最初盖指经络……故本论六经之名，譬犹人之姓名，不可以表示其人之行为品性。"六经只是个代名词，实质不是经络脏腑。岳美中更明确指出："《伤寒论》所论六经与《内经》迥异，强合一起只会越讲越糊涂，于读书临证毫无益处。"很明确了，所以持有这种观点的人非常多。这说明什么呢？自王叔和、成无己注释《伤寒论》以来，说《伤寒论》的六经就是《内经》的六经，这种论调不断有人质疑，人们逐渐觉醒，渐渐认识到《伤寒论》的六经不同于《内经》的六经。所以胡希恕在1982年的讲话里就提到了。而更进一步分析，正视中医医史，仲景书原无六经，原本没有六经字样，而是三阴三阳六证或者六病。怎样变成六经的呢？是王叔和、成无己用《内经》注释仲景书造成的。所以胡希恕1982年就讲过，《伤寒论》的六经不是经络，而是六证。他的原话是这样："这个经络发病啊（《伤寒论》的六经），反对这个事不是从我开始，这个徐灵胎就说过。"之前有不少人，其后也有不少人。这个在胡老讲课录音里面能听到。

下边我们再实际仔细分析。现在电视台经常有这句话，大家注意了吗？"保护知识产权就是保护创新"。我们应该认识到这句话的重要性，所以应该认识到要保护经方的知识产权。我们都热爱经方，说经方好，但是我们的知识产权让人家拿跑了，我们要起来捍卫。所以章太炎指出中医历受劫难。还有前面我们讲了，带来的劫难最严重的莫过于什么呢？王叔和、成无己等用《内经》错误地注释仲景书，剥夺了仲景的知识产权和学术思想，把原本属于经方理论体系的仲景书改名为《伤寒论》以后，仲景书就归属于医经理论体系了，知识产权属于医经，不是经方了，严重不严重？非常严重！你看看成无己的注释是错误的！你看看有什么后患？现在还有人认为医经有理论，经方无理论，张仲景用医经指导，运用经方撰写了《伤寒论》，你们说对吗？经方有理论吗？我们要考虑了。

还有说张仲景依据《内经》撰写了《伤寒论》，这个争论有好长时间了，现在基本上可以肯定，这是错误的，不是真正的历史。又说《伤寒论》的六经就是《内经》的六经，一会儿我还要讲这是错误的。《伤寒论》的伤寒就是《内经》的伤寒，名同但意义一样吗？是不一样的，我们看章太炎的序就知道了。还有，说张仲景的温病就是《内经》的温病，这对吗？名字相同，概念不一样。

经方的伤寒、温病与医经的伤寒、温病概念本不相同，成无己注释时混为一谈，就让后世认为《伤寒论》只治伤寒，不治温病，认为仲景有短板，说张仲景不能治温病。2003年SARS期间就有人说："张仲景没解决温病问题，吴又可解决了温病问题。"这是什么观点？这是一个误读传统的观点，是知识产权被否定、夺走的结果。看看 2003 年、2009 年和 2023 年发生的瘟疫，这些都是传染病，不管是 SARS 也好，禽流感也好，还是新冠也好，这都是急性传染病，后世医家认为这都是温病。但是不少报道显示，用仲景书指导治疗，皆得心应手。这里要明确的是，后世医经派把传染病统称为温病，这是论其因，是错误的。经方家认识各类传染病，论其证，则根据症状反应，有的是温病，有的是伤寒，还有许多是表里合病，不能统称叫温病。因此，治疗各种传染病，见发热，不能一律辛凉解表、清热解毒，而应依据症状反应，先辨六经，继辨方证，求得方证对应以治愈疾病。这次的新冠肺炎，依据症状反应，有的用麻黄汤，有的用桂枝汤，有的用大青龙汤，有的用小柴胡汤……有的是高热不退，用合方，有的是表里合病，急则救里，如海南的吴灿同学用理中丸治疗小孩的高热，疗效显著。这类新冠发热，显然不是医经的温病概念。由于成无己用医经的论其因，注释仲景书的论其证，导致部分医生在治疗急性传染病时没有了急则治其里的思维，一见发热则用辛凉解表、清热解毒，多致高热重证于不救。恽铁樵累遭三子之丧，说明不是仲景有短板，而是成无己用医经错误地注释仲景书，使得后人再也读不懂《伤寒论》了。

我们说这些后患使得千年来的医家再也看不清经方原貌，造成这种情况的原因是剥夺了仲景的知识产权，所以这些论调引起了众多中医界人士鸣冤、打抱不平。最近有一本书，2024 年 5 月出版的，是新加坡辉联出版社出版的，作者是田德华，这本书有 37 万字，书名叫《试论经方医学》。他这本书这么厚，主要内容是讲什么？本书揭示了经方六经被张冠李戴的"戏有窦娥冤，医有仲景冤"的千古奇冤，给张仲景鸣冤叫屈。说张仲景不会看温病，是一桩冤案；只会看伤寒，只会看一些像轻微感冒的伤寒，其他大的伤寒他就不会治了，急性传染病的伤寒他就不会治了，这是对《伤寒论》的认识陷入了误读传统。

所以这里头我们要介绍一下章太炎先生的一篇著作，就是《伤寒论今释·序》，这是个经典文献，他对经方有伟大贡献。章太炎不只是停留在喊冤上，而是进一步捍卫经方的知识产权，批判了成无己注释仲景书的关键错误，这里简单介绍一下。

章太炎的《伤寒论今释·序》是中医觉醒的重大经典文献，为什么这么说？它批判了成无己《注解伤寒论》的严重错误，提出了："余谓治《伤寒论》者，宜先问两大端。"是说要读懂《伤寒论》，就要知道成无己注解的关键两大错误，两大端就是两大关键错误。这里头第一大端就是用医经的"论其因"注释仲景书的"论其证"，第二大端就是用医经的"六经"注释仲景书的"六证"。所以这个序为帮助张仲景夺回知识产权而呼吁，仲景书不属于医经理论体系，而属于经方理论体系。

我们看一看这两大端。这第一大端，第一个关键错误就是成无己用医经的"论其因"注释仲景书的"论其证"。章太炎原文是这样写的："一曰：伤寒、中风、温病诸名，以恶寒、恶风、恶热名之，此论其证，非论其因，是仲景所守也。"章太炎的文字非常精简、精炼，他的意思是说什么？伤寒、中风、温病这些名称，是依据恶寒、恶热、恶风这些症状定的，是"论其证"，非"论其因"，批判成无己，张仲景是"论其证"，而你用"论其因"注释，这是个错误。他的话非常精简，我们看仲景"论其证"是指什么？是指症状反应，这在《伤寒论》原文里，你看看就知道了。什么叫伤寒？《伤寒论》的第3条说："太阳病，或已发热，或未发热，必恶寒体痛，呕逆，脉阴阳俱紧者，名为伤寒。"根据症状定的病名。什么叫中风？第2条说："太阳病，发热，汗出、恶风、脉缓者，名为中风。"什么叫温病呢？第6条说："太阳病，发热而渴，不恶寒者，为温病。"有些人说张仲景不会治温病，你看看第6条就提到温病了，怎么能说不会治温病呢？就是根据症状反应定的证名，这是"论其证"，很明确吧！而成无己怎么注释的呢？是用"论其因"注释的，是以病因定名。什么叫伤寒？伤于寒谓伤寒；什么叫中风？中于风谓中风；什么叫温病？伤于温、伤于热为温病，根据病因定的病名。这两个观念是不同的，这是"论其因"，仲景是"论其证"，他改成了"论其因"，所以章太炎说这不是仲景的原意，这是成无己注释的意思，是"论其因"，所以章太炎批判成无己"不能通仲景之意"，都是错误的，根本不是张仲景所说的意思，都被完全扭曲了。胡希恕注解《伤寒论》第2、3条的时候，批判成无己"伤寒是伤于寒，中风是中于风"，"这是以现象当本质"，这是错误的。

第二大端，第二大关键错误，成无己的注释第二个关键错误是什么？用医经的六经注释仲景书的六证。原文是这样的："二曰太阳阳明等六部之名，昔人拘于脏腑，不合则指言经络，又不合则罔以无形之气，卒未有使人厌服者。"
这里头解释一下，"六部之名"指的是仲景书的三阴三阳六证，成无己把仲景
书的三阴三阳六证注释为医经的三阴三阳六经，先用脏腑附会，牵强附会地解
释，解释不通了，后用经络附会，经络附会讲不通了，就拿气化附会，这是张
仲景的原意吗？根本就不是！离张仲景的原意有十万八千里，就是张冠李戴，
越讲越乱，造成认识混乱。这里指明了成无己的关键错误，是什么？用《内
经》的六经注释了仲景书的六证。章太炎的序这一段要看懂，大家先下去看一
看就知道了，仔细地琢磨琢磨。所以我们这里说章太炎的序有一个伟大的贡
献，使我们觉醒，指明《伤寒论》不属于《内经》的理论体系，而属经方理论
体系，替仲景夺回了知识产权。

我们梳理一下中医医史，章太炎的序指引我们，讲清楚了中医医史。不是
张仲景依据《内经》撰写的《伤寒论》，而是王叔和、成无己等用《内经》注
释了仲景书，把仲景书的六证，或者说叫六病，注释为六经，把仲景书的"伤
寒"注释为伤于寒，把仲景书的书名改名为《伤寒论》。原先仲景书的书名是
《论广汤液》，改成了《伤寒论》这么一个医经的名字，不是经方的名字了。

我们看一看，用一个图示来说，古代的"翳"是怎样写的？下边是个
"巫"字，这在说什么？医之始出于巫。中医发展起源于什么时代？出于医巫
一家的时候，最初的医是巫师掌握，所以这个"翳"字是这么写的。这是上
古神农时代早期的情况，神农时代后期，医巫分家了，医巫分家之后出现了
两家，出现了经方和医经，"醫"字也改了，下边原是"巫"字的改成了"酉"
字，中医的基础跟酒有关系。

这里头注意，医巫分家之后就形成了医经和经方，医史要弄清楚。因为我
们现在的教材说，我们的中医奠基在什么时候？春秋战国时代。因为有了阴阳
五行，中医理论完善了，所以这样就认为张仲景根据《内经》撰写了《伤寒
论》。实际我们的中医发展的起源不是春秋战国，而是在上古神农时代。

经方的基础理论是什么？八纲，根据症状反应辨证，是"论其证"。医经
呢，是脏腑经络、五行六气理论，据病因辨证，是"论其因"。这是两大医学
体系，这个红线看到了吧！上古神农时代后期形成了两个医学理论体系，一个
经方，一个医经，它们的基础理论是不一样的。随着时代的发展，到了殷商，

到了秦汉，经方用药物治病，开始用单方治病，后来用复方治病，它的代表著作有《神农本草经》《汤液经法》，这是《汉书·艺文志》里记载的。后来张仲景根据《汤液经法》整理了以后，其书叫作《论广汤液》。到了秦汉时代，经方的理论有所发展，由八纲成为六证，三阴三阳，就是它的理论已经升华了，但是这个六证还是八纲的理论体系，经方的原貌是这样的。在秦汉时期，经方的原貌是三阴三阳，是六证，这个基础理论是八纲。同期的医经，它也有所发展，也有代表著作，如《素问》《九卷》《难经》，它的理论也出现了三阴三阳，但是它的三阴三阳是什么？经络的三阴三阳，它是不一样的，要注意了。这个时代又有一个红线。我们说医经有三阴三阳，经方里头也有三阴三阳，都有三阴三阳，本来两个医学理论体系是明确分开的，但是到了晋、金，王叔和、成无己，他们用医经的三阴三阳六经注释仲景书《论广汤液》，把三阴三阳"六证"注释为三阴三阳"六经"，把六证注释为六经了，就是这么一个过程。而且把仲景书的"论其证"，章太炎序里头说，本来是"论其证"，改成了"论其因"，所以书名也改了，改成《伤寒论》。中医医史是这样的，在秦汉时期还是两个医学理论体系，到了晋、金以后，王叔和、成无己用《内经》错误地注解了仲景书，把《伤寒论》"论其证"改为了"论其因"。所以这是中医的历史，我们现在看到的《伤寒论》（的演变）是这么个过程，所以把《伤寒论》的六证辨证叫成了六经辨证，这是真正的中医史。是王叔和、成无己把仲景书名改为了《伤寒论》，原著本属于经方理论体系，篡改成了医经的理论体系，剥夺了经方的知识产权，所以章太炎这个序了不起，为经方夺回了知识产权。

北中医的刘渡舟刘老师在1994年曾经说过："我从两个'本'字悟出中医有学派之分。"两个"本"字指的是什么？是"仲景本伊尹之法""伊尹本神农之经"这两个"本"字，所以刘老称仲景是神农传人，由此认识到中医是有学派之分的。

胡希恕先生讲《伤寒论》率先不采用经络脏腑理论。我刚从中医学院毕业时，听他讲课，感觉与以往不同，他不用五运六气，而是用八纲，以"七大论"阐明经方理论体系（①论《伤寒论》的独特理论体系。②论六经与八纲。③论治则。④论方证。⑤论食水瘀血致病。⑥论脉诊。⑦论辨证施治的实质），提出了明确的学术观点：仲景书原本与《内经》无关，1966年他就讲了这个学术观点，即经方的理论并非来自《内经》，对此我们一定要有清醒认识。所以说经方是原创思维理论体系，这在我们陶校长所写的《经方医学讲义》一书中有体现，这里面讲的就是胡希恕的核心思想"七大论"。

第二面大旗：六经源自八纲。

《伤寒论》六经的实质千年来众说纷纭，是胡希恕率先明确了六经的实质，六经并非经络，而是源自八纲。2018 年 5 月 13 日，我们开展了一次寻根之旅，到达胡希恕的家乡东伍旗村，这就是他们的村，他的诞生地，他的家乡。更重要的是，我们参拜了胡希恕先生的学术诞生地，它在哪儿呢？是现在的沈阳市第五中学，该校最早成立于 1905 年，原是奉天省立中学。胡希恕在 1915 年至 1919 年在此上中学，他的老师王祥徵给他讲授《伤寒论》时采用的是八纲理论，不涉及经络脏腑。并且他毕业时就在这个中学考取了医师资格证。2020 年 11 月 11 日，在沈阳医科大的张杰主任带领下，我们开启了一次感恩之旅，见到了该校的校长、书记以及多位老师，他们还让我们参观了学校。胡希恕曾在这里踢足球，因为胡希恕常踢足球，他的老师（指王祥徵）觉得这帮孩子可爱，便说："你们学中医吧。""我们（指孩子们）学这个干嘛？"一次不行就两次，老师又说："咱们去喝茶，你们学中医吧？你们这么有才，学中医吧！"就这样慢慢劝导孩子们学习中医。胡希恕就是在上中学时利用业余时间学习中医的，这里是我们值得怀念的地方。

王叔和、成无己对传统的误读影响深远。业内人士在困惑中不断探讨，经过几代人多方考证、临床研究，渐渐拨开迷雾，探明其实质。我们的前辈有许多研究和论证，胡希恕先生继承了王祥徵用八纲阐释伤寒的方法，明确了"六经来自八纲"。六经八纲实际上很简单，即经方的基础理论是八纲。《汉书·艺文志》中记载"本草石之寒温，量疾病之浅深"，讲的就是八纲。六经的产生并非"先有鸡后有蛋"，而是根据症状反应治病的经验总结。起初用单方治病，后来发展为用复方治病，采用八纲辨证，先认识到有表、里，后认识到有半表半里。半表半里概念仍是八纲病位概念，是表和里的衍生概念，产生于仲景书。一个病位有两种病情，所以三个病位有六种病情，六种病情就是六证。后来成无己给注释成了什么？六经了，对吧？于是我们都习惯称六经辨证了，然而《伤寒论》六经辨证实际上是六证辨证。所以我们来看，根据《汉书·艺文志》的记载"本草石之寒温，量疾病之浅深"，中医经方是如何治病的呢？是根据症状反应分析病位的表里，依据药物的寒热（也是八纲的性质）来针对临床症状，实际上就是做到方证对应。所以我们简单画一个表，画一个圆，这代表人体的体表，体现八纲的概念。症状反应在表，这是人体的体表，人体的内部是症状反应的里，病位并非根据病灶确定。汉以前病位概念只有表和里，因为不是在表就是在里。后来到了汉代，由于认识水平的提高，临床症状在解表、治里后仍未痊愈，逐渐发现有的病症既不在表也不在里，而是在两者之间，自然而然就出现了这样一个病位概念。这就是说表和里之间有一个半表半里的概念，这是用方证治病的经验，经过逐渐总结经验教训，从而形成了三个病位。一个病位两种病情，三个病位六种病情，六种病情就是六证了。

你看这个表，有阳证，即表阳证，是太阳病；表的阴证就是少阴病；里的阳证就是阳明病；里的阴证就是太阴病；半表半里的阳证就是少阳病；半表半里的阴证就是厥阴病。这样，我们根据《伤寒论》的内容来看，它的三阴三阳是什么呢？三阳，即表阳、半表半里阳、里阳，对应太阳、少阳、阳明；三阴病呢？就是表阴、半表半里阴、里阴，对应少阴、厥阴、太阴。这就是由八纲发展成为三阴三阳的六证了。所以胡希恕提出"六经来自八纲"。实际上应该是六证，只是因约定俗成，习惯称六经辨证，六经辨证实质上还是六证辨证。所以"六经来自八纲"就是这么一回事。经方的六证辨证理论是临床用方证治病的经验总结，并非"先有鸡后有蛋"。

现在融合论较为盛行，该理论认为中医基础奠基于春秋战国时期，张仲景运用其理论指导经方的使用，为什么会这么认为呢？因为他们觉得经方没有理论，医经有理论，张仲景用医经理论指导经方并撰写了《伤寒论》，这是一种"先有鸡后有蛋"的理论，但这是错误的，并非真正的历史。现在我们提出仲景书与《内经》无关，融合论者便说我们割裂了与《内经》的联系。怎么就割裂了呢？我们说仲景书跟《内经》本来就不是一回事嘛。有人说胡希恕反对《内经》，胡希恕提出仲景书与《内经》无关，就被指责为反《内经》。胡希恕真的反《内经》吗？（胡希恕）在讲桂枝汤证的时候引用《素问·评热病论》来解释，在治疗少阴病的时候引用《素问·脏气法时论》来解释，他经常引用《内经》的内容。中医用八纲的理论是相通的，可以用《内经》的内容来解释相关病症，但是它们的基础理论是不一样的，这才是《伤寒论》的实质。融合论者认为《内经》是鸡，经方是蛋，先有鸡后有蛋，这是中医的历史吗？不是！这是荒谬的理论，没有认清中医史，如今我们应该清醒了吧！

我们再仔细看看，这种"先有鸡后有蛋"的观点成立吗？不成立！

胡老明确指出仲景书与《内经》无关，六经来自八纲。这明确了中医的理论体系，率先开启了以八纲解释《伤寒论》的新时代，胡希恕先生让我们觉醒，我们再也不能认为张仲景是根据《内经》撰写了《伤寒论》。这里要说明一下，觉醒是件不容易的事情。

我们现在以为自己觉醒了，但实际上还没有完全觉醒，因为觉醒是一件困难的事情。我们中国人都知道《西游记》里有"三打白骨精"这么一段，讲的是什么呢？猴哥第一棒打死的是化成美女的白骨精，第二棒打死的是化成老太婆的白骨精，第三棒打死的是化成老头子（老公公）的白骨精。除妖精本应是有功的，然而师父唐僧却紧念紧箍咒，疼得猴哥满地打滚，唐僧还说猴哥打死的不是妖精，都是好人，并让猴哥回花果山。孙悟空就这样被遣返回了花果山。这里给我们很多启示，好多人引用这一典故，比如卢麒元教授，他说："我有时觉得自己很痛苦，明明我看见了白骨精，却怎么也无法说服唐僧，即便三打，最后搞不好还把自己搭进去……我生怕我看到了，我们看到了，而我们的人民不能全部看到。"

我们中医界也是如此，很多人认识到，并非张仲景根据《内经》撰写了《伤寒论》，认识到中医有两大理论体系。但在中医领城，仍有不少人没有完全认识到这一点，这说明觉醒是有一个过程的，为什么呢？因为我们中医历经劫难，劫难深重，对传统的误读严重，这就需要我们不断觉醒，不断努力，捍卫我们经方的知识产权。

第三面大旗：辨证依据症状反应。

明确经方是如何辨证的，主要问题在于"论其证"而非"论其因"。什么是中医？中医是如何治病的？什么是辨证论治？中医是怎样辨证的？有的人说中医方法各种各样，甚至宣称不用开口，一号脉就能看病；还有人说不用号脉，一望便知患者有什么病等。在辨证方面，两大医学体系有着明显不同的概念，实际上说来也很简单，医经是什么？是"论其因"。什么是"论其因"

呢？大家都很熟悉！比如你感冒，若是风寒感冒，就采用辛温解表之法；若是风热感冒，就采用辛凉解表之法；你肾虚就补肾，脾虚就补脾，这就是"论其因"。还有五运六气理论，告诉你生辰八字，就能据此开方，光看舌头能开方，光号脉也能开方，摸摸肚子同样能开方，中医辨证方法繁多，这属于医经理论体系。而经方是"论其证"，即根据症状反应来辨证。那么依据是什么呢？你看仲景书主要讲的是什么？治病依据症状反应。张仲景把疾病症状称为病形，实际上就是症状反应，胡希恕讲辨证论治的时候把病形称作症状反应。我们看到的《伤寒论》六经分篇，篇名是"辨某某病脉证并治"，如"辨太阳病脉证并治"，我们常见的这本书是王叔和整理的。王叔和虽属于医经派，但做学问比较严谨，他整理了另一个版本，为突出自己的脉学，所以我们看到的是"脉证并治"。不过他也很谨慎，为让后人参考，保留了张仲景原来的篇名，张仲景原来的篇名并非"脉证并治"，而是"病形证治"，这在何处体现呢？在《金匮玉函经》中，这是王叔和整理的另一个版本。他做学问非常严谨，供后人参考，看看张仲景原来怎么说的："辨厥阴病形证治第九""辨厥利呕哕病形证治第十"，这和常见的不一样，还有"辨霍乱病形证治第十一"，篇名是这样的，不是"脉证并治"。因为王叔和突出了他的脉学，但他在《金匮玉函经》这个版本中采用了张仲景原来的篇名。

　　长期以来存在一个非常错误的观念，认为中医靠号脉治病，这需要批判，实际上并非如此。我们中医治病辨证主要依据症状反应，症状反应包含了脉象。人患病出现症状，是外因和内因相互作用的结果。我们画图来看，人得了病，有外邪，如风、寒、暑、湿、燥、火、戾气等外邪，还有内邪，即五脏六腑虚损，这是内邪，这是正气，邪气作用于正气，正邪相搏便出现疾病，进而出现症状。症状反应就是内外因相互作用产生的，经方辨证针对的是这一部分（症状反应），医经辨证针对的是这一部分（病因部分）。症状反应有自觉症状，比如你发热、恶寒、口干，医生是不知道的，只有患者自己知道，这是自觉症状；还有他觉症状，比如你摸着人烫，看着人脸红，这是别人能看到的，是他觉症状，此外还有望、闻、问、切的症状，看舌质、舌苔、神色，切诊包括切腹、腹诊、脉诊等，还有病理中间产物食、水、瘀血等，症状反应涵盖这些内容，光靠脉象是不行的，不全面。所以医经辨病因，治疗针对的是病因；经方治疗针对的是症状反应。二者不同，由此可见两个医学体系的差异。我们在此强调不能单纯依据脉象、舌苔、腹诊或者生辰八字等进行辨证，这是不行的。

第四面大旗：辨方证是辨证的尖端。

胡老 1982 年的讲话录音中有这样一段内容："辨证在这本书里是这样的，先辨六经……知道用哪一种法则来治疗这个病。要确定应该用什么方药，还需要进一步探究，那就是辨方证了。"胡老讲了很多，最后他说："可见仲景辨证是从'六经'到'方证'，范围逐渐缩小，最终使方证对应，让方药恰好适合症状，所以辨方证是辨证的尖端。"反复研读胡老这几句话，脑子里会产生一个印象，什么印象呢？就像北斗导航，从辨六经到辨方证，使辨证范围逐渐缩小。什么范围缩小呢？辨六经是大范围，如同卫星在宇宙中大面积搜索；辨方证时，搜索范围缩小，目标逐渐确定，这样就能做到方证相应，恰到好处。所以说辨方证是辨证的尖端，你看从大面积范围缩小到最小范围，可不就是尖端嘛。

两大理论体系各有特征，刚才提到仲景辨证是从"六经"到"方证"范围逐渐缩小，最后实现方证相对，方证是辨证的尖端，这就像北斗导航。而医经是五行导航，你看，它和它，它和它，相生相克，都有关系，似乎怎么说都对。比如你说肾虚，他说脾虚，都能说得通，通过相生相克的理论，有点像诡辩论，这就是五行导航，不够准确。所以很多人认识到了这一点，赵德喜在 2020 年全国经方论坛上就说："经方辨证凸显唯一性，辨到尖端了，而医经缺乏唯一性，怎么说都对，缺乏唯一性。"是不是这样呢？胡希恕 1982 年讲课录音里还有这样的话："现在这个脏腑辨证，问题很大啊！我不太想说，一说好像不太合适，但真的问题很大！……你辨的跟他辨的肯定不一样……一个病，马上十个人能给出十个辨证结果……肯定辨不出一个样来，也开不出一种方子。"

现在我们应该明白了吧，为什么有病找经方，因为经方有科学理论体系，这也显示出医经存在不科学的内涵，相关内容胡希恕已做说明，我们不再详细解释，大家对此也比较熟悉了，强调的辨方证是辨证的尖端这一观点大家也都知晓了。

第五面大旗：辨证施治的实质。

胡希恕用一句话就阐明了中医辨证论治的实质，他是这样讲的："在患者机体一般规律反应的基础上，适应整体，讲求疾病的通治方法。"这就是辨证施治的实质。你看，他用一句话概括得很精准，但需要仔细理解，胡希恕的讲话录音中有详尽的说明，我就不多赘述了。这里说说"通治"，意思是不论是什么病，都采用这个大法进行治疗，不像我们的中医内科，是一个病一个病地讲解治疗方法，比如讲讲感冒怎么治、哮喘怎么治、肾炎怎么治，经方不是这样的。

经方治病依据症状反应，不论是什么病，病位不是在表，就是在里，或是半表半里，病性不是阴证，便是阳证。这样有三个病位、两种病情，常见病的发病规律呈现为六类证。因此，常见病都通用这六类证作为治疗的大纲，不是一个病一个病地去探讨治疗规律，所以常见病都适用于这种通治方法。

这六类证作为治疗的大纲，即我们不像中医内科那样，一个病一个病地去看。不论何种病，其症状反应皆超不出这六类证，治病皆遵循这一规律。所以经方治病并非用专病专方，不是辨病论治，而是不论何种疾病，无论是急性病、慢性病，无论是外伤还是内伤，无论是慢性传染病还是急性传染病，诸如疫病、SARS、新冠，无论是外科、内科、妇科、男科，还是老年科、儿科，都是"依据症状反应，先辨六经，继辨方证，求得方证对应，从而治愈疾病"，这是经方家总结的治病规律。

胡希恕最后说："基于之前对六经八纲的说明，可得出这样的结论：即不论何种病，患病机体的反应，在病位上不出于表、里、半表半里，在病情上不出于阴、阳、寒、热、虚、实，在类型上不出于三阴三阳。验之于临床实践，这都是屡见不鲜的事实。由此可知，所谓六经八纲，实际上不外乎患病机体一般的规律反应。中医经方辨证即以它们为纲，中医施治，也是通过它们来制定施治的准则。故可肯定地说，中医的辨证论治，其主要精神，是在患病机体一般的规律反应的基础上，讲求疾病的通治方法。"这里解释一下"通治"，有关辨证施治的实质还有详细说明，可参阅《读懂伤寒论》一书，大家下来可以仔细看看。这里有个故事，胡希恕先生将辨证论治的实质作为题词送给了留学生，可见他对此极为重视。

2011 年 5 月 19 日，正值胡希恕名家研究室成立和中日韩经方论坛召开之际（刚才影视中有这个镜头），日方团长平马直树转送我一个精美的木盒。这位团长今天也来了，他就是平马直树，日本中医药学会会长。他先带来，后来兵头明到我家合了影，这是日本後藤学園中医学研究所所長兵头明先生。木盒内装有 1982 年胡老讲课录音，以及兵头明跟随胡希恕先生学习时的讲课和随诊录音光盘及笔记医案等。木盒承载了两个故事，一个是兵头明先生请其父兵头义清先生在木盒上题字。我说您的字写得真棒，比我写得好，他说是他父亲写的，他的父亲也有些来头。还有一个故事，盒子底下还有胡老的题词："在患病机体一般的反应规律基础上，讲求疾病的通治方法，为中医治病的一大特色。"这就是关于题词的事。

这张照片也很珍贵（胡希恕与任应秋、杨甲三等先生的合影），是邱浩先生在 2022 年 9 月 27 日送给我的，我才得以见到。这是原卫生部的领导，都有名字，这是题词。

这里面还有个故事，周总理把"兵头"称为"元帅"。2007 年 9 月 25 日中国网有一则记载，周总理接见日本贸促会的时候，有个叫兵头的，"兵头"这个名字叫起来不太顺口，兵的头不就是元帅嘛，于是就称其为"元帅"，跟来宾开了个玩笑，所以从此就叫他"元帅"。中国网上还登载了 1967 年毛主席、周恩来接见贸促会成员（的照片），个子小的是兵头义清，兵头义清是一位资深的中日友好人士。

第六面大旗：阐明经方脉诊。

我们应该清醒地认识到，成无己注解的《伤寒论》也好，《伤寒杂病论》的桂林本也好，前面的"平脉法""辨脉法"这几篇并非仲景所作，而是王叔和所作，后世认为是仲景所作，这是明显错误。胡希恕根据《伤寒论》《金匮要略》的内容，总结出了经方脉诊的特点。他依据《伤寒论》《金匮要略》中所有的脉象，下了很大功夫总结出来，明确了脉象理论及各脉象概念，认为仲景书中的脉诊是经方特有的概念，三部九候配属八纲六经，而不配属经络脏腑，这与王叔和的《脉经》和李时珍的《濒湖脉学》不同。

胡老提到："脉象虽和症状一样，同为患病机体有异于健康时的一种反映，不过由于它比一般症状更具敏感性，举凡表里、寒热、虚实无不应之于脉，故于辨证亦有其一定的指导作用，这就自然而然地促进了中医诊脉的研究和发展。"胡老肯定了脉诊的作用，对于脉的认识，胡老进一步说："惜历来脉书鲜有深究脉象的根源，而只就象论象，说玄道妙，令人迷惑，前人早有'论脉愈精，使人指下愈乱'的评议。其实脉象并不难知，只若于其生成源头心中有数，指下寻按，自会明了。"

胡希恕首先提出脉象的生成来自三个方面，一是来自脉动方面，如数、迟；二是来自脉体方面，如大、细一类；三是来自血行方面，如滑、涩之类。胡老以脉象生成原理，总结归纳仲景书常见脉为26脉。这里面明显不同的如"促脉"，与王叔和讲的"数动一止"的促脉明显不一样，《伤寒论》中有四条记载促脉的形成，回去查看就知道了。用王叔和的脉象来讲解《伤寒论》《金匮要略》里面的脉根本讲不通，所以医经讲的脉象、经络脏腑，桂林本的"平脉""辨脉"不属于经方的脉学，经方的六经八纲、三部九候都是来源于八纲六证。

再三强调：不能以脉定证！仅依据脉象来确定什么方证、治疗什么病是不可能的。

第七面大旗：率先批判《温病条辨》。

之前对温病派的批判早已有之，如恽铁樵、俞曲园先生进行的批判，主要批判温病派的"论其因"，指出其错误。鲁迅小说里面的陈莲河开药开原配蟋蟀一对，这也是对温病派的批判。前辈对温病派的批判早有记载，胡希恕主要从理论上进行了批判。很多人认为《温病条辨》是四大经典之一，胡老认为是不可以的。"《温病条辨》为清代吴瑭所著，是医经理论有关温病学的专著，它的问世，标志着温病学理论的进一步发展，为发展和丰富中医学做出了贡献"，这是他肯定的部分。但是，中医界一些人士盲目认为，本书是中医四大经典之一，是必读书之一，这是不对的。

胡老在办学讲授《温病条辨》时，发现其中有不少重大错误，并进行了批判。胡老对吴鞠通有多方面的批判。我们出了两版书，这里只介绍四点：第一，《温病条辨》只重视病因，不重视六经；第二，温病用桂枝汤；第三，动辄用安宫、三宝的错误，有表没表都用三宝，发高热就用安宫，经常出现致命错误；第四，用运气治病。总而言之，就是用"论其因"的方法，以方代法，违反中医的定法，尤其是在合病的时候，它违反了张仲景在太阳病篇合病时的治法，有表证的时候用安宫牛黄丸，造成了第 131 条的"病发于阳而反下之"，造成了结胸，这是明显错误。所以胡希恕说《温病条辨》一书存在不少错误。

第八面大旗：始终理会读懂《伤寒论》。

怎样读懂《伤寒论》呢？胡希恕提出了"始终理会"，这是胡老晚年提出的，这是他的笔记内容，"不将仲景书始终理会，先后合参，而只是随文敷衍，故彼此矛盾，黑白不辨"，这是胡老的感叹！

读懂《伤寒论》是不容易的，要始终理会。我们现在的理解从两个方面来看，一是条文间联系对照，二是不断纠偏，正所谓今是而昨非。

看条文前后对照，伤寒并非伤于寒，看看《内经》，再看看《伤寒论》，二者是一个概念吗？这非常重要，看了章太炎的序就知道了，不前后对照是不行的，要始终理会！看看现在的注家，看看章太炎的注解，就知道伤寒不是伤于寒，与《内经》的概念不同，这很关键。即使将《伤寒论》倒背如流，就会用《伤寒论》治病了吗？对伤寒的概念要清楚。

还有，太阳病并非太阳膀胱经上发生的病。仲景书上有这样的表述吗？没有！

还有"阳"，阳气指津液，这在其他书上没有，是胡希恕率先提出的。为什么呢？事实可以说明，看第 246 条："胃气生热，其阳则绝。"胃气热了，阳气就没了？按照阳是热来解释，讲不通吧！张仲景的阳气与《内经》的阳气不是一回事，"胃气生热"，热了以后伤津液，津液没了，"其阳则绝"，也就是津液绝了，这就讲通了。胡老紧扣条文，将这些概念搞清楚了。

还有白通加猪胆汁汤方证，胡老多次注解后（认为）错了，不是白通加猪胆汁汤，而是通脉四逆加猪胆汁；还有柴胡桂枝干姜汤，他一辈子反复注解，我们听到的录音里是一种说法，他讲完后 1983 年写的笔记又不一样了，始终一辈子都在关注怎样讲解这一条更合适，不断修改其注解，还有第 214 条等，例子太多，就不多说了。

实际上，我们的古人、前辈都是如此，像陆渊雷说："学问与年俱进，今以为是者，安知他日不以为非？订正甯有止境。"我们做学问、学经方的人，要不断学习，不断改正自己的认识。

对于胡希恕的学术，我做了大致介绍，受能力所限，介绍得不够精确。不过这里用"八面大旗"来阐释，强调的是：胡希恕先生高举觉醒大旗，让经方觉醒，胡希恕先生的学术得到了国内外的共识，他带领我们走进读懂《伤寒论》的新时代，起到了这样的作用。我们从八个方面介绍了胡希恕先生的学术观点，这很不全面，大家若想进一步了解，去看他注解《伤寒论》的书即可，他的学术刊出后，得到了国内外的认可。

章太炎先生从理论体系考证了经方与医经的主要不同，《伤寒论》的伤寒不同于《内经》的伤寒，《伤寒论》的中风不同于《内经》的中风，《伤寒论》的温病不同于《内经》的温病，这让我们觉醒。

胡老则详细阐明《伤寒论》的主要内容、经方的原貌，让经方人觉醒，能够读懂《伤寒论》。陈雁黎在《胡希恕伤寒论方证辨证》这本书中写了这样一段话："20世纪60年代（1963年），老师在学院大礼堂作'六经论治与八纲的关系'学术报告，令在场的莘莘学子耳目一新。为此《人民日报》发表评论，认为此学术报告解决了'历代医学家所缺乏论述的难题'。"

20世纪80年代，我整理了胡希恕先生对麻黄附子细辛汤方证的研究，引起了日本汉方界的重视，得到高度评价，称赞胡希恕是"中国有独特理论体系、著名的《伤寒论》研究者、经方家"。这句话出自1983年的《中医临床》（日本汉方学术杂志），在书的编者按里，翻译者是平野钦也。

这是最近出的一些书，这是各地人士给胡希恕扫墓的照片，2023年4月15日，中医在线、李冠杰工作室也祭拜了胡希恕先生。

近年来出现经方热，是因为人们认识到学好仲景医学才能治好病，而学好《伤寒论》必须运用中医两大医学理论体系，才能读懂《伤寒论》、学用经方。在国外也是如此，来自欧美等国的中医爱好者，这些"洋张仲景"认为用中医有两大理论体系的思想，学用经方，学得快，用则灵，使经方走向国际，经方的科学性得到广泛认可。

我们说，中医东渡，在日本生根发芽，如江户时代的吉益东洞等，始学金元四大家却感临床疗效不佳，转而师法孙思邈、张仲景，放弃五行脏腑理论，才知经方《伤寒论》是瑰宝，因力推经方，在日本成就汉方医学。日本的汉方医学是如何兴起的？就是学习《伤寒论》才发展起来的，他们不用五行理论、脏腑理论。类似的故事，陆续在日韩、欧美上演。

　　2015 年第一期，进行了 8 个月的网络英语全球授课，两周的面授及跟诊，"洋张仲景"学得如何呢？我当时心里没底，后来有两个没想到：一是"洋张仲景"对胡希恕经方医学的认识令人惊讶；二是他们对胡老的感情令人惊讶。那一年是胡希恕先生逝世 30 周年，我们有个扫墓活动安排在盂兰盆节，本想从简，没想到的是，时值国际经方班结业，来京临床跟诊的 8 名经方爱好者，执意参加。我们条件有限，他们自己租了辆车，8 位"洋张仲景"，其中不少代表了双重国籍，于是代表着 12 个国家的"洋张仲景"，祭拜了胡希恕先生。祭拜时，"洋张仲景"激动落泪，（第二天讲课时）恰秋雨绵绵，我也不胜感慨，写了一段话：三十年前好孤独，冥冥沉眠受拥促，莫道经方传承难，如今仲景满五湖。这是什么意思呢？胡希恕先生的学术在三十年前是孤独的，不被认可，三十年以后，胡希恕先生的学术得到极大重视，陶校长念祭词时"洋张仲景"流泪了。第二批是 2016 年来的，其中有一位美国的尼娜，她学了 7 年的《黄帝内经》，不会看病，打算放弃了，通过翻译跟我说时也流出了眼泪，自从学习了胡希恕的学术之后会看病了，又进一步学习中医了；还有英国的范斯，在社区原来是教授《内经》的，后来学习了经方，在社区开始教授经方了，我还去过他们社区。

　　正是：滚滚长江东逝水，如今仲景满五湖，就是这种状态。

　　2018 年，黄煌老师带领我们参加了伦敦经方国际大会，在座的有些也参加了，当时的会长马伯英还在世，现在我们怀念他，是他组织我们一起学习经方，还有娄绍昆先生。

　　2020 年 11 月 4 日赵德喜发的微信，这张照片是研究生每天早晨听《胡希恕伤寒论讲座》的录音。

　　这里用一句话为本讲座做总结：胡希恕学术得到国内外共识，带领我们走进读懂《伤寒论》的新时代！

　　让我们继承胡希恕先生的遗志，做一代经方传人。

　　好，今天我就讲到这里，讲得不对的地方希望大家批评指正，谢谢大家。

（作者：冯世纶教授

整理：喻刚，杨雅阁，陶有强，王萍）

附篇 2　经方论其证治妇科病

　　本文是根据当代经方家冯世纶教授在 2024 年第二届京冀经方传承学术会议、第四届河北省中医药学会张仲景分会学术年会上的讲座录音整理的文稿。

　　今天我们的会议内容是探讨经方治疗妇科病。经方能够治疗妇科病，在《伤寒论》及《金匮要略》中有所记载，且《金匮要略》中有专篇论述，如"妇人妊娠病""妇人产后病""妇人杂病"等。然而，经方治疗妇科病并不局限于专篇所论，而是以仲景全书为依据，运用经方理论指导治疗妇科病。经方治疗妇科病，不采用阴阳五行学说、脏腑经络学说，而是运用六证辨证，因约定俗成，通常称其为六经辨证论治，亦可称六经辨证。经方治疗妇科病不是探讨其病因，而是关注其症状表现。即根据症状反应，运用八纲、六经辨证，进而辨方证进行治疗。通过经方治疗妇科病的实例，我们可以了解临床上经方是如何治病的，从而明晰经方的概念、理论以及辨证方法。

　　我今天将通过一些临床案例向大家展示经方怎样治疗妇科病。

　　首先是月经不调的案例。这里有 5 个病例，主要讲述月经淋沥的情况。

　　第一个病例是我的老师胡希恕先生所治的。患者是清华大学的一名学生，1966 年 4 月 5 日初诊。该患者两年来月经淋沥不断，16 岁月经初潮，前 3 个月月经不规律，半年后大致正常。本次是因年前撤暖气，过于劳累后感冒，恰逢月经来潮，没想到感冒后月经淋沥不止，一直到 4 月 5 日仍未停止。患者曾多次前往妇科检查，未查出病因，服用止血药也未见效，又寻求中医治疗，服用汤剂、丸剂，症状反而加重。经亲友介绍找胡老看病，其症状如下：月经淋沥不断，色淡红，有时可见小血块，时有腹部隐隐作痛，常感乏力、头晕，或头痛，口干，纳差，或心烦，手足心热，舌苔薄白，舌质淡红，脉沉细。我们根据这些症状反应进行辨证，辨六经为少阳阳明太阴合病，根据症状辨六经之后，进一步辨方证为小柴胡汤合当归芍药散加地艾汤证。

处方：

柴胡四钱	党参三钱	黄芩三钱	半夏四钱
生姜三钱	大枣四枚	当归三钱	川芎二钱
炙甘草二钱	茯苓三钱	苍术三钱	泽泻三钱
生地黄五钱	艾叶三钱		

经方治疗的过程是这样的：根据症状反应，先辨六经，再辨方证。患者服用上方 10 剂后，月经停止，继续服用原方巩固疗效。3 个月后，其同学告知胡老该患者月经已恢复正常。

本例辨证用方确实耐人寻味。一般而论，长期月经淋沥不断，按照专科思维，首先会考虑血虚、血瘀、脾不统血、肝不藏血、肾不摄血、气衰血脱等情况。但本例为何使用小柴胡汤呢？并非因为枢机不利。所以，这并非使用一般的脏腑辨证，不是医经的思维方式，而是经方的思维。

通过复习胡老对小柴胡汤的论述，我们便能明白其中缘由。胡老在注解《伤寒论》第 101 条时说："外感初传少阳，柴胡证往往四证不备，医者不知用小柴胡汤，因使风寒小病久久不愈，此例甚多，宜注意。"在注解《金匮要略·妇人产后病脉证并治》三物黄芩汤时，胡老说："产后中风，由于失治使病久不解，因致烦热，若兼见头痛者，与小柴胡汤即解。"可见，胡希恕先生对小柴胡汤方证的理解颇为深刻。本例依据症状反应，先辨六经，确定为少阳阳明太阴合病，进而辨方证判定为小柴胡汤合当归芍药散加生地黄、艾叶汤证，所以服药后很快见效。

第二个病例，患者为女性，28 岁，2014 年 4 月 4 日就诊。患者月经后期一年，近半月来月经淋沥不断（自 3 月 18 日至今），月经颜色暗红或呈咖啡色，偶有腹痛，口中和，易汗出，无恶寒，唇下有痤疮，纳食正常，小便正常，经常大便干，每日 1 次；舌苔白，脉细。根据症状反应，辨六经属于太阴阳明合病。其中，腹痛偶作、口中和、大便干，属于太阴证；易汗出、唇下痤疮、苔白脉细，属于阳明证。辨方证为胶艾加术汤证。

处方：

艾叶 10g	生地黄 18g	生地炭 15g	川芎 6g
当归 10g	白芍 10g	生白术 15g	
生阿胶 10g（烊化冲服）		炙甘草 6g	

即在胶艾汤的基础上加了白术 15g，以应对大便干的症状。二诊时，患者出血量减少，腹痛消失，唇下痤疮也有所好转。继续治疗，此时辨六经属太阴病，热象消失，上热、里热已无，仅表现为里虚寒，辨六经为太阴病，辨方证为当归芍药散加寄断汤证，方中加入桑寄生和川断。第三诊时，患者月经血止、痤疮平复。

从这个病例中我们可以体会到，该患者月经淋沥不尽，在中医学属于"崩漏"范畴。在接触六经辨证之前，我们常用脏腑辨证，按照血虚、血瘀、血热、肾虚、脾虚等来治疗，疗效往往不尽人意。但此例崩漏患者，我们先辨六经，再辨方证，经过三诊治疗而痊愈，由此我们切实体会到了经方的效果与魅力。

该患者初期表现为月经淋沥不断，色暗红或呈咖啡样，肚子疼，经常大便干，这些症状属于太阴证，兼有血虚血瘀。痤疮的病机为上热下寒，易出汗、不恶寒属于阳明证，无表证，故初诊辨为太阴阳明合病，辨方证为胶艾加术汤。另外，加入生地炭以清阳明热、止血，生白术可温胃健中、生津液通便，这一用药思路是从《伤寒论》第 174 条（去桂加白术汤）得到的启发。胶艾汤出自《金匮要略·妇人妊娠病脉证并治》篇，当归芍药散的相关内容大家一看便知，在此就不多赘述了。

第三个病例，患者为 47 岁女性，2014 年 1 月 20 日初诊。患者自 2012 年起月经不正常，淋沥不尽，血块多，无规律。超声检查显示子宫内膜增厚、卵巢囊肿、宫颈内纳囊，曾刮宫 2 次，病理检查未见异常。患者伴有口干，晨起时明显，食欲不佳，心下痞且发凉，大便头干后溏，头晕，血红蛋白 88g/L，舌苔白腻，脉细。我们根据症状反应，辨六经为阳明太阴合病，辨方证是胶艾加参姜术汤证，方中加入了党参、苍术和炮姜（生艾叶 10g，阿胶珠 10g，生地黄 15g，生地炭 15g，川芎 6g，白芍 10g，当归 10g，炮姜 6g，苍术 15g，党参 10g）就这几味药，大家都较为熟悉。

2014 年 1 月 27 日二诊，患者月经渐止，少腹凉，晚上口干，心慌，乏力，纳食尚可，大便每日 2 次。由于出现心慌症状，上方加茯苓 15g。

2014 年 3 月 10 日三诊，患者 2 月 27 日月经正常来潮，查血红蛋白 96g/L，一个月内血红蛋白上升了 10 克多，效果显著，月经血止，不再流。

以上两例均使用胶艾汤进行治疗，因为二者都存在阳明太阴合病。不同之处在于，本案患者有纳差、心下痞而凉、大便先干后溏等症状，太阴证较重，所以加了党参、炮姜、苍术。胡希恕先生在用胶艾汤治疗重症大出血时，往往会加参术。这是因为胶艾汤中的凉药生地黄、阿胶都有碍胃之嫌，例如《百年百名中医临床家：胡希恕》第 97 页记载，胡老治疗一个 16 岁女孩兔唇狼咽手术后大出血，使用的胶艾汤中就加了党参和苍术。原因是大量出血，生地黄用量较大，碍胃，会影响胃的功能，所以要加人参或者党参，白术或者苍术，也经常加黄酒，利用黄酒温中活血。

第四个病例，患者为 46 岁女患者。该患者平时月经经期通常为 5～6 天，此次月经淋沥 12 天仍未停止。开始时月经有血块，量中等，色淡，无痛经。来月经时脸肿、小腹坠胀，腰重如挂秤砣，怕冷，心烦气急，口中和，起夜，晚上小便 4～5 次，大便一日一次且不成形，舌淡润苔白，脉沉弦细弱，右关力度稍大，两尺脉难以触及。根据症状反应，辨六经为太阴阳明合病，辨方证为肾着合胶艾汤方证。

处方：

炮姜 15g	苍术 10g	茯苓 15g	炙甘草 6g
阿胶珠 10g	当归 10g	川芎 6g	白芍 10g
艾叶 10g	生地炭 10g		

即肾着汤和胶艾汤两个方子合用，这个方子大家都比较熟悉。结果患者服完 7 剂后，月经淋沥停止，小腹坠胀、脸肿消失，腰重、夜尿症状减轻。

在此病例中，患者明显的症状特点为腰重如挂秤砣、小腹坠胀、夜尿频、大便不成形、口中和、舌淡润苔白、脉沉弦细弱，这些症状明显属于太阴里虚寒证，是寒湿下注所致，符合肾着汤的症状表现，所以予肾着汤。由于考虑到干姜的辛散之性，在治疗月经淋沥不尽时，以温中止血的炮姜代替干姜，干姜与炮姜在功效上有一定区别，所以在止血的时候用炮姜。

另外，患者月经淋沥 12 天未止，颜色淡，无痛经，来月经时脸肿、小腹坠胀、心烦气急，这是寒饮郁而化热，形成了上热下寒的状态，所以合用胶艾汤。根据《金匮要略》的记载，该患者的症状符合此证型。综合上述分析，该患者是肾着汤和胶艾汤的合方适应证，做到了方证对应，故而疗效显著。

第五个病例，患者为 48 岁女患者，2013 年 11 月 30 日初诊。患者月经淋沥不断 2～3 个月，时有头晕，周身关节痛，口干症状较轻，四逆，纳食正常，大便 2～3 日 1 次，最近早晨喝盐水后大便每日 1 次，还有盗汗、畏寒、小便多，夜尿 1 次，舌苔白，脉细。对于该患者的月经淋沥症状，经方如何辨证呢？辨证为厥阴太阴合病。在此需要说明的是，大便 2～3 日 1 次，这符合《伤寒论》第 148 条所说的"阳微结"，所以辨为厥阴病。熟悉胡希恕先生讲解《伤寒杂病论》的人可能对此有所了解，读一读第 148 条便会明白。辨方证为柴胡桂枝干姜汤合当归芍药散证

处方：

柴胡 12g	黄芩 10g	天花粉 12g	生龙牡各 15g
桂枝 10g	干姜 10g	白芍 10g	当归 10g
川芎 6g	苍术 18g	泽泻 18g	茯苓 12g
炙甘草 6g	炮姜 5g		

各位对张仲景的方剂可能较为熟悉，对该方的剂量也有所了解。

2013 年 12 月 7 日二诊，患者月经减少，关节痛、盗汗症状减轻。上方又服用 14 剂，到三诊时，即 2013 年 12 月 21 日，患者月经停止，但仍因周身关节痛继续接受治疗。

柴胡桂枝干姜汤方证的产生，多是由于症状反应表现为半表半里阴证。其方证的形成可参见《伤寒论》第 147 条和第 148 条，通过了解这些方证即可知

晓，无须运用医经的理论，也不用经络脏腑的理论去理解，而是运用六经八纲理论来理解。该方证是如何形成的呢？多是在发汗或攻下等治疗之后，或者病程较长，导致津液亏虚。发汗、攻下都会损伤津液、津血，邪气由表传入半表半里，从而形成上热下寒的厥阴病。又因患者月经淋沥不尽，导致津血大伤，出现血虚水盛的状况，形成当归芍药散方证，所以二者合为柴胡桂枝干姜汤合当归芍药散方证。这在临床上较为常见，治疗月经淋沥不尽时也会用到这个方子。

上述讲述了五个案例，均为月经淋沥的情况。由于每个病例的症状不同，治疗时用药也不同。第一个病例用的是小柴胡合当归芍药散加生地艾叶汤，第二个病例是胶艾加术汤、当归芍药散加桑寄生川断，第三个病例是胶艾加参姜术汤，第四个病例是肾着汤合胶艾汤，第五个病例是柴胡桂枝干姜汤合当归芍药散。经方治疗月经淋沥并非采用专病专方的方式，而是依据症状反应"论其证"，先辨六经，再辨方证，做到方证对应，从而治愈疾病。

接下来讲述一个闭经的病例（第六个病例）。

这是一位 40 岁的女患者，2014 年 5 月 22 日就诊。患者月经不调已有 6 年，闭经 3 个月。自 2008 年 10 月开始出现月经不调，经中西医治疗均未见明显效果，3 个月前出现闭经。患者于昨日检查内分泌激素六项，结果显示雌二醇降低，促卵泡生成素升高，随后前来寻求中医治疗。其症状表现为：月经不来，自感身热，易饥饿，盗汗，双面颊色素沉着形成蝴蝶斑、口中和、大便正常，小便正常，思虑多导致睡眠差，早醒，晨起两点即醒，无恶寒，无腹痛，无四逆，舌淡暗，苔白腻，脉细。根据症状反应，我们辨六经为少阳太阴合病夹瘀，辨方证为四逆散合当归芍药散、桂枝茯苓丸汤证。

处方：

柴胡 12g	白芍 10g	枳实 10g	炙甘草 6g
当归 10g	川芎 6g	茯苓 12g	苍术 18g
桂枝 10g	牡丹皮 10g	桃仁 10g	泽泻 12g

这 3 个方剂大家都较为熟悉。

2014 年 5 月 29 日二诊时，患者睡眠有所好转，面部色素沉着的蝴蝶斑减轻，仍感容易饥饿、心烦，双手灼热，晨起腹部不适，但无腹痛腹泻，舌淡暗有齿痕，苔白腻，脉细。辨六经与初诊相同，但热象稍重，故加用咸寒除瘀的䗪虫、活血养血的益母草和卷柏，以增强清热、补血、活血化瘀之功，加用卷柏30g、益母草15g、䗪虫6g。

2014年6月16日三诊，患者月经仍未来潮，出现外阴痒，下肢湿疹瘙痒，（心烦、手足热、舌淡暗，有齿痕，苔白腻，脉细），因此重新辨证为太阳阳明太阴合病。为何如此辨证呢？因为患者身上出现瘙痒症状，表明有表证。辨方证为桂枝加荆防白蒺沙归豆汤证。

处方：

桂枝 10g	白芍 10g	炙甘草 6g	荆芥 10g
防风 10g	白蒺藜 15g	沙苑子 12g	当归 10g
赤小豆 15g	生薏苡仁 30g	生姜 15g	大枣 4 枚

该方即桂枝汤加荆芥、防风、白蒺藜、薏苡仁、沙苑子、当归、赤小豆（赤豆当归散）。

2014年6月26日四诊时，患者称症状减轻，外阴痒消失，但月经仍未来潮。B超检查显示子宫内膜无增厚，患者腰痛不能直腰，手心热减轻，下肢仍有湿疹，较之前减轻，瘙痒也有所缓解，大便溏，每日2～3次，小便多，夜尿1次，舌淡有齿痕，苔白微腻，脉细。我们继续辨六经为少阳太阴合病夹瘀，此时已无表证，病邪入于半表半里。辨方证为四逆散合当归芍药散加续仙沙豆汤证。

处方：

柴胡 12g	白芍 10g	枳实 10g	炙甘草 6g
当归 10g	川芎 6g	茯苓 12g	苍术 10g
泽泻 10g	仙灵脾 12g	川断 12g	赤小豆 10g
沙苑子 15g			

即四逆散合当归芍药散加川断、仙灵脾、沙苑子、赤小豆。

2014年7月7日五诊时，患者湿疹已愈，但月经仍未来潮，出现斑秃，蝴蝶斑再次显现。因此治疗以养血利水化瘀为主，采用当归芍药散合桂枝茯苓丸加卷柏。

处方：

当归 10g	白芍 10g	川芎 6g	苍术 10g
茯苓 12g	泽泻 15g	桂枝 10g	牡丹皮 10g
桃仁 10g	卷柏 30g		

2014 年 7 月 28 日六诊，患者月经仍未来潮，情况与之前大致相同，继续在上方基础上加用大黄䗪虫丸，1 日 1 丸。

2014 年 8 月 18 日七诊时，患者月经仍未来潮，此时已闭经半年，出现乳房胀痛，右侧较为严重，咽痛、口苦，面部色素沉着有所减轻。重新辨证为少阳阳明合病，给予小柴胡加桔石陈王汤证，即在小柴胡汤基础上加桔梗、生石膏、陈皮、王不留行。

处方：

柴胡 12g	黄芩 10g	姜半夏 15g	党参 10g
炙甘草 6g	王不留行 10g	桔梗 10g	生石膏 45g
陈皮 30g	生姜 3 片	大枣 4 枚	

2014 年 9 月 1 日八诊的时候，她说"好几年没这么舒服过"，上方吃了两周之后月经于昨日见了，乳房胀痛好了，咽痛好了，好多症状都好了，仅有一些吃饭的时候有点恶心，其他的没有不适，后来同乡的师兄回访至今（2014年 12 月），诸症已愈。

这个患者月经不调已 6 年，闭经半年，经过 9 次治疗，服药 3 个月才痊愈。月经病因其特殊的周期性，本就缠绵难愈，并非短期的随证治疗就能见效，即使随证治疗，也需调整 2 ～ 3 个月的月经周期才会有效。

该患者初期为少阳太阴合病，后来出现太阳太阴少阳阳明合病，说明在疾病过程中六经并非一成不变。在临床中，应当遵循随证治之的原则，先辨六经，再辨方证，做到方证对应，如此才能治好病。

下一个病例是不孕（第七个病例）。

32 岁女性患者，2010 年 3 月 22 日初诊。2008 年因胎停育自行流产后一直未孕，月经不调且无规律，近 2 ～ 3 个月月经未行，月经量少，伴有痛经、腰痛、四肢酸痛、乏力、心烦失眠，每晚可睡 5 ～ 6 小时，脱发，体形偏胖，四逆，少腹发凉，晚上咽干，大便溏，每日 1～2 行，有时便秘，便秘与腹泻交替出现，舌苔白、舌质淡，脉细。B 超检查显示：子宫内膜 0.5cm（较薄），雌激素偏低。辨六经为厥阴病，辨方证为温经汤去麦冬加苓术汤证。

处方：

吴茱萸 15g	党参 10g	清半夏 15g	川芎 6g
桂枝 10g	牡丹皮 10g	当归 10g	白芍 10g
阿胶珠 10g	茯苓 12g	苍术 10g	生姜 15g
炙甘草 6g	大枣 4 枚	黄酒 20mL	

嘱其一月服 14 剂药。温经汤大家较为熟悉，此处加了茯苓和苍术。

2010 年 4 月 12 日二诊，服上药两周后，四逆症状消失，四肢酸痛消失，睡眠好转，口干明显。前 3 天感冒，现仍有咽痛、咽干、纳差、胃脘胀满、少腹发凉、乏力，苔白，脉细弦。辨六经为少阳阳明合病，辨方证为小柴胡加桔梗生石膏汤证，该方子大家熟悉。

2010 年 4 月 19 日第三诊，咽痛、胃脘胀满症状消失，仍有口干、乏力，月经尚未到来。在 3 月 22 日方基础上加麦冬 15g，共 14 剂，因原先无口干症状所以未用麦冬，现出现口干，故加用麦冬。

2010 年 5 月 10 日四诊，口已不干，乏力症状好转，乳房胀痛，少腹发凉症状减轻，月经仍未到来，但已有迹象，乳房已胀。继续服用 14 剂（仍服 3 月 22 日方 14 剂），服药一周后月经来潮，此后未再来诊，一年后告知已生育一个男孩。

妇女不孕多与月经不调相关，而月经不调存在各种原因。该病例属于半表半里阴证，且伴有血虚血瘀，服用温经汤治疗后见效。温经汤大家都熟悉，出自《金匮要略·妇人杂病脉证并治》篇，陈俊梅院长在 2016 年 4 月 27 日学术会议上讲："温经汤是治不孕神方。"这里所谓的神方，是因其有能准确指导治疗用药的理论。"神方"有效，必须有正确的理论作指导，那么如何运用这个方，如何辨这个方证呢？先辨六经，再辨方证。这就是让方子有神效的方法啊。要重视"论其证"。怎样做到呢？要"先辨六经，继辨方证"才能达成。

胡希恕先生注解温经汤时说："既用吴茱萸汤去大枣加桂枝降逆止呕以温胃祛下寒，复用麦门冬汤滋枯润燥以补胃气之虚，另以当归、川芎、芍药、阿胶、牡丹皮和血行瘀。胃为生化之本，气血之源，胃气利则津血生，此为生新祛瘀兼备的治剂，故带下崩中、月事不调、久不受孕者，依证用之，悉皆治之。"这是胡老对温经汤的方解。

该患者不孕是因血虚血瘀而呈现厥阴证，用温经汤治愈，正是因为"有是证，用是方"。中医治疗不孕，关键在于调理月经，月经不调有各种原因，因而呈现不同的证。所以治疗并非用一方通治，不是专病专方，而是方证对应进行治疗。

我们查阅资料发现，日本的大冢敬节曾用大柴胡汤合桃核承气汤治疗不孕：患者为 30 岁女性，约 10 个月前流产，其后月经便停止。通过症状反应及其腹诊判断为瘀血。于是，投予大柴胡汤合桃核承气汤，治疗约 3 个月后，出现少量月经，连续服用 1 年，月经变得规律，其后不久便怀孕，并正常妊娠，顺利生产。所以并非因专病专方，温经汤可治疗不孕，大柴胡汤合桂枝茯苓丸、桃核承气汤也可治疗不孕，这便是"有是证，用是方"。

原计划还要讲解先兆流产、甲亢、妊娠痢疾，因时间关系不再讲述。

下面讲解妊娠高热，由于时间关系就讲这一个病例吧！

第八个病例，一位 32 岁的女患者，2015 年 7 月 25 日初诊：反复发热 23 天，左腿及左踝红斑结节疼痛伴关节疼痛 5 天，妊娠 33 周。于 7 月 2 日起发热，每天上午 8～9 点恶寒寒战 2～3 小时，约上午 10 点开始发热、无汗，持续 2～3 小时后汗出热退。体温最高 39.2℃，伴口干口苦，每日如此，因正值孕期，家人极为着急。患者在外服用小柴胡汤后口苦症状消失，但仍发热，7 月 6 日就诊于某三甲医院，诊断为巨细胞病毒、疱疹病毒、肺炎衣原体感染，使用复达欣治疗无效，用阿奇霉素治疗也无效，故而前来寻求中医治疗。

来诊时症状（7 月 25 日刻症）：夜尿 3 次，手足发热，口干，手指、足跟、膝、踝关节疼痛，夜间汗出但不恶风，尤头痛，纳食止常，小便正常。我们辨六经为太阳少阳阳明太阴合病，辨方证为柴胡五苓散汤证。

处方：

柴胡 24g	黄芩 10g	姜半夏 15g	党参 10g
炙甘草 6g	桂枝 10g	茯苓 12g	猪苓 10g

苍术 10g　　　　　泽泻 18g　　　　　生姜 15g　　　　　大枣 4 枚

2 剂。

该患者以往来寒热为主要症状，属于小柴胡汤证；关节痛、口干、夜尿多属于外邪里饮之五苓散证。

7 月 27 日二诊，服 1 剂药后，身冷寒战消失，腿部皮疹、疼痛消失，关节疼痛也好了。中午 12 点开始发热，最高 39.1℃，下午 2 点 30 分汗出热退，发热时面红，无其他症状，出汗多，夜间也出汗多，口干欲饮，夜尿 4～5 次。辨六经为太阳少阳阳明太阴合病，辨方证为柴胡五苓散加生石膏汤证，服药后，热未退，汗出多，夜间盗汗提示阳明里热盛，加生石膏以清阳明里热，所以在上方中加了生石膏 45g。

7 月 29 日三诊，关节疼痛好转，左踝皮疹减轻。7 月 28 日上午 9 点 30 分又开始寒战，持续 1 小时后发热，最高体温 39.7℃，一个半小时后大量出汗热退，舌根不适，口干，汗出多，饮水多，手足热，身凉，夜尿 3 次，纳食正常。西医检查未发现其他异常，仍采用中药治疗，辨六经为阳明太阴合病，辨方证为白虎加人参汤证。

处方：

生石膏 90g　　　　炙甘草 6g　　　　知母 15g　　　　党参 10g

粳米 1 撮

1 剂。

该方证大家都熟悉。

7 月 30 日四诊，服用该方后未见效，仍有寒战，7 月 29 日中午 12：40 最高体温 38.8℃，恶寒，口中和，到下午 3 点汗出热退，仍手足热身凉，29 日夜间口干思饮，饮两大杯水，汗出多，舌干燥。7 月 30 日上午 9 点 40 分患者服了白虎加人参汤第二煎，上午 11 点 30 分感到身冷恶寒，到下午 1 点体温 38.3℃，下午 3 点汗出热退，夜尿 3 次，乏力，无恶心、头晕，苔白腻，脉滑数。患者服用白虎加人参汤治疗 1 剂，其发热、汗出、口干症状未减轻，且汗出仍多，当属方药不对证。其寒热往来应辨为少阳证，汗出、口干为阳明证，身热、夜尿多为外邪里饮，可见白虎加人参汤并不对症，重新辨证，辨六经为三阳合病夹饮，治法同二诊 7 月 27 日方，即柴胡五苓散加生石膏汤证。

处方：

柴胡 24g	黄芩 10g	姜半夏 15g	党参 10g
炙甘草 6g	桂枝 10g	茯苓 15g	猪苓 15g
苍术 10g	泽泻 12g	生石膏 45g	生姜 15g

大枣 4 枚

1 剂。

到了 7 月 31 日五诊，服药后仍有发热，体温 37.7℃，相对较低，夜尿 3 次，辨六经同前，仍采用柴胡五苓散加生石膏汤证，继服 1 剂。

到 8 月 3 日六诊，症状反复，体温 38.3℃，仍然较高，有寒热往来症状，上午 11：17 体温 38.4℃，体温最高 39.5℃，持续 2 小时后微汗出热退，身热不适，口渴欲饮，汗出较前减少，为间歇性汗出，8 月 2 日晚夜尿 2 次，大便一次且成形。辨六经依然同前，仍用柴胡五苓散加生石膏汤。

8 月 5 日七诊，仍有寒热往来现象，夜口苦口渴，纳食正常，汗出不恶寒，二便正常，脉弦细，苔白腻。

辨六经，患者关节疼痛已消失，外邪里饮症状已缓解，尚有往来寒热、口苦、脉弦细，属于少阳病，汗出不恶寒、口干属于阳明病，辨六经为少阳阳明合病，已无外邪里饮，仅为少阳阳明合病，辨方证为小柴胡加生石膏汤证。往来寒热、口苦、脉弦细为小柴胡汤方证，汗出不恶寒、口干为阳明外证，仍用生石膏清解里热，将生石膏用量增加至 60g，加大解热力度。

8 月 6 日八诊，昨日无恶寒发热，8 月 6 日再次发热，上午 11 点开始恶寒，程度较前减轻，下午 1：16 感觉发热，最高体温 38.5℃，体温在 38℃时开始自行出汗，汗出热退。上半身身凉，下肢不凉，发热时纳食减少，无头痛、头晕、身痛及咳嗽等不适。辨六经、辨方证，同 8 月 5 日，发热减轻，且发热时有小汗出，表明里热减轻，将生石膏减量，生石膏减至 45g。

处方：

柴胡 24g	黄芩 10g	姜半夏 15g	党参 10g
炙甘草 6g	生石膏 45g	生姜 15g	大枣 4 枚

1 剂。

8 月 7 日九诊，上午 10 点服药，中午 12 点发热，38.3 ℃，1 点以后

38.5℃，发热期间有微汗出，约半小时热退，夜间头颈部持续少量出汗，此为"漐漐汗出"，是个好现象。辨六经、辨方证同 8 月 5 日，患者从 8 月 1 日起隔日发热，于上午 11 点开始恶寒发热，隔一天出现一次，并非每天如此，我们采用"当先其时服药"的方法，即上午 11 点发热，上午 10 点服药。

8 月 10 日十诊，8 月 7 日服用小柴胡汤加生石膏之后无恶寒发热，8 月 8 日发热，最高 38.7℃，上午 11 点开始发热，持续到下午 2 点半汗出热退，8 月 8 日下午及夜间持续汗出至凌晨，右膝上方、左小腿出现红色皮疹，疼痛较轻，无关节疼痛。8 月 9 日无恶寒发热，无不适，大便 5～6 次，成形，继续观察并服药。

到了 8 月 11 日十一诊，8 月 10 日 11 点恶寒，12 点半恶寒发热、足凉，体温最高 38.7℃，下午 13：45 汗出热退，大便 3 次，成形，头颈部汗多，口干欲饮，热退后口渴减轻。8 月 11 日复查血常规正常，尿蛋白（+++），白细胞（+++），尿沉渣白细胞 4～6 个，尿胆素原+～，酮体+～。9 日、10 日大便次数增多，但均成形，且无腹胀满、腹痛等症，经观察，病未转为阴证，仍为阳证，辨六经为少阳阳明合病，辨方证为小柴胡加蒿石汤证，蒿指青蒿，原先是小柴胡加生石膏汤证，现加用青蒿 15g，其他方面无变化，方证本质相同，用药基本一致，仅加了青蒿 15g。

处方：

| 柴胡 24g | 黄芩 10g | 姜半夏 15g | 党参 10g |
| 炙甘草 6g | 生石膏 45g | 青蒿 15g（后下） | 生姜 15g |

大枣 4 枚

两剂。

患者自 8 月 7 日起隔日发热一天，寒热往来，经临床观察，属于中医所说的"隔日疟"，所以加用青蒿以清半表半里和里热。

8 月 13 日随访，自 8 月 11 日热退后未再发热。8 月 12 日有漐漐汗出，无其他不适。8 月 12 日查肝肾功能，心肌酶谱、电解质分析正常，血脂分析除胆固醇和甘油三酯轻度升高外，其余正常，凝血全套基本正常，产检正常。

8 月 15 日随访，无恶寒发热。复查尿液分析，蛋白～，白细胞+～，微白蛋白 0.15g/L。

　　8 月 25 日随访，患者自 8 月 11 日以来无恶寒发热等不适，出汗症状已消失。复查尿液分析，蛋白（−），白细胞（＋），患者无尿频、尿急等不适，嘱其一周后复查；9 月 11 日，其爱人通过微信告知我，患者顺利产下一女婴，体重六斤六两，母女平安，并发送图片请我为孩子取名，我取了个名字叫"郭经方"，算是谐音吧，寓意国家的经方，这个小姑娘。

　　这个病例我们记录得较为复杂细致，它说明了什么问题呢？患者发热反复长达一个月，从西医学病原学角度怀疑疱疹、巨细胞病毒、衣原体感染（确实存在感染）以及风湿热，我们抓住其寒热往来和外邪里饮两个关键症状，先辨六经，再辨方证，用 13 剂药经两周治愈。

　　我们并非开一个方就让患者连续吃 7 天，而是每服 1 剂，观察患者的反应。患者的发热具有定时发热、往来寒热的特点，发热前恶寒或寒战，汗出热退，热退后如常人，病形"如疟状"。该患者有关节疼痛、踝部皮疹疼痛，这是风湿热的表现，往来寒热、口干思饮、盗汗，属于三阳合病的症状，且兼有小便不利，故辨六经为太阳少阳阳明太阴合病。该病的特点是三阳合病，治疗应从少阳入手，我们选用了小柴胡汤。因有外邪里饮，在解表的同时要化饮，这是《伤寒论》太阳病篇论述合病时，针对外邪里饮的大法、定法，必须在解表的同时利饮，不能先解表，也不能先利饮，所以用小柴胡汤合五苓散进行治疗，这便是治疗该孕妇主要使用的方剂和药物。七诊时，即 8 月 5 日，关节疼痛、小便不利的症状消失，外邪里饮已解，辨为少阳阳明合病，改用小柴胡汤加生石膏。经过一诊和二诊治疗后，恶寒发热的症状减轻，发热发作时间从上午 9 点左右推迟到 11 点至 12 点左右，这提示治疗有效，但汗出、口干思饮症状未缓解，表明阳明里热盛，故三诊辨为阳明病，我们认为此时以阳明病为主，改为白虎加人参汤治疗一天。然而，我们未曾料到热证未退，后来发现有小便不利、夜尿 3 次的情况，这说明我们忽略了里饮，单纯治疗阳明是无效的，这是一次辨证失误。后来四诊之后又辨为三阳合病兼水饮内停，重新回到柴胡五苓散加生石膏证。七诊之后饮证不明显，便以小柴胡汤加生石膏为主。九诊即 8 月 7 日起，患者隔日发热一天，寒热往来，病形类似"隔日疟"，所以采用小柴胡汤加生石膏再加青蒿的方剂，最终使患者热退身凉，孕妇的发热得以治愈。

这里涉及好几种病毒，我们对其具体情况并不十分清楚。由于时间关系，讲解得较为仓促，大家可以再仔细看看，用图表展示会更加清晰。7月25日初诊，我们辨为太阳少阳阳明太阴合病，采用柴胡五苓散；二诊是7月27日，为柴胡五苓散加生石膏，六经辨证有所变化，因阳明里热盛，所以加生石膏；三诊：7月29日，为阳明太阴合病，采用白虎加人参汤，治疗过程呈现这样的变化；四诊发现有误，实际上还是有太阳太阴合病，外邪里饮，所以又回来用这个方子（柴胡五苓散加生石膏汤证）；五诊还是用这个方子，六诊还是用这个；七诊生石膏增量了，八诊生石膏减量了，阳明热轻重（不同）；九诊是小柴胡汤加生石膏，没用五苓散，因为没有小便不利了；8月10日十诊停诊观察；8月11号发现"隔日疟"了，用小柴胡汤加青蒿和生石膏，是少阳阳明合病，但是它不一样了，辨六经一样，但是方证不一样，所以这里加个青蒿清半表半里和里热，由于它的特性是"疟"。这个治疗过程，13剂药，方用得最多的是柴胡五苓散加生石膏，用了一次白虎加人参汤，有时候辨证错了，用得最多的是柴胡五苓散，外邪里饮嘛，没有里饮了，从第七诊开始用小柴胡汤加生石膏，后来有隔日疟了，就加了青蒿，治疗过程是这样。妊娠了之后高热的治疗过程就是这样的。

这也说明了经方治疗疾病是论其证，根据患者的症状反应，并非依据病邪（如病毒、衣原体、支原体等），而是根据症状反应，并非根据病因。方证对应的背后蕴藏着深刻的经方病因病机的对应关系，而非简单的症状对应。这个病例还显示出服药的时机是影响临床疗效的重要因素。对于如疟状的病证，宜按《伤寒论》第54条"先其时发汗"。患者在第九诊后调整为在发热前1小时服药。桂枝汤证是如此，而我们认为对"如疟状"这种症状反应也应"先其时发汗"，这对疾病的转归起到一定的作用。

《伤寒论》未提及服用小柴胡汤应"先其时服药"。但少阳病的病机是"血弱气尽，腠理开，邪气因入"而发病，津液亏虚是发病的根本。其往来寒热的病机也是正邪相争，时而正进邪退，近于表则恶寒；时而邪进正退，近于里则发热，正邪相争则寒热往来，不争则寒热止。小柴胡汤中柴胡、黄芩解少阳之热，人参、生姜、大枣、甘草健胃生津液。先其时服药，恰如"兵马未动，粮草先行"，实乃经方治病适应人体抗邪机制的原因疗法。这是胡老所言。

　　经方治病是针对患者症状反应、病位、病形，亦即六经，来处方用药的。更重要的体会是治疗应慎之又慎。患者怀孕了，若处理不当导致流产就不得了。这个患者的配合度也很好，她知晓西医对此无能为力，便寻求中医治疗。有的患者像这样已经怀孕 33 周了，若要流产就要担责任，一般医者不敢治疗了。但我们经方医者有担当，以救人作为目的。这个患者的配合也非常重要，尤其是小柴胡汤所针对的半表半里之证。患者发高热至 39℃、40℃，我们不主张用退热药让她出大汗，因为出大汗之后人体抵抗力会消耗，正不胜邪还会发热恶寒，反复不愈。我们不让她吃西药发汗，她配合了。这里进一步体会到胡希恕讲桂枝汤时引用《素问·评热病论》中阴阳交的道理，即出了汗之后津液虚了，津液虚却要抗邪外出，能出汗，但正气虚，抵抗不了外邪，病邪又进来了，故而反复发热，热不退。我们给患者吃点生姜、大枣健胃生津液，正气充足了。陶校长讲桂枝汤时讲抗美援朝，描述得非常形象，雄赳赳，气昂昂，过鸭绿江，前线是这些士兵，后面是祖国的支援后盾，粮草十分充分才能打胜仗，这极为重要，这也是我们的经验教训，要重视正气。

　　第九个病例是热入血室案。

　　这是胡老的一个病案，热入血室，有录音可听。1940 年夏，一齐姓朋友拿了几张画过来，求胡老帮他卖画，因为他的妻子病了，看起来病情十分严重，到医院看了却无法医治，只能回家等死，卖这些画准备给他妻子买口棺材。胡老到他家里去看患者，患者见到胡老就说："鬼来了，鬼来了。"胡老询问家人患者病了几天，家人说 3 天了。原来是感冒，恰逢月经来了，出现了恶寒发热症状，月经随后就没了，后来患者见人见物都说是鬼来了。胡老摸摸脉，患者说胡话，大便 3 天未行，就这些症状。胡老看了之后说："这是热入血室啊，能治，不用买棺材了"，于是开了 1 剂药，大柴胡汤合桃核承气汤加生石膏。结果服了 1 剂，大便通下，第二天去掉芒硝继续服用，患者痊愈。

　　这里头的故事听起来挺有趣，但讲的是中医经方的"热入血室"。《金匮要略·妇人杂病脉证并治》记载了 4 条相关内容，在《伤寒论》里也有 4 条，几乎一样，即第 143、144、145、216 条，大致相同。胡老注解第 144 条时说："热入血室的证候并非单一一种，本条所说的寒热如疟状、发作有时，为少阳病的小柴胡汤证，故以小柴胡汤主之。但不要以为小柴胡汤即为热入血室的专用方，其他方药也可治疗热入血室。本案即是少阳阳明夹瘀，用大柴胡汤合桃核承气汤治疗。"

这就是说热入血室并非只有《伤寒论》《金匮要略》记载的小柴胡汤证。有人认为背熟小柴胡汤就能治疗寒热往来、枢机不利、热入血室，初期这样记无可厚非，但学了经方以后要明白，小柴胡汤并非专门治疗热入血室的。你看胡老用大柴胡汤合桃核承气汤加生石膏治疗热入血室，这在妇科病中较为常见。因为与女性的月经有关，所以称作热入血室。

产后腹痛、产后身痛、痛经，还有阴挺、阴吹等妇科病，我们经方也能治疗，我不再逐一讲述了。这些病也都是"先辨六经，继辨方证"来治疗的，不多说了。

通过以上病例在讲什么呢？是讲经方能够治疗妇科病，而且治疗效果良好。但长期以来，由于对传统的误读，一些人认为《伤寒论》是治疗外感病的，有人还说张仲景不会治温病，张仲景未解决温病问题。2003 年 SARS 流行时，有一个搞医史的人说"张仲景没解决温病问题，吴又可解决了温病问题"，这种说法欠妥。当然，这并非他一人的原因，历史上对传统的误读造成了"《伤寒论》是治疗外感病的"这种认识，现在很多人仍这么认为。

所以我们应当觉醒了。《伤寒论》不仅是治疗外感病的，《伤寒论》原先不叫《伤寒论》，张仲景整理了经方的著作，依据《汤液经法》整理为《论广汤液》，这本书没有流传下来，只有王叔和见到了。他整理以后改名为《伤寒论》。他传承有功，但改的这个名字导致了对传统的误读。尤其是王叔和之后，成无己又依据《内经》注释，认为《伤寒论》是治疗《内经》所说的"伤寒"，不治杂病了。教材称："《伤寒论》是治疗外感病的，《金匮要略》是治疗内伤杂病的。"教材都这么讲，造成了许多人认为《伤寒论》不治疗杂病的误读传统。

这样导致后世的一些中医医生不能用经方治疗内伤杂病。那怎么治疗杂病呢？去看《中医内科学》了，因为我们上课都是在学完《内经》以后讲《中医内科学》，还认为《伤寒论》不能治疗妇科病。主要原因是王叔和把仲景书的《论广汤液》改名为《伤寒论》和《金匮要略》，把经方的三阴三阳注释为经络脏腑的三阴三阳，把经方的"论其证"注释为"论其因"，之前讲过，今天就不多讲了。

因此，中医人应当觉醒了。经方能治妇科病，妇科病也是常见疾病，患病以后的症状反应必然出现六类证，现在称为六经证，其发病规律呈现为六证，或者叫六经，我们约定俗成为六经了，其实是六证。故而毫无例外，经方治疗妇科病显然不是专病专方，而是论其证，依据症状反应，先辨六经，继辨方证，做到方证对应，治愈疾病。

我并非妇科专家，只是有一点认识，认为经方能治疗妇科病。那怎么治疗妇科病呢？通过其理论，什么理论？六经辨证，先辨六经，继辨方证，做到方证对应，治愈疾病。治疗妇科病也是如此。

中医应当觉醒，让我们做一代经方传人。

谢谢大家！

（作者：冯世纶教授
整理：喻刚，杨雅阁，刘学文）

附篇3 儿童肺炎须重论其证

本文是根据当代经方家冯世纶教授 2024 年 5 月 19 日在《中医经方治疗儿童肺炎临床经验学习班暨胡希恕经方医学郑州传承基地 2024 年学术会议》上的讲课录音整理的文稿。

今天非常荣幸来到咱们河南省直三院，看到这么多同学、这么多老乡、这么多"张仲景"来这里聚会，共同讨论经方、传承经方、弘扬经方。在这里，我作为一个学习者来学习，这是一个好机会，感谢大家来传经送宝。

我讲的题目是《儿童肺炎须重论其证》，这里讲的是中医经方的理论。为什么要讲论其证呢？我们是传承胡希恕先生的思想。在此，我们缅怀胡希恕先生诞辰一百二十六周年，逝世四十周年。他对经方的研究做出了突出贡献，让我们认识到了经方的理论体系，能够读懂《伤寒论》。

理论问题上，我们讲了《经方觉醒，认识论其证》，中医要觉醒，经方更要觉醒。

……（"中医觉醒""经方论其证"的相关内容，参看冯老相关讲座文稿。）

娄绍昆先生是中医觉醒者之一，他看到了论其因的弊端。在《娄绍昆经方医案医话》书中，他写道："中医从失败中认识到，光是注重外因致病是片面的，一定要寻找机体内部的抗病反应……温病学说……在以病因定病名方面，给后学者留下遗憾，如春温、冬温、暑温、湿温等病名，使人们对疾病的诊治更加模糊……中医的病因学说对中医辨证的消极影响值得我们重视，这方面陆广莘老师有专题研究。"

我现在问在座的诸位："你觉醒了吗？你们现在觉醒了吗？"可能现在不

好回答，为什么呢？因为这个问题标准不好确定，所以怎么判断呢？

看一个人是否觉醒，第一，是否看清中医是一个伟大的宝库。很多人现在认为中医不科学，能看到中医科学这一点是觉醒的表现之一。

第二，你看清中医里头有糟粕了吗？那些不正确、不科学的东西你看到了吗？很多人说章太炎是反中医的，他们就没认识到章太炎指出了中医里有不健康的东西、糟粕，提出这些正是认识的觉醒。

还有，你是否看清了中医有两大理论体系，还是认为一切理论来源于《内经》？因为我们上学的时候学的是：一切理论来源于《内经》，张仲景依据《内经》撰写了《伤寒论》，这是对传统的误读。

还有看清"医经是论其因，经方是论其证"。

如果你看清了这几点，那你就是觉醒了。当然，这个觉醒并非易事，是一件不容易的事情，需要一而再、再而三地努力研读经典进行学习。

……

从小儿肺炎来看，应该论其证，不应注重论其因。

我们从临床的一个教训来看，这是论其因在临床屡出事端。

一、非典型肺炎案

这是 20 世纪 60 年代胡老的一个病例。这是我们的大师兄，北中医第一届的学生（某男，22 岁）：1959 年 12 月 15 日，发热恶寒 2 天，伴头痛、咽痛、咳嗽、胸痛、胸闷，经 X 线检查诊断为右肺下叶非典型肺炎。既往有肝炎、肺结核、肠结核史。常有胸胁痛、乏力、便溏、盗汗。前医先予（桑叶、连翘、薄荷、羌活、豆豉等）1 剂，这是论其因治疗，属于医经派的思路，辛凉解表、清热解毒，用的是轻剂，类似桑菊饮。这是论其因，风温袭表，辛凉解表、清热解毒，轻剂。不见效，服后汗出热不退。患者要求请最有名的名老中医开方，处方为金银花、荆芥、薄荷等，方法还是辛凉解表、清热解毒，用的是平剂。急煎服，服后高热、自汗、头痛、咳嗽、胸闷、恶风、胸胁痛加重。血常规检查：白细胞 8.1×10^9/L，中性粒细胞比率 70%。

14 日静脉输液，用抗生素，当夜高热仍不退，体温 39.4 ℃，并见鼻扇、头汗出。辛凉解表平剂不行，还是清热解毒，又用了辛凉解表重剂，如麻杏石甘汤加栀子豉汤等，服三分之一量，至夜 11 时出现心悸、肢凉，再不敢服用了。第二天请胡老会诊。你们看，这是温病治疗的三部曲：轻、平、重，三板斧砍下去了，仍看不好，便找胡老会诊。

胡老会诊的时候（15 日），体温 38.2℃，下午 39℃以上，呈往来寒热，并见口苦、咽干、目眩、头晕、盗汗、汗出如洗、不恶寒，苔黄舌红，脉弦细数。胡老根据症状反应论其证，辨六经为少阳阳明合病，病机属表已解，连续发汗解表，大伤津液，邪传少阳阳明，治以和解少阳兼清阳明，处方为小柴胡汤加生石膏（柴胡五钱，黄芩三钱，半夏三钱，生姜三钱，党参三钱，大枣四枚，炙甘草二钱，生石膏二两）。这个方子柴胡用的是五钱，即 15g，原方记录如此，没用 24g。服 1 剂以后，后半夜即入睡，未出现寒热及盗汗。

16 日仍头晕、咳嗽痰多带血，上方加生牡蛎五钱，服 1 剂。17 日诸症消失，体温正常。12 月 22 日（一周后）X 线检查：肺部阴影吸收。这里头胡老强调辨六经的重要性，并指出辛凉解表也伤津液。有人说辛凉解表不伤津液，这是不对的，只要发汗就会伤津液。这里可见：名医失误，是因只知论其因，不知论其证，不明六经，必须明确中医有两大医药学理论体系！要读懂《伤寒论》，必须先有觉醒的认识，必须先认识到《伤寒论》与《内经》是不同的理论体系。

二、恽铁樵麻黄汤救儿案

第二个例子，我们讲讲恽铁樵三子之丧，也叫"恽铁樵麻黄汤救儿案"，咱们看看，这个内容是丁兆平在网络上发表的。恽铁樵的大儿子 1916 年因伤寒而死，第二年老二和老三两个儿子也都因患伤寒热病而夭折，这里的伤寒热病实际就是肺炎。时任上海商务印书馆编辑的恽铁樵，因丧儿之痛，促使他下苦功夫攻读《伤寒论》数年。后来，他的四子又患上伤寒病，即肺炎，发热无汗而喘。虽遍请名医，所开方用药，仍不过是过去几个儿子患伤寒时所用过的栀子、淡豆豉、豆卷、桑叶、菊花、薄荷、连翘、苦杏仁、浙贝母之类，服药后热势不退，咳喘更甚。

此情此景使恽先生急得终夜不寝，绕室踌躇，思索到天亮，遂拿定主意：这不就是《伤寒论》中第 35 条"太阳病"的表现吗？"头痛，发热，身疼，腰痛，骨节疼痛，恶风，无汗而喘者，麻黄汤主之"。他于是提笔书方如下：麻黄七分，桂枝七分，苦杏仁三钱，炙甘草五分。

恽先生持方对夫人说："二儿、三儿都死于此病，现在四儿又病了，其他医家又都谢而不治，与其坐而待毙，何不如含药而死。"与其死在他们手里，还不如死在我手里。夫人无言可对，除此并无他法，于是配药煎煮让儿服用。药后效果明显，病儿咳喘稍平，肌肤干燥减轻而有润泽；继续服用此方，出汗后咳喘平复，病儿获愈。

我们来分析这一报道，其中提及的伤寒，实际上大多指的是肺炎。首先来看恽铁樵的三个儿子的离世情况，前医所开何方？是辛凉解表、清热解毒，这是论其因开的方。胡希恕认为论其因是以现象当本质来论病因，会致使治疗用药不对证，进而导致患者死亡。

再看恽铁樵是如何救治其四儿子的。恽铁樵依据当时的症状反应：头痛，发热，身痛，腰痛，骨节疼痛，恶风，无汗而喘。先辨六经，判断为何证？为太阳病。继而辨方证，为何证？为麻黄汤证。故而用麻黄汤发汗解表，此乃依据症状论治，做到方证对应，从而治愈疾病。这彰显了两类医学体系辨证方法的差异，表明论症状的方法优于论病因的方法。这算是一点体会吧！

接下来讲讲经方治病时，依据症状论治在小儿肺炎治疗中的应用，治疗其他患者亦是同理。

三、《治验回忆录》——小儿麻疹合并肺炎案

2006 年，胡希恕的女儿归来后，我们见到了一本胡老的笔记，笔记本封面写着《治验回忆录》，我一看，十分惊喜，想着会有诸多回忆录？结果打卅一看，仅有一例。

此病例是 1982 年至 1983 年所写的小儿麻疹合并肺炎，记录在东直门医院与中医研究院（现中国中医科学院）合院时办公用的记录本上。

这个病例情况如下：吾儿四岁时，一日出现微热，不欲进食，恰逢我外

出，祖母给其服用安宫牛黄丸，次日孩子即昏迷不醒，高热无汗且气喘，脉浮数，面部泛红，皮下隐隐可见红疹，我知道这是凉药使用不当所致。其舅高润峰当时正在同善堂学习中医，于是请来几位医校老师会诊。众人皆认为是麻疹重症，所拟方剂不外乎清热解毒之品。我私下与润峰商议，孩子无汗而喘，明显是表实证，不用麻黄，该如何治疗？于是给予麻杏石甘汤，因无汗减少石膏用量，服药后孩子汗出疹透，随即痊愈，可谓幸运。

就这么一段 147 字的病例，大约发生在 1925 年，当时他的儿子四岁。大家看，孩子发微热，奶奶给服安宫牛黄丸后致其昏迷不醒，这是凉药误治。之后大家认为是麻疹重症，采用时方派清热解毒的思路，胡老却认为不对，此乃表实里热证，需解表清里热，用麻杏石甘汤治疗后得以康复。

这个病例是麻疹合并肺炎，并非简单的病案。胡希恕年轻时将其治愈，当时是 1925 年，他二十五六岁，尚未行医，而是担任英语老师。晚年时，他在 84 岁写下此病例，并向我们讲述。为何讲述这个病案呢？是要告诉我们："治病要重论其证，辨六经的重要性，解表的重要性。"也就是强调重视《伤寒论》第 131 条的重要性，"病发于阳而反下之，热入因作结胸"，这是临床常见现象，《伤寒论》总结出的经验在此，我们要精准理解。热入里会危及生命！幸亏先辨六经，再辨方证，才转危为安。后来此事影响了他对吴鞠通的批判，认为吴鞠通不明六经，在温病治疗中用桂枝汤，还动辄使用三宝、安宫牛黄丸，这是错误的。在临床中，无论是小儿肺炎还是成人肺炎，无论是细菌性、病毒性肺炎，还是支原体肺炎，经方治疗都要依据症状论治，重视表里合病的证治。

下面再讲几个病例。

四、儿童支原体肺炎急性期发热案

一个 7 岁男孩，处于支原体肺炎急性期发热阶段。初诊时间为 2024 年 1 月 12 日，确诊为支原体肺炎，发热 4 天，体温 39.2℃，伴有咽痛、头晕症状，服用阿奇霉素后出现恶心、头烫、腹痛，大便每日 1 次，舌苔白腻，脉弦细数，左寸脉浮。

病例记载较为简略，经方该如何治疗？依据症状反应进行论治，根据症状，辨六经为少阳阳明合病，此时表证已不明显，因为有咽痛、头晕症状。继而辨方证为小柴胡加桔梗生石膏汤证（柴胡 24g，黄芩 10g，姜半夏 30g，党参 10g，炙甘草 6g，桔梗 10g，生石膏 45g，自行加生姜三片，大枣 4 枚，两剂药服 4 天）。这虽是按照大人剂量开的药，但小孩 1 剂药分两天服用，两剂药共服四天。

二诊时间为 2024 年 1 月 17 日，此时热已退，咽痛消失，腹痛也已缓解，出现轻微盗汗，大便偏干，舌苔白腻，脉细，左寸脉浮。依据症状反应，辨六经为太阳阳明太阴合病，辨方证为桂甘龙牡加桔夏术汤证（桂枝 10g，炙甘草 6g，生龙牡各 15g，姜半夏 15g，生白术 30g，桔梗 10g），两剂药服 4 天，疾病随之痊愈。

这就是我们运用经方依据症状反应论治支原体肺炎的过程。

五、儿童支原体肺炎迁延不愈案

第二例同样是支原体肺炎，但并非在急性期，而是慢性迁延期。患者为 11 岁男孩，初诊时间为 2023 年 12 月 29 日，诊断为支原体肺炎，使用阿奇霉素等药物治疗后，热已退，但咳嗽一月未愈，晚上咳嗽加重，伴有咽痒、鼻塞、流涕症状，汗出较多，有盗汗现象，原有双手指、四肢皮肤湿疹，瘙痒明显，口中和，舌苔白腻，脉细弦。我们依据症状反应，辨六经为太阳阳明太阴合病，辨方证为大青龙减麻黄加薏败桔二白汤证（麻黄 10g，桂枝 10g，炙甘草 6g，杏仁 6g，生石膏 45g，生薏苡仁 30g，败酱草 18g，桔梗 10g，白蒺藜 15g，生白术 18g，自行加生姜三片，大枣四枚）。大青龙汤原方中麻黄用量为 18g，我们减为 10g，"二白"指的是白蒺藜和白术。因为患者有皮肤瘙痒症状，所以用白蒺藜解表止痒。

二诊时间为 2024 年 1 月 12 日，患者服用上药 7 天后，盗汗症状消失，仅早晨有轻微咳嗽、咽痒，湿疹也明显减轻，继续治疗湿疹后，这个病就算治愈了。

六、成人肺炎案

对于成人肺炎，经方治疗支原体肺炎、普通肺炎、病毒性肺炎的方法是一致的。来看胡老的一个病例，患者为 67 岁男性，初诊日期为 1965 年 7 月 3 日，恶寒发热 5 天，伴有头痛、咳嗽、吐黄痰症状，体温 39.5℃，曾服用桑菊饮加减（桑叶、菊花、连翘、薄荷、杏仁、桔梗、荆芥、芦根、黄芩、前胡、枇杷叶等）两剂。桑菊饮大家都较为熟悉，这是时方派的辛凉轻剂，用于清热解毒。但服药后热未退，经 X 线检查，诊断为左肺上叶肺炎。又用银翘散加减两剂，服药后汗出，但热仍不退，银翘散属于辛凉平剂。接着又用麻杏石甘汤加减 1 剂，服药后汗大出，然而热更高，体温达到 41.1℃。于是请胡老会诊，此前所用的都是辛凉解表之剂，从轻剂到平剂再到重剂，仍未解决问题。

胡希恕依据这些症状：汗出，烦躁不宁，时有谵语，咳嗽，吐黄痰，腹胀，大便 5 日未行，舌红苔黄腻，脉弦滑数。辨六经为阳明里实证，此时已无表证，也无半表半里证，病位在里，辨方证为大承气汤证，用药为大黄四钱（后下）、厚朴六钱、枳实四钱、芒硝五钱（分冲）。结果：服用上药 1 剂后，大便通畅 4 次，热退身凉。但仍有咳嗽吐黄痰症状，继用小柴胡汤加杏仁、桔梗、生石膏、陈皮，服用 3 剂后痊愈。

这就是论病因治疗所产生的问题，一直未能解决，而论症状治疗，1 剂药就解决了问题。这里需要说明一下，我们的教材称肺炎是风温犯肺，肺主表，故而见肺炎时治则为清热解毒、辛凉宣肺解表，这种思维属于论病因。我们运用经方治疗各种肺炎，无论是支原体肺炎、病毒性肺炎还是细菌性肺炎，都应重视依据症状论治。

七、儿童细菌性肺炎案

还有一个 16 岁男孩的病例，这是常见的细菌性肺炎。初诊日期为 1965 年 7 月 5 日。患者发热寒战 1 天，昨日打篮球出汗后身体发热，用冷水冲洗，半夜即感觉恶寒、身痛、头痛、咳嗽，饮用热水并加盖棉被后，症状未见好转，出现寒战，身体发热更明显，舌苔薄白，脉浮紧数，体温 39.9℃。辨六经为太阳表实证，辨方证为麻黄汤证，这是典型的表证麻黄汤证（麻黄三钱，桂枝二钱，杏仁三钱，炙甘草二钱）。

二诊时间为 7 月 7 日，服用上药后有微汗出，恶寒、身痛症状减轻，体温降至 38.5℃，但因咳嗽、胸痛明显，前往医院检查，X 线检查显示：右肺上叶大片阴影，诊断为肺炎。原本打算用青霉素治疗，因患者药物过敏，所以仍寻求中医治疗。当下症状为：寒热往来，口苦咽干，右胸胁痛，咳嗽，吐黄黏痰，舌苔白微腻，脉弦细稍数，体温 38.6℃。辨六经为少阳阳明并病，辨方证为小柴胡加桔瓜膏汤证，即小柴胡汤加瓜蒌、桔梗、生石膏（柴胡五钱，黄芩三钱，生姜三钱，半夏四钱，党参三钱，大枣四枚，炙甘草二钱，桔梗二钱，瓜蒌五钱，生石膏二两）。

三诊时间为 7 月 10 日。服用上药两剂后，寒热往来、胸胁痛症状皆消失，咳嗽减轻，吐少量白痰，体温 36.6℃。上方将柴胡改为四钱，因为不发热了，所以柴胡减量，即 12g，生石膏减为一两半，即 45g，加杏仁三钱，连服 3 剂后，基本痊愈。

这里需要说明一下：太阳病依照治法发汗治疗，胡老讲课的时候讲过，但有时即便治疗方法正确，也不一定能治愈疾病，因为正邪相争，有些病确定在表，并非解表就一定能治愈。胡老说，只能挫其凶势，这个病来势汹汹，解表之后，虽然表证解除了，但病邪强大，所以病邪不在表了，而跑到半表半里或者里，所以只能挫其凶势，之后的治疗要依据症状反应随证治之。麻黄汤可治感冒，也可治肺炎，还可以治疗新冠。经方治疗肺炎并非一方到底，而是依据症状反应用药。

这里反复讲述的一个核心问题是：经方治病的特点论其证治，而医经的治疗是论其因。我们在治疗小儿肺炎时要强调论其证治，治疗其他疾病也是如此。

今天所讲的是我自己的一些体会，如有不对之处，希望大家批评指正。

谢谢大家！

（作者：冯世纶教授

整理：杨雅阁，喻刚）

学生跟诊随笔 1
从经方医学看"有病不治，常得中医"

"有病不治，常得中医"，这是东汉班固在《汉书·艺文志》中提出的哲学理念。这令人困惑的理念，确有很深的哲理。感悟理解这句哲理，或许就是感悟中医和人生。

"有病不治，常得中医"，此处的"中医"并非当下与西医相对的中医概念，而是指"中庸之医道"。

那么，什么是"中庸"？什么又是"中庸之医道"呢？

《中庸》中提道："喜怒哀乐之未发，谓之中；发而皆中节，谓之和。中也者，天下之大本也；和也者，天下之达道也。"其含义是人在精神情绪方面始终保持中正平和的状态。这就如同老子在《道德经》中传达的智慧理念"上善若水，水善利万物而不争"，如同白居易在《祭李侍郎文》中所写"心如止水"的淡泊宁静，如同《菜根谭》中"心无物欲，即是秋空霁海"的人生心态，也如同毛泽东主席在《西江月·井冈山》中"敌人围困万千重，我自岿然不动"的从容不迫。

朱熹注解"中庸"为"不偏不倚，无过及不及之意"。

苏东坡说："物一理也，通其意则无适而不可"。"中庸之道"对于"医"而言，就是应对疾病时，应采取"不偏不倚，无太过或不及"的治疗策略。

古代巫医不分，有些所谓的治疗，实则求之于鬼神，效果可想而知。然而，真正掌握"中庸医道"的医生也应是寥若星辰，故疾病多被误治，且多为过度治疗。

现代社会中，这种现象也屡见不鲜的，过犹不及，过度的检查治疗随处可见。通过读书、跟师、临证，时间久了会发现，门诊中总是充斥着各种疑难杂症，患者做了众多检查，要么病因不明、无计可施，要么诊断明确却无药可用。

2023 年 4 月，郑州 80 多岁的黄老先生经胸部 CT 及经皮肺穿活检病理，确诊为肺鳞癌并两肺多发转移、肝转移，面临无药可用的困境，因胸背部疼痛难忍而彻夜难眠，家人看着老人的病情，悲痛不已，六神无主。在生命的悬崖峭壁上，该何去何从？笔者为其推荐了中医经方治疗之路。肺部癥瘕积聚，多为阴寒痼疾、痰湿凝结、气血亏虚，对于老人的辨证正是如此，治疗以温中化饮、祛痰散结、益气养血为法，处以真武汤合苓甘五味姜辛汤加党参、当归，扶正祛邪、攻补兼施。一周后，老人疼痛缓解，饮食恢复正常。至此，老人开启了口服汤药的中医经方治疗，与其说是治疗，不如说是在家调养。其间老人门诊复诊一次，复查 CT，肺癌病灶虽仍存在，但部分转移病灶似乎有所缩小，老人精神、饮食、睡眠、二便均如常人。现已"无痛苦"生活将近一年，状态依旧良好，老人不愿到医院复诊，坚持每日服用汤药。或许有人疑惑老人是否使用了抗癌西药，实事求是，别无他药。

2023 年 5 月，信阳 67 岁的洪老先生，因胃痛、纳差、贫血等不适找笔者就诊，胃镜及活检病理确诊为胃腺癌。后在外院查 PET CT，考虑大网膜及腹腔内多发淋巴结转移，后制订了中西医协同的治疗方案，中医改善整体机能并扶正祛邪，同时给予化疗和免疫治疗，计划数月后复查，看是否能进行手术治疗。中药方案为对治胃虚饮停证之茯苓饮加半夏汤加白花蛇舌草，患者坚持服用中药。化疗和免疫治疗期间，并未产生任何不适，治疗方案费用较低，患者女儿表示每周期化疗医保报销后仅自费四百多元。数月之后，患者状态如常人，已知自己所患疾病，心态淡然。因患者有重大慢性病，所服中药有效，故有方有守，久久为功。2024 年 1 月返院复查，当地医院腹部增强 CT 报告良好，笔者建议复查胃镜，患者儿子疑惑地问："胃癌已经确诊，还复查什么胃镜呢？"笔者回复："说不定癌细胞已经消失了呢？"结果正如其所料，次日胃镜检查显示，胃癌病灶已消失，取而代之的是线性瘢痕。

2023年6月，通许县58岁的中年男性任某，被女儿女婿带来门诊，称已确诊肝癌，在某医院前后花费十余万元，历经手术等治疗，已无计可施，现纳差乏力，痛苦不堪。作为儿女，只能陪父亲四处求治，工作搁置，生活一团糟。经过望闻问切四诊合参后，处以小柴胡合五苓散合下瘀血汤加炮姜，嘱咐患者回家服药即可。患者服药后，出现了惊人的效果，诸多痛苦不适逐渐缓解。患病之前他不愿下地干活，现在却主动下地劳作。该患者目前服药8个月有余，其间适当调整过药方，仍以小柴胡汤合五苓散为主方。现状态良好，并未服用任何抗癌西药。

在众人眼中，与大刀阔斧的治疗手段、名贵的药物相比，至简至廉的汤药算得上治疗吗？这些看似平淡无奇的汤药，似乎称不上治疗。但实际上，若用心体会，就应了班固所言"有病不治，常得中医"。世间一切法，若用心去做，便有无限可能。费伯雄在《医醇賸义》中说："天下无神奇之法，只有平淡之法，平凡之极，乃为神奇。"

《庄子·人世间篇》说："人皆知有用之用，而莫知无用之用。"相对于"有用之用"，"无用之用，方为大用"。

在当今末法时代，人心不古，欲望无穷，人们惧怕失败，惧怕死亡。越是惧怕死亡的人，越是追求无止境的治疗，然而这种过度治疗，真的能拯救千疮百孔的肉体吗？有病乱求医，就如同社会中的诸多魔咒，"希望越大，失望越大"。

人真的能逆天改命吗？很难！与其与天斗、与地斗，莫不如顺应天道，莫不如"随心所欲不逾矩"，莫不如"心安即是吾归处"。孔子曰："不知命，无以为君子也。"真的做到了"有病不治，常得中医"，真的做到了"心如止水"而波澜不惊，真的做到了"心外无物"与"知行合一"，也许就真的能"心能转境"，改变命运也未尝不可。

中国人有"置之死地而后生"的说法，西方哲学有"向死而生"的理念。德国哲学家海德格尔在其存在论名著《存在与时间》中提出"向死而生"的哲学理念，人的一生都是在向死亡奔赴的过程。人若不在思想上把自己逼进绝路，在精神上就无法觉醒。只有精神上觉醒，生命的意义和价值才能在有限的时间内展现出无限的可能性。这其实与佛陀所讲的"觉悟"应该是一样的，"一念生即涅槃，一念灭即梦魇"。

仁者，寿也。

杨雅阁

于 2024 年 3 月 26 日北京冯世纶老师《伤寒论》研读班返程高铁上书写

冯世纶老师读此文后书写了一段关于对"有病不治，常得中医"的理解，供笔者学习，笔者方知自己理解肤浅。现将冯老的书写内容记录如下，以飨读者：

《周礼·医师章》中大夫分上、中、下三级，《汉书·艺文志》的"中"当指此。"有病不治，常得中医"是前文的结语，即"及失其宜者，以热益热，以寒增寒，精气内伤，不见于外，是所独失也"的推理。故《汉书·艺文志》原意是不正确的治疗，还不如不治疗，病可自然自愈，获得个相当于"中"医生治疗的结果，原意如此。当然其中还蕴含中庸之道。常见感冒本来不太重，休息多喝水可愈，如吃清热解毒类中成药反加重，这是常见案例，如不服药则属中庸之道。

学生跟诊随笔2
未曾生我谁是我？
～～～千里奔袭救九旬翁有感

经方之学，不仅重在医道，更在临床；不仅重在祛疾治病，更在意生命情感。学习践行经方医学，心中不要着相，不要穷究其理，关键在于致其用。如若穷究其理，虽心中了了，而临证无着，也是枉然。经方之致其用，不仅要熟谙本草四气五味、经方方证配伍、阴阳六经辨证，更要有一颗如阳明先生"此心光明，亦复何言"之心。

跟诊冯世纶老师多年有余，胃肠道之疾，急症少有，而慢性的则每日必见。仲景师组方，虽有针对腹中痛、欲呕吐的黄连汤，呕利痞的半夏泻心汤，中焦虚寒的理中汤，或是下利清谷、四肢厥逆的四逆汤等一众方，而冯老临证之时，尤擅用健胃除痞利饮并行气化痰消胀的茯苓饮加半夏汤。笔者"学而时习之"，临证总结亦发现，在良恶性胃病之中，"胃虚饮停气滞"多见。如兼有口干苦，则加生薏苡仁；或见胁下痞硬，则合柴胡剂；若有下利，则合肾着汤，酌用炮姜、焦白术；另见反酸烧心，则合以乌贝散治之。

近有友人之父，病情危重，笔者遵老师所授之法，治以茯苓饮加半夏汤，现将来往始末记录如下以飨读者。

笔者三人获悉此事时，正在郑州参加胡希恕经方医学郑州传承基地的学术会议，会议刚刚结束，一行三人便马不停蹄奔赴苏州。路上家属先发送了部分既往的诊断和治疗情况，由此得知患者已九旬高龄，有十二指肠出血史，2022

年因胃癌行根治术，切除胃体 2/3。今年元月因食欲不佳，进食后梗阻，体重急降而入院，后查得知胃癌复发并已转移至肝、肺、腹膜后等多处。住进钢筋水泥的医院之中，就如同置身牢笼——所谓的治疗尽显苍白无力，老人不堪其苦而拒绝治疗。出院后眼见老人日不能食，家人亦束手无策。

老人家中虽经济条件优渥，三女齐聚苏州，日夜床前伺候，但面对绝症重疾，即将来临的生离死别之苦，在山穷水尽、无路可走之时，难掩心情之烦乱悲凉。细问得知，自病发至今，未有中医治疗经历。

见面之时，已至下午时分，老人由女儿搀扶着慢慢坐下来，虽身材高大，但已是瘦骨嶙峋，好在寒暄间见其中气尚足，未至羸弱。众人坐定之后，老人即侃侃而谈，论及这两年的治疗经历，眉眼之间凸显恼怒。一怒自己无能，拖累三个女儿舍己为他；二怒手术治疗之苦，如今饥不欲食，食不知味，生不如死，不如早些了断，大家解脱。

来言去语之中，我们采得信息如下：患者消瘦、乏力，面色无华，纳差，10 余天未排出大便，昨天口服益生菌，今日排便一次；心下堵，食不下，夜尿 2～3 次，口干，中上腹隐痛，食后反胃，有排气，活动后心悸。后查其舌脉并腹诊知：患者舌淡苔白腻，舌下脉络瘀紫，脉细数，腹部软弱无力，心下痞硬。整体呈现久病大病津血不足而胃虚饮停气滞的病机。思考以后，书方如下：姜半夏 50g、人参 30g、茯苓 18g、生白术 30g、陈皮 30g、仙灵脾 30g、当归 12g、炮姜 10g、生薏苡仁 50g、白花蛇舌草 50g、砂仁 10g、炒六神曲 15g、炒山楂 15g。主方为茯苓饮加半夏，据证调整，治以益气养血扶正、健胃除痞利饮、行气化痰散结。

医贵神速，处方书写完毕，三人即刻分工，一人留下与老人及其女谈心，行"安心"之法，意在祛除悲观烦乱之心，树立乐观生命信心；另外两人则急寻周边同仁堂或雷允上等中医馆，连带大女儿久咳不愈、外孙女孕期湿疹瘙痒的处方一并按方抓药。当晚，三人的汤药即已煎煮到位，服后方才睡下。

因老人年事已高，况且病情危重，余师门三人盘桓两日，以察药效。次日得知，患者思绪平稳，按嘱服药，未有不适。待到第三日面晤之时，老人自述已有食欲，昨日进食量增加，感谢再三。望其神采，已较两日前改善。叮嘱家属，守方服药，辅以艾灸扶阳，无须四处求仙问药，只需食饮恢复，带病延年即可。另询问得知，大女儿的咳嗽已明显减轻，外孙女之瘙痒已止，三人方安心离开。一周之后，家属反馈，老人精神胃口与日俱增，排便已至三四日一次，无有其他不适。

由此案得知，当今之人，每遇重疾，与古人并无差别，一如仲景所言，仍是"降志屈节……持至贵之重器，委付凡医，恣其所措"，不问就里，施之以"刀斧"，尽剿"穷寇"，以致穷途末路。殊不知，如能佐以祖宗之学，聊以薄资，祛邪兼以扶正，或有柳暗花明之途。此番经历，师门三人虽往返千里，劳累奔波，但心无波澜，无欲无求；医者磨砺，救他人亦是体验人生。

老师常言"做一代经方传人"，意即遵仲景之道，传吾师之学，时而习之，时而增之，心安而不惧，于己有益，惠及他人。

面对"绝症"，虽为医者，但为人子女，生离死别床旁陪伴之苦，亦能体会，萦绕心头，不愿回及，但又挥之不去。久伴老人床旁之时，老人躯体之痛，亦连接着全家人心里之苦。死，并不可怕，可怕的是老人心中的那份牵挂，这一别，再也不见；可怕的是面对那即将握不住的至亲之手，子女感觉天要塌了；可怕的是，面对老人所剩未知的人生时光，要在煎熬、悲观、绝望、痛苦中度过吗？

此番绝症重疾，是人皆可能有面对的一天。然躯体之痛可以忍受，而心里之苦，却最是煎熬，而心苦在家人中肆虐传染，难有幸免。作为医者，不执相于那治病的一方一法一术，更重要的是如何能让病患及家人"安心"，因为灵魂归处即是"心安"。笔者理解所谓的"心安"是心理灵魂有所依靠。作为众生凡夫，开悟者鲜，而迷茫者众。悟者可自度而涅槃，何惧生死？而迷者需师度，方可不迷失于生命的迷雾暗途中。心安是形神兼备的基础，心安方可精聚气行，心安方可不使精气散乱、气血逆乱，这是内力。而迷茫者不是"内求诸己，不假外物"，而是外求诸物，若无精神内守，单纯依靠外部的药物、手术等外力加持，是难以为继的。

生命靠的是躯壳皮囊里循环周流的能量，"五脏藏精气而不泄"，藏的就是无形的生命能量；而"六腑传化物而不藏"，传化的不仅是有形物质向无形能量的转化，也意味着能量的周流不休。

"未曾生我谁是我，生我之时我是谁"，我是谁？这不仅是个哲学命题，也是个医学命题。所谓"天人合一"，未曾生我，我何尝不是那自然的花花草草；生我之时，我才有皮囊人形；而我死之后我又是谁？一抔尘土，回归自然，化为未来的一草一木。本草之中的生命能量润我于无声，而我死之后，还能量于本草。

　　过去、现在、未来，我与本草本是一体，我与本草也许就是这世间的"三世因果"。

喻刚，杨雅阁，龚升乾

于 2024 年 6 月 1 日

学生跟诊随笔 3
深夜梦醒，有无觉醒

好久不做噩梦了，梦醒时分，夜深人静之时，万籁俱寂之夜，虽未脱离梦中恐惧，但已知原是一场空。

黑夜的噩梦，乃是源于白昼的颠倒梦想。其实白天亦是梦，晚上亦是梦，人生何尝不是一场梦。

由此回想起老师总是在讲："你觉醒了吗？"

身为医生，初临证处方时，多执着于如何能有神来之笔，然而蹉跎岁月，一路走来，越是走捷径、取巧，越是满身伤疤。

学习医术，总会有功利心，总会有走捷径心，总会有取巧心。然而这些所谓的"聪明"，是我们初学者都会犯的错误，越是急功近利，就越弯路漫漫。若不幡然醒悟，终将"我被聪明误一生"。

人世间，凡事不逾"快就是慢，慢就是快"之理，拔苗岂能助长，日久才可醇香。这世间哪有一劳永逸之法，所谓的捷径只是颠倒梦想，"忽然撞着来时路，始信平生被眼瞒"。

然谁又不会犯错呢？世人皆曾迷失在颠倒梦想之中，只有在迷雾梦境中脱困，方可觉醒，"不在困中，岂能脱困，未曾有迷，岂能有悟"。

跟师日久，一步步走来，方知世上"无神奇之法，只有平淡之法"。老师有的只是对患者的恭敬专注，处方下笔之时，低头沉思，置心一处，旁若无人，待至收笔，寥寥数味，平淡至极。身立老师背后日久，耳濡目染，学习老师的恭敬心，方知若想获得良好的医患结局，最好的就是用真心无声无息地默默陪伴。其实我们陪伴的，不仅仅是患者，也正是我们自己。

如今跟师日久，临证之时，余并不在一方一法一术上过多纠结，亦不在冗繁理论中过多纠缠，有是证，用是方，随证治之，遵仲景原方，据证经典加减一二味足矣，其他的就交给机体自身的抗病良能。要相信患者机体的抗病良能，就是那个本自具足能生万法的"自性"。不在想象中穷究其理，而在实践中致其用，在千锤百炼中锻炼那份直觉，尽可能心无杂念，让"阿赖耶识"中的清净之光照亮前路。

在迷茫之中纠结，过多用药，是对机体抗病良能的不自信，是对仲景原方的疑惑，是难脱贪嗔痴慢疑的"我执"。对仲景原方过度加减化裁，还是未褪去"我执"的羁绊，还是深陷恒审思量的"末那识"之中不可自拔。

我们无法改变梦境，亦难以预测未来的结局，所能做的只能是当下的随遇而安，顺势而为，临证处方亦是如此。

娑婆世界，一切都是缺憾，临证处方又怎能完美？只要对患者有一颗恭敬心，用药大方向对，即足矣，陪着患者的身体慢慢向好，静等花开。执着于一方一法一术，远没有恭敬心重要。有这颗心在，就不会走错方向，即便走错方向，也可随时修正，因为患者不会离我们远去，故而惺惺相惜，陪伴至愈。差别或许是快一些慢一些而已，然而这世间哪有快慢之分，有的只不过是我们的分别心。

半年前，我接诊一位近九旬老翁，发热月余，虽求治多处，住院月余，遍尽检查，穷极诸药，但了无寸效，仍日日高热。诸法试尽，唯有用试验性抗结核治疗，然半月之后，患者日渐消瘦，不欲饮食。求诊于余，子女诉老人既往曾有此疾，发热年余，遍尝西药无效，曾延请老中医治之，服药数月方愈，然现再难请至。吾亦无速效之法，唯有随证治之，嘱停抗结核药物，先以附子理中汤温中健胃扶正气、复饮食，后以柴胡桂枝汤和解解表祛邪，或以柴桂姜汤合归芍散强壮、清上热、温下寒。逐日精神得复，症状渐消，饮食如常，每周一诊，据证遣方，服药近 3 个月，体温缓缓恢复如常，再无发热。

经方祛疾之法为内求之法，内求于机体自身之抗病良能，借助本草能量之精华，补其气血，畅其经脉，扶正祛邪，机体自愈。病患之愈，医者之功，非有，非非有，亦非无，非非无，乃医患彼此成就，医者切莫执相贪功，医者亦需感恩患者的不离不弃。

跟师颂

千里往赴求师法，
身立师后默无言，
望闻问切深情在，
平淡至极唯真心。
世间哪有神仙草，
六根清净上守神，
潜移默化耳目染，
归途渐知恭敬心。

杨雅阁

于 2024 年 6 月 17 日